DIE NEUE LOW-CARB-FORMEL

Länger satt, schneller schlank mit gesunden Ballaststoffen

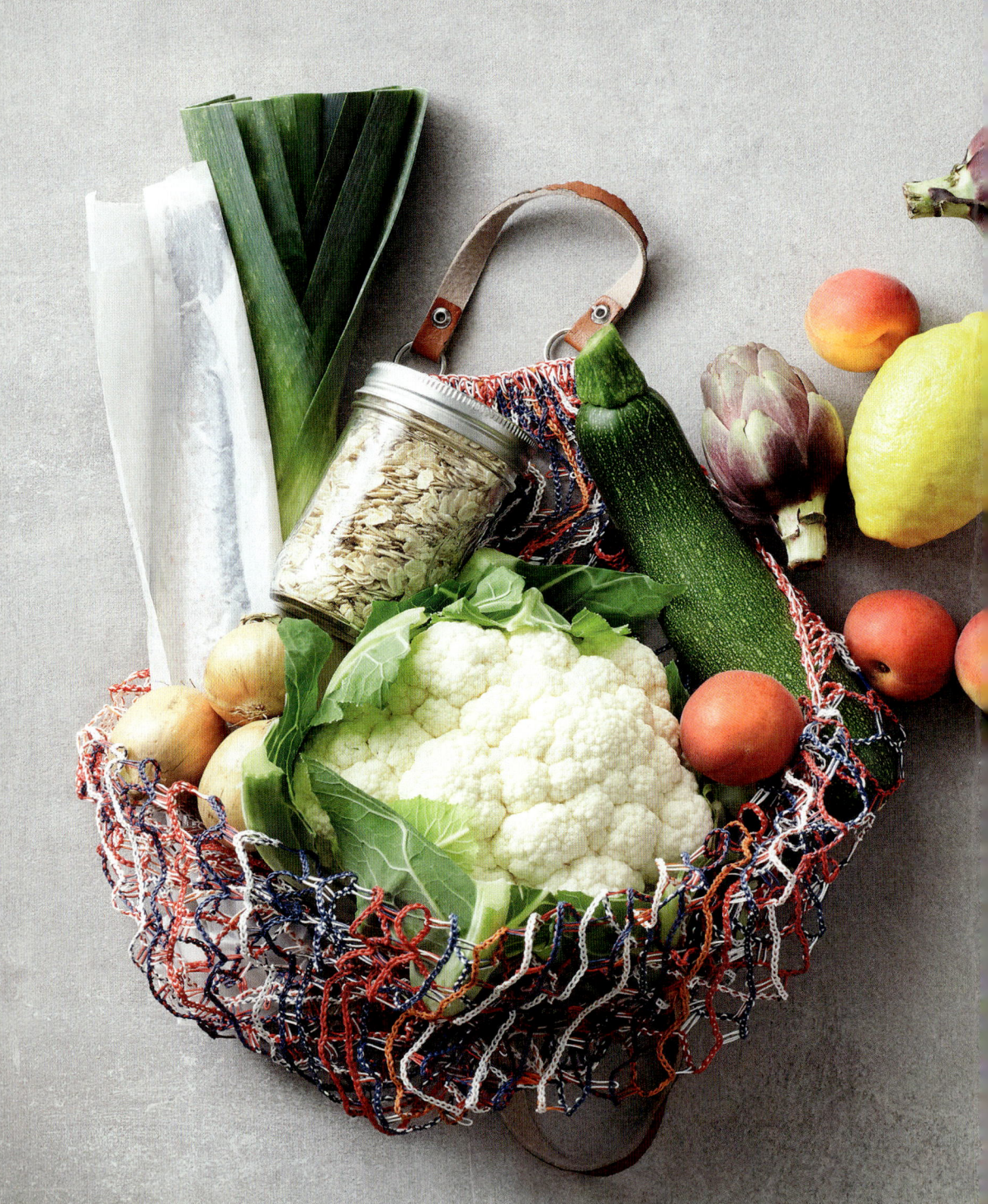

DIE NEUE LOW-CARB-FORMEL

Länger satt, schneller schlank mit gesunden Ballaststoffen

Texte und Rezepte: Nico Stanitzok
Fotos: Coco Lang
Illustrationen: Ela Strickert

LOW CARB 2.0

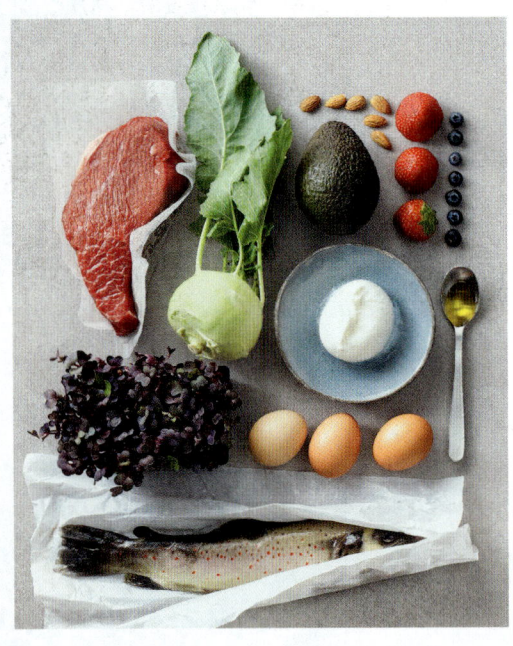

REZEPTE ZUM GENIESSEN

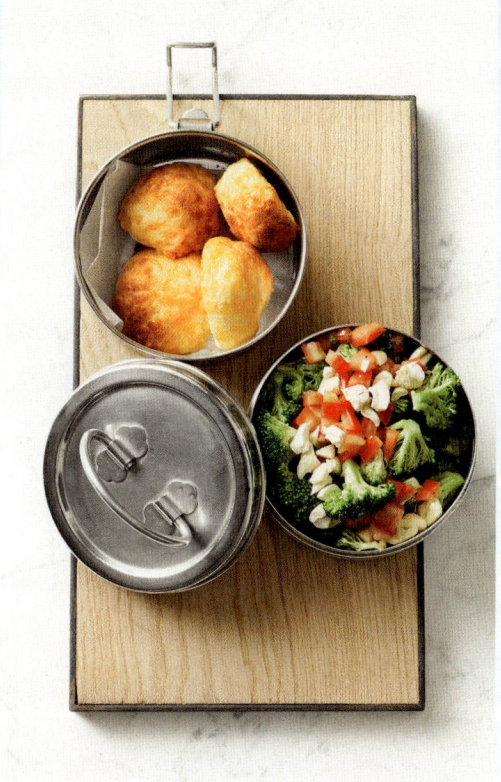

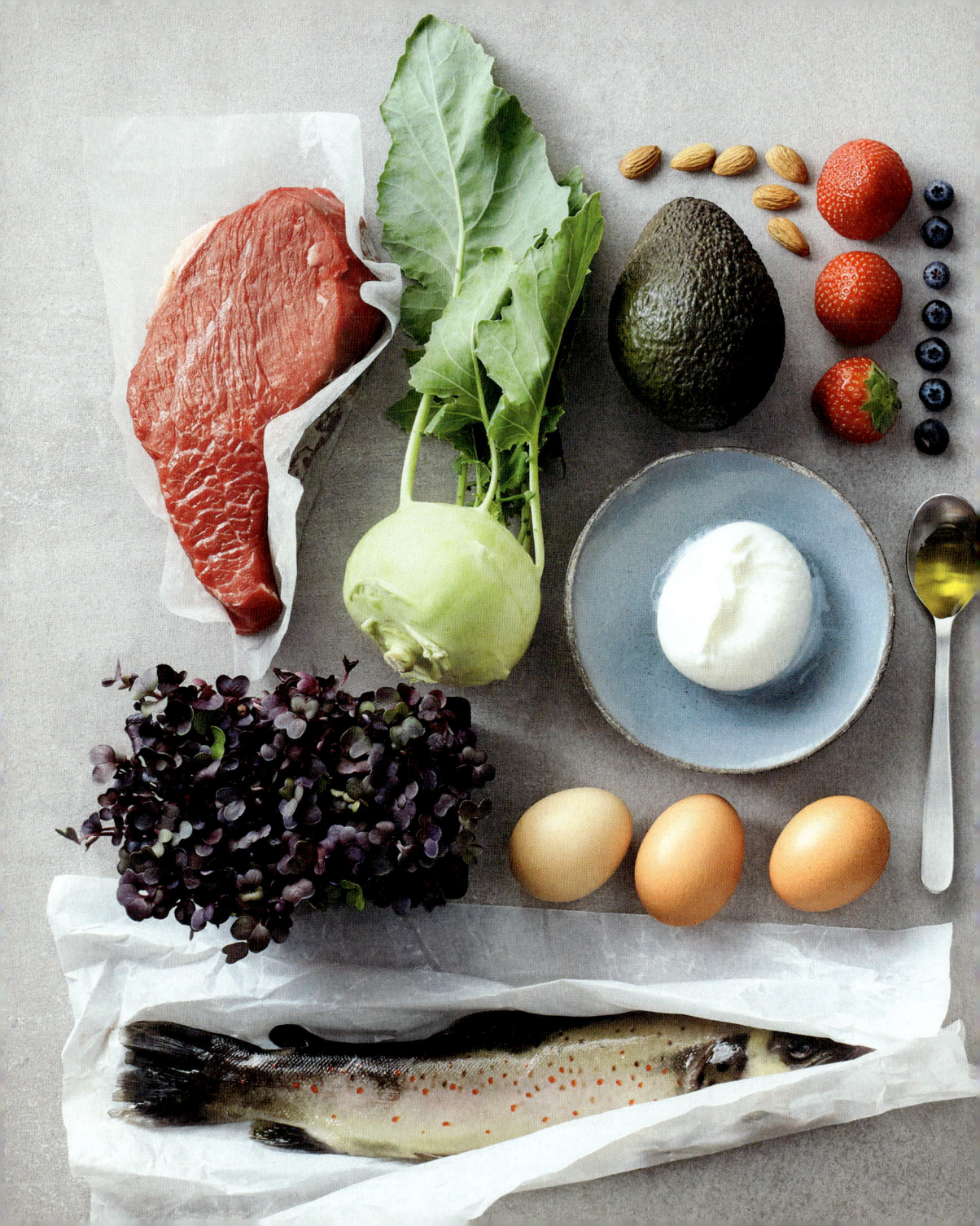

LOW CARB 2.0

Schon längst hat sich Low Carb als eine Ernährungsform etabliert, mit der man auf gesunde
Weise ein paar überflüssige Pfunde abspecken
kann. Doch jetzt kommt noch ein weiterer Aspekt
hinzu: Wir reduzieren gezielt schnell verfügbare
Kohlenhydrate und schrauben gleichzeitig den
Ballaststoffgehalt in unserer Nahrung nach oben.
Warum sich beide Maßnahmen optimal ergänzen, erfahren Sie auf den folgenden Seiten!

LOW CARB – was verbirgt sich dahinter?

Low Carb ist für viele Menschen zum Lifestyle geworden. Statt industriell verarbeiteter Lebensmittel werden auf unsere Bedürfnisse abgestimmte, selbst gekochte Gerichte geschlemmt – und zusätzlich noch ein paar Pfund abgenommen!

Kurz gesagt bedeutet Low Carb, weniger Kohlenhydrate mit der täglichen Ernährung zu sich zu nehmen. Low steht dabei für »wenig« und Carb ist die Kurzform für »Carbohydrates«, auf Deutsch – Kohlenhydrate. Kohlenhydrate sind neben Fetten und Eiweißen die wesentlichen Energielieferanten in unserer Nahrung. Sie geben uns Power, damit wir Leistung erbringen können. Wer sich also Low Carb ernähren und nicht ständig hungrig sein will, muss im Gegenzug den Anteil an fett- und eiweißreichen Lebensmitteln auf dem Teller erhöhen.

Low Carb ist also keine kalorienreduzierte Diät und dennoch hat sich diese Ernährungsform als wirksame Methode herausgestellt, um ein paar lästige Pfunde loszuwerden. Im Gegensatz zu Kohlenhydraten werden Fette und Proteine nämlich nur sehr langsam verdaut und nehmen kaum Einfluss auf den Blutzuckerspiegel. Positiver Effekt: Wir bleiben länger satt, Heißhungerattacken und Mittagstief sind passé! Sich Low Carb zu ernähren bedeutet also vor allem, seine Essgewohnheiten zu ändern. Und doch sei eines von Beginn an klargestellt: Low bedeutet nicht No Carb. Kohlenhydrate sind wichtig für unseren Körper, für das Gehirn sind sie in Form von Glukose sogar der hauptsächliche Energieträger. Fehlt diese, werden wir unkonzentriert und müde. Darum sollen Sie auch nicht komplett auf Kohlenhydrate verzichten, vielmehr kommt es auf die Menge und auf die Qualität an.

WIE VIEL IST »ERLAUBT«?

Die Deutsche Gesellschaft für Ernährung (DGE) empfiehlt, 55 % unseres täglichen Energiebedarfs aus Kohlenhydraten, 15 % aus Eiweiß und 30 % aus Fetten zu decken. Bei einem fiktiven Energiebedarf von 2000 kcal pro Tag entspräche das in etwa 264 g Kohlenhydraten, 66 g Fett und 72 g Eiweiß. Neueste Forschungsergebnisse zeichnen ein anderes Bild. Da die wenigsten von uns Tag für Tag harte körperliche Arbeit oder sportliche Höchstleistungen erbringen, empfehlen zahlreiche Experten, den Kohlenhydratanteil in der Nahrung grundsätzlich zu reduzieren und insbesondere auf Haushaltszucker zu verzichten. Die Low-Carb-Ernährung bietet dabei verschiedene interessante Optionen und lässt sich somit auf die individuellen Bedürfnisse jedes Einzelnen abstimmen.

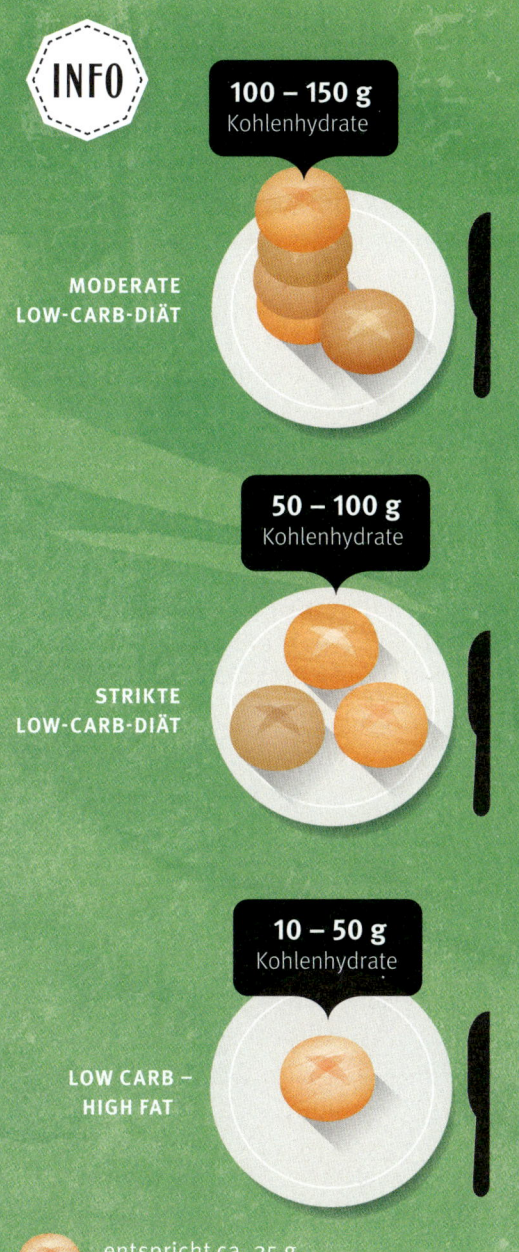

INFO

100 – 150 g
Kohlenhydrate

**MODERATE
LOW-CARB-DIÄT**

50 – 100 g
Kohlenhydrate

**STRIKTE
LOW-CARB-DIÄT**

10 – 50 g
Kohlenhydrate

**LOW CARB –
HIGH FAT**

entspricht ca. 25 g
Kohlenhydraten

LOW-CARB-VARIANTEN

Die moderate Low-Carb-Diät mit 100–150 g Kohlenhydrate/Tag ist insbesondere denjenigen angeraten, die ihr Gewicht halten möchten und/oder viel trainieren. Dies beinhaltet zum Frühstück z. B. auch mal ein, zwei Esslöffel Haferflocken mit Sahnequark und Himbeeren bzw. eine kleine Scheibe Vollkornbrot mit reichlich Wurst und/oder Käse. Die Versuchung, diese Grenzen auszuweiten, ist verlockend.

Wer Gewicht verlieren möchte, für den sind 50–100 g Kohlenhydrate/Tag erlaubt. Getreideprodukte wie Brot und Nudeln sind bei der strikten Low-Carb-Diät keine Option mehr, Hülsenfrüchte oder zuckerhaltiges Obst werden stark reduziert. Doch keine Angst, es bleibt noch genügend Auswahl übrig.

Low Carb High Fat bedeutet nicht mehr als 10–50 g Kohlenhydrate/Tag. Zur Deckung des Energiebedarfs müssen nun körpereigene Fette verbrannt werden. Dabei entstehen Ketonkörper als alternative Energieträger. Die vor allem von Nervenzellen und Blutkörperchen benötigte Glukose wird über einen Energie verbrauchenden Prozess aus Aminosäuren gewonnen. Diese sogenannte Glukoneogenese findet in Leber und Nieren statt.

KOHLENHYDRATE UNTER DER LUPE –
kurzer Ausflug in die Biochemie

Um zu verstehen, wie Low Carb funktioniert, müssen wir uns kurz damit befassen, welche Kohlenhydrate es gibt und was genau in unserem Körper mit ihnen passiert.

EINFACHZUCKER

Im einfachsten Fall bestehen Kohlenhydrate aus genau einem Zuckerteilchen (Monosaccharid). Einen der wichtigsten Einfachzucker, den Traubenzucker oder die Glukose, stellen Pflanzen unter Einwirkung von Sonnenlicht aus Kohlenstoffdioxid und Wasser her. Die zugeführte Lichtenergie wird dabei in chemische Energie umgewandelt und kann als solche von sämtlichen Lebewesen quasi als Treibstoff genutzt werden. Ein weiterer geläufiger Einfachzucker ist die Fruktose, der Fruchtzucker, der natürlicherweise vor allem in Früchten, Beeren und Bienenhonig vorkommt.

ZWEIFACHZUCKER

Zuckerteilchen kommen jedoch zumeist im Team vor. Verbinden sich zwei Zuckermoleküle, so ent-

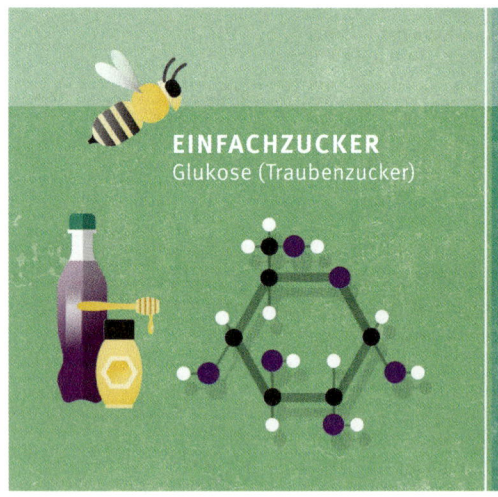

EINFACHZUCKER
Glukose (Traubenzucker)

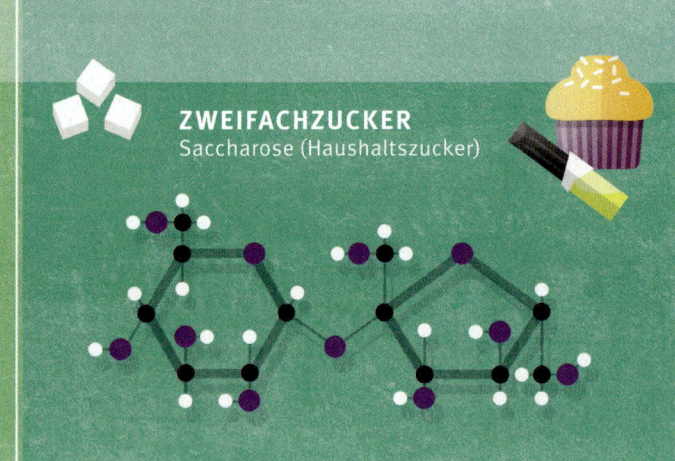

ZWEIFACHZUCKER
Saccharose (Haushaltszucker)

steht ein Zweifachzucker (Disaccharid) wie der Haushaltszucker, die Saccharose (Glukose + Fruktose), und der Milchzucker, die Laktose (Glukose + Galaktose).

VIELFACHZUCKER

Bilden viele Zuckerteilchen eine lange Kette, spricht man von Vielfachzuckern (Polysaccharide). Bekannte Vertreter sind Stärke und Zellulose. Erstere dient den Pflanzen als Vorratsspeicher für Glukose, Letztere als Baustoff für Zellwände und Pflanzenfasern und damit als Gerüstsubstanz.

VERZÖGERTE VERFÜGBARKEIT

Lange Zuckerketten sind naturgemäß eher sperrig. Sie müssen im Verdauungstrakt erst in ihre Einzelteile, also in Einfachzucker, zerlegt werden, da nur diese die Darmschleimhaut passieren können. Diese Aufgabe übernehmen verschiedene Verdauungsenzyme, allerdings beansprucht dieser Vorgang doch etwas Zeit, weshalb Mehrfachzucker weniger schnell aus dem Darm in das Blut gelangen und den Blutzuckerspiegel damit nur langsam ansteigen lassen.

SCHNELLE VERFÜGBARKEIT

Zweifachzucker wie die Saccharose sind dagegen ruckzuck aufgespalten und gehen wie die Einfachzucker nahezu unvermittelt ins Blut über. Darum lassen sie den Blutzuckerspiegel unmittelbar nach dem Essen rasant in die Höhe schießen. Was Leistungssportlern und körperlich schwer arbeitenden Personen schnell verfügbare Power für die Muskelarbeit liefert, kann bei Menschen, die weniger energieverbrauchende Tätigkeiten ausüben, zu ernsthaften Problemen führen.

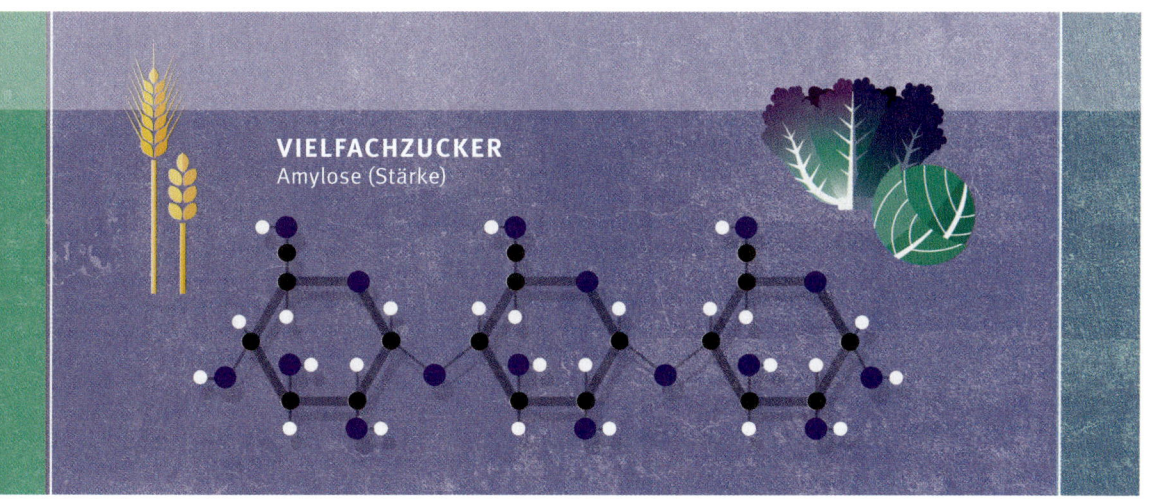

VIELFACHZUCKER
Amylose (Stärke)

VON HÖHEN UND TIEFEN – die Sache mit dem Blutzuckerspiegel

Heißhungerattacken und Mittagstief, Insulinschaukel und Diabetes – es gibt viele Gründe, warum wir unseren Blutzuckerspiegel möglichst konstant halten sollten.

Bei der Aufspaltung der mit der Nahrung aufgenommenen Kohlenhydrate im Verdauungstrakt entsteht zu einem Großteil Glukose, die über die Darmwand ins Blut aufgenommen wird. Maß für den Glukosegehalt im Blut ist der Blutzucker oder Blutzuckerspiegel. Bei einem gesunden Erwachsenen liegt dieser Wert bei 70–99 mg Glukose pro Deziliter Blut. Das entspricht ca. 4 g reiner Glukose im gesamten Blutkreislauf, was nicht sonderlich viel ist.

Ein dauerhaft erhöhter Blutzuckerspiegel schädigt die Blutgefäße und verschiedenste Organe. Die zugrunde liegende Stoffwechselstörung und ihre Folgeerscheinungen bezeichnet man als Diabetes mellitus. Eine Unterzuckerung hinwiederum führt zu verminderter Leistungsfähigkeit, Krampfanfällen bis hin zum Schock. Kein Wunder also, dass unserem Körper viel daran liegt, den Blutzuckerspiegel immer hübsch konstant zu halten. Wichtigste Helfer dabei sind die Botenstoffe Insulin und Glukagon, zwei Hormone, die in der Bauchspeicheldrüse gebildet werden. Bei starken Schwankungen des Blutzuckerspiegels hat die Bauchspeicheldrüse Schwerstarbeit zu leisten!

INSULIN UND GLUKAGON

Steigt nach einer Mahlzeit der Blutzuckerspiegel an, schüttet die Bauchspeicheldrüse vermehrt Insulin aus, das die Aufnahme von Glukose aus dem Blut in die Körperzellen vermittelt. Bildlich gesprochen besteht die Funktion des Insulins also darin, mit den Zellen zu kommunizieren und sie zu bitten, ihre Pforten zu öffnen und die Glukose hineinzulassen. Hat sich der Blutzuckerspiegel wieder auf normale Werte eingependelt, stoppt die Bauchspeicheldrüse die Produktion von Insulin bzw. drosselt die Ausschüttung auf das normale Level.

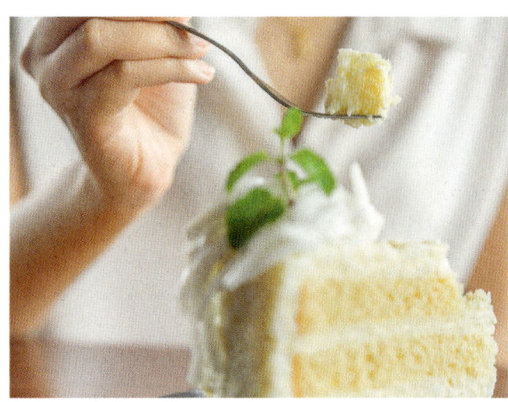

Sinkt der Blutzuckerspiegel dagegen zu stark ab, ruft dies den Gegenspieler von Insulin auf den Plan. Glukagon regt die Zellen in der Leber an, gespeichertes Glykogen in Glukose umzuwandeln und an das Blut abzugeben. Das Zusammenwirken von Insulin und Glukagon sorgt in einem gesunden Körper dafür, den Blutzuckerspiegel im Gleichgewicht zu halten und anhaltend hohe und tiefe Werte zu vermeiden.

DIE INSULINSCHAUKEL

Die Ausschüttung von Insulin folgt einem einfachen Regelkreis: je mehr Glukose im Blut, desto mehr Insulin.
Schnell verfügbare Kohlenhydrate lassen den Blutzuckerspiegel nach dem Essen rasant ansteigen. Die Bauchspeicheldrüse reagiert sofort und wirkt dem gefährlichen Übermaß unmittelbar entgegen, indem sie massiv Insulin ausschüttet. Infolgedessen sinkt der Blutzuckerspiegel genauso rasch ab, wie er angestiegen ist. Dabei kann er sogar unter den Normalwert abfallen, weil mehr Insulin zur Verfügung steht, als für die zu bewältigende Glukosemenge notwendig gewesen wäre. Wir bekommen wieder Hunger, obwohl wir erst kürzlich gegessen haben. Essen wir dann erneut kohlenhydratreiche Kost, zum Beispiel einen Schokoriegel, eine Pizza oder einen Burger, oder trinken einfach einen »Energy-Drink«, holt die Insulinschaukel wieder Schwung. Verzichten wir auf den neuerlichen Zuckerschub, tritt als Reaktion auf die nachfolgende Unterzuckerung häufig Müdigkeit auf.
Komplex verkettete Kohlenhydrate gelangen dagegen deutlich langsamer ins Blut und lassen Blutzucker und Insulinausschüttung nur moderat ansteigen. Die Glukose wird nach und nach in die Zellen transportiert, die auf die konstante Energielieferung mit einer höheren Leistungs- und Funktionsfähigkeit reagieren. Gleichzeitig wird dadurch die Bauchspeicheldrüse geschont, da die Ausschüttung von Insulin deutlich gemächlicher vonstattengehen kann.

ZU VIEL ZUCKER – was passiert damit im Körper?

Kohlenhydrate sind Powerstoffe – wenn die von ihnen bereitgestellte Energie nicht sofort durch Muskelarbeit verbraucht wird, sorgt der Überschuss auf längere Sicht für unerwünschte Speckröllchen und weitreichendere Folgen.

Insulin sorgt dafür, dass die Glukose aus dem Blut in die Zellen gelangt und dort als Energieträger zur Verfügung steht. Nicht verbrauchte Glukose wird in den Leber- und Muskelzellen als Glykogen gespeichert. Dabei kann die Leber 3–5 % ihres Organgewichts an Glykogen bunkern, das entspricht bei einem normalernährten Erwachsenen etwa 100–150 g. Die Speicherkapazität der Muskulatur liegt bei 0,5–1 % des Eigengewichts, je nach Muskelmasse können somit 250 g (Couchpotatoes) bis 450 g (Ausdauersportler) Glykogen eingelagert werden. Die Leber nutzt ihren Glykogenvorrat zur Regulation des Blutzuckerspiegels, die Muskulatur als Kraftreserve für erhöhte Leistungsanforderungen.

Sind die Glykogenspeicher voll, regt Insulin die Leberzellen an, die überschüssige Glukose in Fett umzuwandeln und zu speichern. Da die Kapazität der Leber begrenzt ist, wird das Fett im nahe gelegenen Gewebe eingelagert, dem sogenannten viszeralen Bauchfett. Was ursprünglich als Vorrat für magere Zeiten gedacht war, wird bei dauerhaft hoher Kohlenhydratzufuhr zum Problem: Es entstehen Fettreserven.

EIN HORMON NAMENS LEPTIN

Fettzellen speichern nicht nur Fett, sie bilden auch Botenstoffe wie das Hormon Leptin, das dem Gehirn mitteilt: Die Fettzellen sind voll, wir sind satt. Man könnte nun meinen, wer mehr Fettzellen hat, produziert auch mehr Leptin und fühlt sich schneller satt. Doch bei Überflutung mit Leptin scheinen die Rezeptoren im Gehirn nicht mehr darauf zu reagieren, weshalb wir uns ständig hungrig fühlen.

ZU VIEL SÜSSES

In Deutschland beträgt der durchschnittliche Zuckerkonsum ca. 34 kg pro Jahr. Im Schnitt nehmen wir täglich knapp 24 Teelöffel Zucker direkt oder indirekt zu uns. Die Weltgesundheitsorganisation WHO

empfiehlt nach einer Analyse wissenschaft-
licher Studien zum Zusammenhang von Zuckerkonsum und Übergewicht, dass Zucker
nur etwa 5 % des täglichen Energiebedarfs
eines Erwachsenen ausmachen sollte, also
gerade mal sechs Teelöffel. Doch die Ver-
führungen sind groß. Überall ist Nahrung im
Überfluss erhältlich. Schnell ein Stück Pizza
hier, die Limonade dort und zum Feierabend
auf dem Sofa ein gemütliches Glas Bier oder
Wein, dazu zwei, drei Handvoll Snacks. Das
Ergebnis: Wir essen zu viel schnell verfügbare Kohlenhydrate, und das ständig über
den ganzen Tag verteilt.

INSULINRESISTENZ

Das ständige Auf und Ab des Blutzuckerspiegels spornt die Regulationssysteme
zu Höchstleistungen an. Mit jedem Zucker-
ansturm schüttet die Bauchspeicheldrüse
massiv Insulin aus, das die Blutbahn nach
Erledigung seiner Aufgabe gar nicht schnell
genug wieder verlassen kann, bevor schon
der nächste Zuckerschub ansteht. Folge
ist ein anhaltend hoher Insulinspiegel im
Blut. Die Körperzellen reagieren mit Ermü-
dungserscheinungen, sie stumpfen ab und
werden zunehmend resistent gegen Insulin.
Somit sind nach und nach immer höhere
Mengen Insulin notwendig, damit die Zellen
überhaupt noch Glukose aufnehmen. Die
Insulin produzierenden Zellen der Bauchspeicheldrüse geben ihr Bestes, bis auch
sie aufgrund der anhaltenden Überlastung
schlichtweg schlappmachen.

GESTÖRTES GLEICHGEWICHT

Bei Insulinresistenz und nachlassender
Insulinproduktion gelangt Glukose nicht
mehr in ausreichendem Umfang in die Zellen und bleibt vermehrt im Blut. Der Blutzuckerspiegel ist zu hoch, man spricht von
Prädiabetes. Folgen sind unter anderem
Übergewicht, Bluthochdruck und Störungen
im Fettstoffwechsel. Kommen mindestens
drei dieser vier Probleme gleichzeitig zusammen, bezeichnet man dies als metabolisches Syndrom. Schätzungsweise sind
in Deutschland ca. 25 % der Menschen
am metabolischen Syndrom erkrankt. Es
gibt jedoch eine hohe Dunkelziffer, da die
Erkrankung häufig (zu) spät erkannt wird.
Menschen mit metabolischem Syndrom
haben ein deutlich erhöhtes Risiko für einen
Herzinfarkt oder Schlaganfall. Weiterhin
sind Prädiabetes und metabolisches Syndrom häufig nur ein Zwischenschritt auf
dem Weg zum klinisch manifesten Diabetes
mit entsprechenden Folgeerscheinungen.

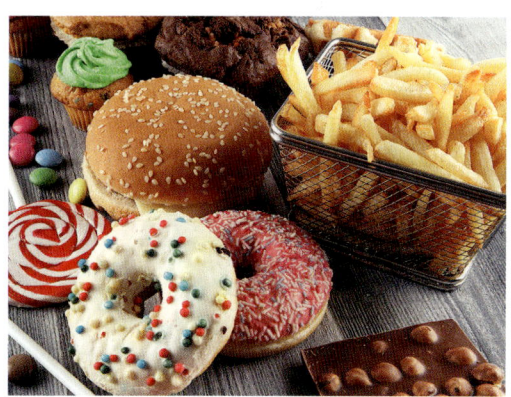

DER FEINE UNTERSCHIED – Zucker ist nicht gleich Zucker

Die Stoffklasse der Kohlenhydrate ist unüberschaubar groß. Nicht alle ihre Vertreter sind für den Organismus gleichermaßen gut verwertbar.

Als Produkt der Fotosynthese und Grundbaustein der Zellulose ist Glukose das am häufigsten vorkommende Biomolekül. Entsprechend gut ist unser Organismus auf deren Verwertung eingerichtet. Alle Zellen im Körper sind in der Lage, Glukose zur Energiegewinnung zu nutzen. Ganz anders sieht die Situation im Fall der Fruktose aus.

FALSCHES IMAGE

Fruktose oder Fruchtzucker klingt zunächst einmal nach Frucht und damit gesund und natürlich. Tatsächlich kommt Fruktose hauptsächlich in reifen Beeren und Früchten vor, allerdings nur in recht kleinen Mengen. Das menschliche Verdauungssystem hat sich über Jahrtausende auf diese relativ geringe Fruchtzuckermenge in der Nahrung eingestellt. Fruktose kann nur in der Leber verarbeitet werden, die daraus die für alle Zellen verwertbare Glukose synthetisiert.

Gut versteckt

In den vergangenen Jahren ist die Fruktoseaufnahme jedoch kontinuierlich gestiegen. Gründe sind vor allem der Konsum von gesüßten Getränken, konzentrierten Obstprodukten wie Smoothies, Fruchtsäften und industriell verarbeiteten Lebensmitteln (Fruchtjoghurts, Frühstückscerealien, Tiefkühlkost, Ketchup, Speiseeis), denen Fruktose und Haushaltszucker zugesetzt werden. So zahlreich wie die fruktosehaltigen Produkte sind auch die Bezeichnungen für Fruktose: Mais-, Reis-, Glukose-Fruktose-Sirup oder Fruchtsüße sind nur einige Beispiele. Das macht es nicht leichter, sie auf der Zutatenliste zu identifizieren.

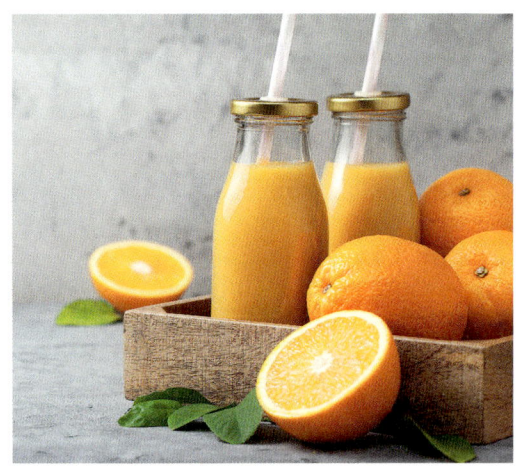

> **VERSCHIEDENE TYPEN VON BALLASTSTOFFEN**
>
> Zellulose, Kleie oder Flohsamenschalen haben zwar ein hohes Wasserbindungsvermögen, sind in Wasser jedoch nicht löslich. Darum können sie von den Darmbakterien auch nicht verstoffwechselt werden, man bezeichnet sie daher auch als nicht fermentierbare Faserstoffe. Wasserlösliche und damit fermentierbare Faserstoffe sind beispielsweise Pektine und Johannisbrotkernmehl. Diese werden von den Darmbakterien zu kurzkettigen Fettsäuren abgebaut. Für Mensch und Tier sind Faserstoffe grundsätzlich unverdaulich. Eine Sonderstellung nehmen fermentierbare Kohlenhydrate wie Milchzucker oder Laktulose ein. Obwohl keine Faserstoffe, können sie doch nur zu einem gewissen Teil vom Organismus verwertet werden, der Überschuss ist Futter für die Bakterien und hat damit ähnliche Effekte wie die fermentierbaren Faserstoffe.

Die Folgen

Zu große Fruchtzuckermengen überfordern die Aufnahmekapazität des Dünndarms. Nicht resorbierte Fruktose gelangt in den Dickdarm und wird dort von den Darmbakterien verstoffwechselt. Neben Gasen entstehen dabei verschiedene Abbauprodukte, die Wasser in den Darm ziehen. Je nach aufgenommener Fruktosemenge kann dies zu Blähungen und weichem Stuhl oder gar Durchfall führen. Zum anderen ist auch die Leber nur in begrenztem Umfang fähig, Fruchtzucker in Glukose umzuwandeln. Aus dem Überschuss bildet sie Fettsäuren, die dann wiederum zur Ausbildung einer Fettleber beitragen können. Zudem entstehen beim Fruktoseabbau in der Leber als Nebenprodukt große Mengen an Harnsäure. Letztere mindert die Verfügbarkeit von Stickoxid, das unter anderem Einfluss darauf hat, wie sensitiv Zellen auf Insulin reagieren. Aus diesen Gründen sollten wir Fruktose im Essen weitgehend vermeiden.

UNNÖTIGER BALLAST?

Langkettige Kohlenhydrate wie die Gerüststoffe aus Gemüse, Obst, Kernen und den Schalen von Getreidekörnern können durch körpereigene Enzyme nicht gespalten und somit nicht resorbiert und als Energieträger genutzt werden (> Info). Daher stammt auch ihre Bezeichnung als Ballaststoffe. Heute weiß man jedoch, dass diese Kohlenhydrate alles andere als unnötiger Ballast sind, sondern viele positive Effekte haben (> S. 18). Dennoch kommen sie in unserer Ernährung allzu oft zu kurz. Die empfohlene Menge von 30 g Ballaststoffen nehmen immer noch die wenigsten pro Tag zu sich.

BALLASTSTOFFE – Powerstoffe für den Darm

Dass Ballaststoffe die Darmbewegung (Peristaltik) anregen, ist uns allen hinlänglich bekannt. Doch sie haben auch noch viele andere positive Effekte …

»DARMPUTZER«

Wasserunlösliche Ballaststoffe binden eine große Menge Wasser. Dadurch quellen sie im Darm auf und üben somit vermehrt Druck auf die Darmwand aus. Der Darm reagiert darauf mit vermehrter Peristaltik, das heißt, die Darmbewegung nimmt zu und der Darminhalt wird schneller nach außen befördert. Zellulose (zum Beispiel in Pilzen, Topinambur), Kleie und Flohsamenschalen wirken somit als sogenannte Quellstoffe in erster Linie motilitätssteigernd.

Zugleich haben sie eine Art Peeling-Effekt auf die Darmwand. Alte, abgestorbene oder entzündliche Zellen werden entfernt und mit dem Stuhl ausgeschieden. Das kann helfen, Darmkrebs zu verhindern.

Nicht zuletzt binden wasserunlösliche Ballaststoffe Gallensäuren, sodass diese nicht mehr rückresorbiert und quasi wiederverwendet werden können. Bei der Nachbildung von Gallensäuren verbraucht der Körper LDL-Cholesterin, wodurch dessen Konzentration im Blut abnimmt. LDL-Cholesterin wird eine wesentliche Beteilung an der Entstehung von Atherosklerose und Herz-Kreislauf-Erkrankungen zugesprochen.

FUTTER FÜR BAKTERIEN

Wasserlösliche Ballaststoffe wie Pektine (zum Beispiel in Äpfeln, Möhren, vielen Beerensorten) oder Johannisbrotkernmehl (Geliermittel) sind dagegen willkommenes Futter für die Mikroorganismen im Dickdarm (Mikrobiota, › Info). Bei der mikrobiellen Vergärung (Fermentation) entstehen unter anderem kurzkettige Fettsäuren, die viele positive Effekte haben. Zum einen dienen sie der Erhaltung und Erneuerung der Darmschleimhaut, zum anderen bewirken sie eine Ansäuerung des Darminhalts, wodurch das Wachstum erwünschter Bakterien (Lak-

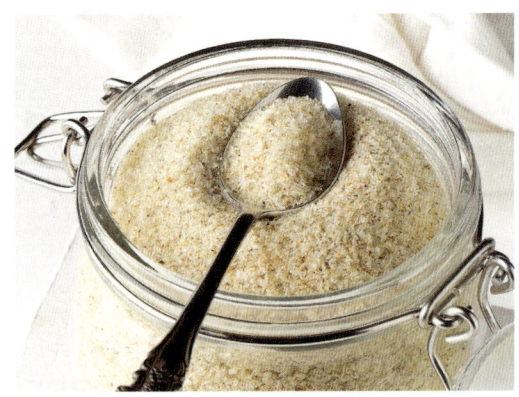

tobazillen, Bifidobakterien) gefördert wird, die ihrerseits schädliche Keime zurückdrängen. Als sogenannte Präbiotika können wasserlösliche Ballaststoffe demnach die Zusammensetzung des Mikrobioms (› Info) günstig beeinflussen.

DIE VIELFALT MACHT'S

In unserer Ernährung sind Ballaststoffe jedoch zumeist rar. Wir essen heute nicht nur weniger Gemüse und Obst, sondern verwenden auch viele stark verarbeitete Kohlenhydratquellen. Getreidekörner werden heute fein vermahlen, ihre faserigen, unverdaulichen Hüllen ausgesiebt. Dadurch steht uns diese natürliche Ballaststoffquelle nicht mehr zur Verfügung. Eine Untersuchung an der Stanford-Universität in Kalifornien ergab, dass viele Bakterienarten des Mikrobioms absterben, wenn man zu wenig oder keine Ballaststoffe über die Nahrung aufnimmt. Ein Teil des Mikrobioms kann sich jedoch regenerieren, sobald die Ballaststoffzufuhr wieder steigt.

Für die Wissenschaft steht außer Frage: Je reicher das Mikrobiom zusammengesetzt ist, desto besser für unsere Gesundheit. Eine große Anzahl verschiedener Keimarten stärkt unser Immunsystem, schützt uns vor chronisch-entzündlichen Erkrankungen und beeinflusst sogar unsere Psyche. Denn neuesten Erkenntnissen zufolge kommunizieren Darm und Gehirn über Stoffwechselprodukte der Bakterien und hier vor allem über die kurzkettigen Fettsäuren miteinander. Für unser körperliches wie seelisches Gleichgewicht ist es also von großer Bedeutung, dass wir unser Mikrobiom pfleglich behandeln. Ballaststoffe in ausreichender Menge und unterschiedlicher Herkunft können dabei einen großen Beitrag leisten.

DIE NEUE LOW-CARB-FORMEL – die Frage nach dem Warum

Eine kohlenhydratreduzierte, aber ballaststoffreiche Ernährung kann dabei helfen, die Berg- und Talfahrt des Blutzuckerspiegels und schwerwiegende Folgeerscheinungen wie Diabetes und metabolisches Syndrom zu vermeiden.

Die neue Low-Carb-Formel verbindet zwei Ansätze: Zum einen gilt es, weniger schnell verdauliche Kohlenhydrate zu sich zu nehmen, zum anderen auf eine ausreichende Aufnahme unterschiedlicher Ballaststoffe zu achten. Das Tolle daran: Die positiven Effekte beider Maßnahmen ergänzen sich nicht nur, sie potenzieren sich!

VERÄNDERTER STOFFWECHSEL

Low Carb bedeutet zuallererst den mehr oder weniger weitgehenden Verzicht (> S. 26) auf schnell verfügbare Kohlenhydrate, die den Blutzuckerspiegel auf eine Achterbahnfahrt schicken (> S. 13). Neben dem Zuckerkonsum schrauben wir auch die Aufnahme anderer kohlenhydratreicher Lebensmittel deutlich herunter. Der Effekt: Kann der Körper nur noch einen Teil der erforderlichen Energie aus Kohlenhydraten gewinnen, muss er zur Deckung des Energiebedarfs seine Fettreserven angehen. Die Körperfette werden mobilisiert, und die Leber baut die Fettsäuren zu sogenannten Ketonkörpern ab, die dann den Körperzellen als alternative Energieträger zur Verfügung stehen. Dieser angestrebte Stoffwechsel-Zustand heißt Ketose und tritt in Kraft, wenn der Körper nur noch 5 % der benötigten Energie aus Kohlenhydraten decken kann. Positiver Nebeneffekt: Das Gewicht wird reduziert, gefährliches Bauchfett abgebaut.

RUNDUM SATT

Gleichzeitig steigern wir die Aufnahme von Ballaststoffen. Neben den grundsätzlichen positiven Auswirkungen auf die Darmgesundheit und die Zusammensetzung des Mikrobioms (> S. 19) ergeben sich noch weitere günstige Effekte. Ballaststoffe quellen aufgrund ihres hohen Wasserbindungsvermögens im Magen auf. Aufgrund der Volumenzunahme fühlen wir uns schneller satt. Da Ballaststoffe nur schwer oder gar nicht verdaulich sind, verbleiben sie länger im Magen und werden langsamer an den Dünndarm abgegeben, weshalb das Sättigungsgefühl auch länger anhält. Damit haben wir gar nicht erst das Bedürfnis, ständig für Essensnachschub sorgen zu müssen.

BLUTZUCKER IM LOT

Im Dünndarm angekommen, bilden wasserunlösliche Ballaststoffe eine Art Gitter an der Darmwand aus, die wasserlöslichen füllen die Lücken dazwischen aus. So entsteht quasi eine Barriere, die die Aufnahme der Einfachzucker durch die Darmwand verlangsamt. Achten wir dann noch auf geregelte Essenszeiten und verzichten auf DauerSnacken, so bestehen beste Aussichten, dass der Blutzuckerspiegel über den Tag weitestgehend konstant bleibt.

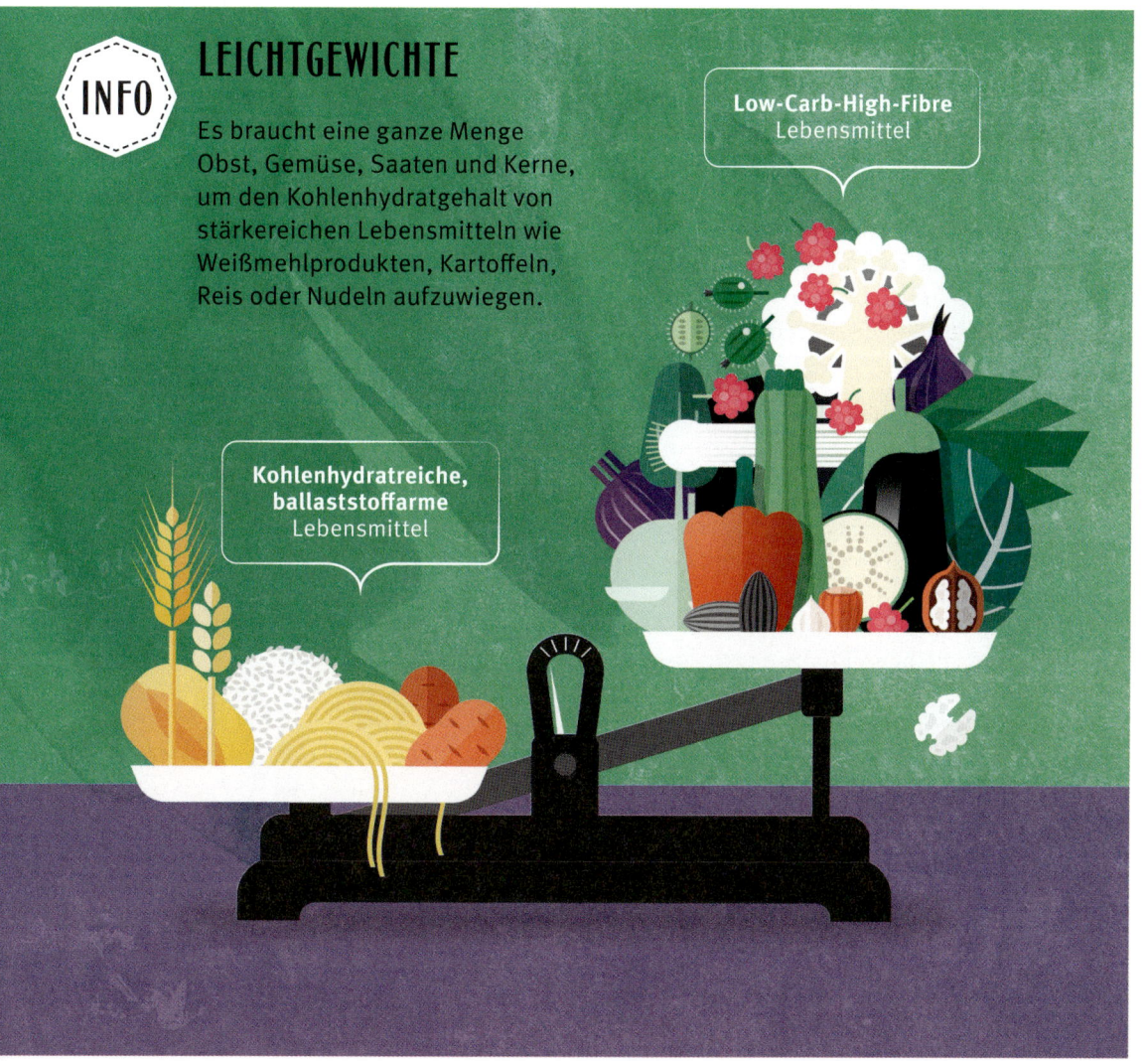

INFO

LEICHTGEWICHTE

Es braucht eine ganze Menge Obst, Gemüse, Saaten und Kerne, um den Kohlenhydratgehalt von stärkereichen Lebensmitteln wie Weißmehlprodukten, Kartoffeln, Reis oder Nudeln aufzuwiegen.

Low-Carb-High-Fibre Lebensmittel

Kohlenhydratreiche, ballaststoffarme Lebensmittel

GUTE AUSSICHTEN

Mit der Low-Carb-High-Fibre-Ernährung können Sie direkt Einfluss auf Ihre Gesundheit nehmen. Wer auf zucker- und stärkereiche Lebensmittel verzichtet und stattdessen auf ballaststoffreiche Kost setzt, tut sich selbst etwas Gutes.

Fit für den Alltag

Ohne Berg- und Talfahrt des Blutzuckerspiegels lassen sich auch Heißhungerattacken und das sprichwörtliche Mittagstief etwa zwei bis drei Stunden nach Aufnahme kohlenhydratreicher Nahrung vermeiden. Durch die konstante Energiezufuhr bleibt unsere Konzentrations- und Leistungsfähigkeit gleichmäßig erhalten.

Klarer Kopf

Vergesslichkeit und das Gefühl, wie benebelt zu sein – in Fachkreisen bezeichnet man diesen Zustand als »Brain Fog«, zu Deutsch Gehirnnebel. Dieser Zustand tritt häufig bei zu hohen Blutzuckerspiegeln auf. Mit der neuen Low-Carb-Formel lassen sich Blutzuckerspitzen vermeiden und der Blutglukosegehalt dauerhaft senken. Viele Menschen, die diese Ernährungsform praktizieren, berichten, dass sie seit Beginn der Diät klarer denken können.

Zuckerstoffwechsel im Griff

Steigt der Blutzuckerspiegel nach dem Essen weniger stark an, schont dies die Bauchspeicheldrüse, die so deutlich geringere Insulinmengen ausschütten muss.

Geregelte Essenszeiten und Esspausen geben dem Insulin zudem genügend Zeit, die Blutbahn wieder zu verlassen, nachdem es seinen Job erledigt hat. Die Gefahr anhaltend hoher Insulinspiegel im Blut mit Entwicklung einer Insulinresistenz ist gebannt. Gleichzeitig erhöht sich die Fähigkeit des Körpers, zur Energiegewinnung vom Zucker- auf den Fettstoffwechsel umzusteigen. Er lernt quasi, seine Fettreserven besser zu nutzen. Dies beugt der Entstehung eines Typ-2-Diabetes vor bzw. unterstützt dessen Behandlung. Studien zufolge zeigten Menschen mit Typ-2-Diabetes nach einigen Wochen kohlenhydratarmer, aber ballaststoffreicher Diät und vermehrter sportlicher Betätigung eine verbesserte Ansprechbar-

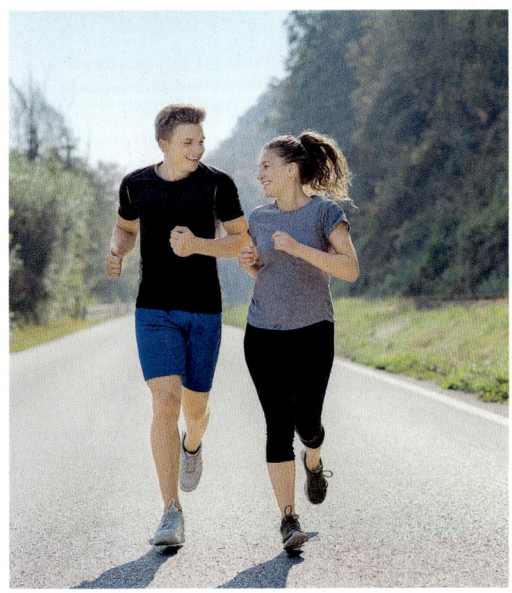

keit der Körperzellen auf Insulin und eine Erholung der Insulin produzierenden Zellen. In manchen Fällen ließ sich die Insulinresistenz sogar komplett rückgängig machen.

Blutdruck unter Kontrolle

Anhaltend hohe Blutzuckerwerte schädigen Herz und Blutgefäße, überflüssige Pfunde bringen das Kreislaufsystem noch zusätzlich unter Druck. Mit der neuen Low-Carb-Formel bleibt der Blutzuckerspiegel konstant und die Fettpölsterchen schwinden. Zudem sorgt die Diät für niedrigere LDL-Cholesterinspiegel im Blut (> S. 18) und leistet damit einen weiteren Beitrag zur Vermeidung von Herz-Kreislauf-Erkrankungen.

ESSLUST STATT DIÄTFRUST

Eine Reduktion der Kohlenhydrate bei gleichzeitiger Erhöhung des Ballaststoffanteils in der Nahrung bietet also eindeutig viele Vorteile. Doch wie genau soll man dieses Prinzip umsetzen? Schließlich sind ja auch Faserstoffe nichts anderes als Kohlenhydrate. Tatsächlich hatten bisherige Low-Carb-Diäten oftmals den Nachteil, dass durch den Verzicht auf kohlenhydrathaltige Lebensmittel (die häufig aber zugleich auch viele Ballaststoffe enthalten) und die Betonung eiweiß- und fettreicher Zutaten die erwünschten Faserstoffe allzu oft zu kurz kamen. Wie also die empfohlenen 30 g Ballaststoffe pro Tag erreichen?

Der Trick liegt in der bewussten Auswahl von Zutaten. Denn glücklicherweise hält die Natur genug Gemüse- und Obstsorten für uns bereit, die wenig schnell verfügbare Kohlenhydrate enthalten, aber reich an Ballaststoffen sind. Eine Liste dieser Ballaststoff-Booster finden Sie in den hinteren Umschlagklappen dieses Buches. Schnell zeigt sich, dass die Auswahl groß genug ist, um den Speiseplan weiterhin sehr abwechslungsreich zu gestalten. Und dass der Genuss bei dieser Ernährungsform nicht zu kurz kommt – das beweisen die Rezepte auf den folgenden Seiten ...

ALLER ANFANG IST LEICHT – so klappt die Umstellung

Die größte Schwierigkeit zu Beginn ist wahrscheinlich der Gedanke daran, was man alles nicht mehr essen darf. Doch halt, es ist nichts verboten! Low Carb High Fibre bedeutet lediglich einen freiwilligen Verzicht zugunsten gesunder Lebensmittel.

Eine Ernährungsumstellung ist ein großer Schritt. Hat man sich erst einmal dazu entschlossen, begeht man ihn meist mit großer Motivation. Ab jetzt soll sich alles ändern: Wir essen nicht nur Low Carb, sondern wollen auch dreimal die Woche Sport treiben, nie wieder Wein trinken und nie wieder etwas Süßes essen. Der nächste Urlaub soll ein Alpencross mit dem Mountainbike werden. Und überhaupt – ab jetzt geht es zum Einkaufen nur noch in den Bio-Markt …

SCHRITT FÜR SCHRITT

Nehmen Sie sich anfangs nicht zu viel vor. Bei zu hohen Erwartungen stellt sich sonst schnell das Gefühl ein: »Das ist mir alles zu viel!« Eine Ernährungsumstellung benötigt zu Beginn erhöhte Aufmerksamkeit, es gibt viel Neues zu beachten und zu organisieren: Welche Lebensmittel sind geeignet? Wo kaufe ich ein? Wie gestalte ich die Mahlzeiten für mich (und meine Familie)? Was esse ich unterwegs? All das will gut überlegt sein, damit sich die Abläufe rund ums Essen möglichst schnell wieder einspielen.

ANFANGSERFOLGE

Sie werden schnell feststellen, dass Sie in den ersten Wochen auch ohne Zusatzprogramm rasch einiges an Gewicht verlieren. Das liegt daran, dass der Körper zunächst trotz kohlenhydratreduzierter Kost nicht auf den Fettstoffwechsel umschaltet, sondern erst einmal seine Glykogenvorräte plündert. In Glykogen sind pro Glukosemolekül zusätzlich vier Wassermoleküle gebunden. Der Glykogenspeicher eines normaltrainierten Menschen beträgt etwa 400 g (> S. 14). Berechnet man die daran gekoppelte Wassermenge mit ein (1,6 kg), zeigt die Waage nach dem Abbau des Glykogenspeichers schon mal 2 kg weniger an.

ERFOLGE SICHERN

Der anfängliche Erfolg ist jedoch nur begrenzt und zudem nicht das eigentliche Ziel. Wir wollen ja schließlich erreichen, dass die Fettdepots abgebaut werden. Und hier kommt nun das zusätzliche Bewegungsprogramm ins Spiel. Das betrifft nicht allein die, die eine Gewichtsreduktion anpeilen.

Gerade wer dem Prädiabetes oder einem bestehenden Typ-2-Diabetes den Kampf angesagt hat, kommt nicht darum herum, zusätzlich zur Diät Sport zu betreiben.

SÜSSHUNGER

Bei jeder Ernährungsumstellung kommt zweifelsohne der Zeitpunkt, an dem der feste Wille ins Wanken gerät und die bisherigen Essgewohnheiten wieder zum Zuge kommen wollen. Wenn der Versuch, sich mit Argumenten wie »Vollkornspaghetti mit Gemüse-Bolognese sind besser als Spaghetti-Eis« zu überzeugen, nicht fruchtet und der Süßhunger unbarmherzig zuschlägt, dann greifen Sie eben statt nach Süßigkeiten zu zuckerfreien und ballaststoffreichen Alternativen, wie getrockneten Aprikosen, Feigen oder einer Nussmischung. Und schaffen Sie keine unnötigen Versuchungen! Kontrollieren Sie Ihre Vorräte. Wenn Süßigkeiten, Knabberzeug, Fertiggerichte, Zucker, Reis, Kartoffeln, Nudeln und Brot nicht unmittelbar verfügbar sind, können sie auch nicht gegessen werden. Das heißt aber nicht, dass Sie diese Dinge vor Beginn der Diät noch schnell auffuttern sollen. Beziehen Sie in die »Entrümpelungsaktion« einfach Ihre Nachbarn, Freunde oder gar die Tafeln ein – es finden sich immer dankbare Abnehmer!

SCHONENDER EINSTIEG

Statt einer Hau-Ruck-Aktion kann auch ein langsamer Einstieg hilfreich für das Durchhaltevermögen sein. Sie müssen nicht gleich komplett auf Low Carb High Fibre umstellen, anfangs genügt es auch, nur eine Mahlzeit zu ersetzen. Fangen Sie beispielsweise in der ersten Woche mit dem Abendessen an. In der zweiten Woche gesellt sich dann das Mittagessen dazu, ab der dritten Woche das Frühstück. Oder Sie versuchen es mit unserem 3-Wochen-Essensplan und lassen sich von den Ergebnissen überzeugen (> Klappe vorne)! Wie auch immer Sie sich entscheiden: Sie geben den Takt an!

ALLES LOW CARB – Ersatzprodukte und ihre Verwendung

Bei der Verwendung Low-Carb-geeigneter Zutaten gibt es ein paar Dinge zu beachten, damit die Rezepte auch richtig gut gelingen – und um zu verstehen, wieso manche Gerichte etwas anders aussehen und schmecken als die gewohnten High-Carb-Favoriten.

Besonders deutlich wird es bei Desserts, Gebäck und Kuchen: Die üblichen Mehle und Süßungsmittel sind für die Low-Carb-Koch- und Backstube einfach nicht geeignet. Der Ersatz von Weizenmehl durch kohlenhydratarme Alternativen wie Kokosmehl oder gemahlene Mandeln bringt aber auch den Verzicht auf Gluten mit sich, das nicht umsonst als das »Klebereiweiß« des Weizens bezeichnet wird. Dadurch lassen sich beispielsweise Teige nicht immer wie gewohnt verarbeiten. Bei Verwendung folgender Alternativen müssen Genuss und Optik dennoch nicht zu kurz kommen!

ERYTHRIT

Was auf den ersten Eindruck recht chemisch klingt, ist in Wahrheit ein Zuckeralkohol, der aus Glukose gewonnen wird. Und das übrigens auch in der Natur. Erythrit kommt beispielsweise in Birnen, Melonen und Pilzen vor. Das Besondere an diesem Zucker ist, dass er nicht vom Körper verstoffwechselt werden kann und etwa zu 90 % über den Urin ausgeschieden wird. Der Blutzuckerspiegel zeigt sich also völlig unbeeindruckt. Erythrit hat etwa 70 % der Süßkraft von Zucker und löst sich langsamer auf. Cremes und Teige müssen darum länger aufgeschlagen werden. An die etwas geringere Süße gewöhnt man sich schnell! Schon nach zwei Wochen werden Ihnen normal gezuckerte Speisen schon viel zu süß erscheinen. Den Ersatz für gewöhnlichen Haushaltszucker bekommen Sie in gut sortierten Supermärkten und Drogeriemärkten.

TRINKEN NICHT VERGESSEN!
Ballaststoffe binden viel Wasser. Damit sie im Darm gut quellen können und nicht zu Verstopfung führen, sollten Sie bei faserreicher Kost pro Tag mindestens 1,5–2 l Flüssigkeit zu sich nehmen, bei zusätzlicher Verwendung von Flohsamenschalen, Johannisbrotkernmehl und anderen Quellmitteln (Weizenkleie) besser 2,5 l.

FLOHSAMENSCHALEN

Ihren Namen verdanken die winzigen Samen der Wegerichart Plantago psyllium ihrer Ähnlichkeit zu Flöhen. Ihre Wirkung ist glücklicherweise eine ganz andere! Die besondere Fähigkeit der Samenschalen besteht nämlich darin, dass sie mehr als das 50-Fache ihres Eigengewichts an Wasser binden können. Das macht sie zu einem hervorragenden Bindemittel in Teigen, Cremes oder Saucen, obendrein halten sie Gebäck und Backwaren wunderbar saftig. Die Nährwerte sind geradezu ideal für Low Carb High Fibre: 100 g Flohsamenschalen enthalten nur 1,73 g Kohlenhydrate, 2,38 g Eiweiß und sagenhafte 83,69 g Ballaststoffe! Flohsamenschalen sind gleichfalls in gut sortierten Super- und Drogeriemärkten erhältlich.

JOHANNISBROTKERNMEHL

Ein weiteres, überaus potentes Bindemittel ist Johannisbrotkernmehl. Nur ein paar wenige Gramm davon reichen aus, um 500 ml Wasser in gelartigen Wackelpudding zu verwandeln. Das feine Pulver aus den Samen des Johannisbrotbaumes bindet sowohl in kaltem als auch in heißem Zustand und kann daher für Desserts und Backwaren zum Einsatz kommen. 100 g Johannisbrotkernmehl liefern gerade mal 2 g Kohlenhydrate und sagenhafte 76 g Ballaststoffe. Für unsere Rezepte brauchen wir jedoch nur winzige Mengen. Johannisbrotkernmehl können Sie über das Reformhaus und den Onlinehandel beziehen.

KOKOSMEHL

Besonders sein hoher Ballaststoffgehalt macht das feine Mehl aus getrocknetem, entöltem Kokosnussfleisch für die Low-Carb-Küche besonders wertvoll. Da ihm die typischen, klebenden Eigenschaften von Weizenmehl fehlen (glutenfrei!), müssen zum Backen Hilfsstoffe wie Johannisbrotkernmehl oder Flohsamenschalen verwendet werden. Positiver Nebeneffekt: Die Ballaststoffmenge wird so noch zusätzlich erhöht. Je nach Marke oder Qualität ist Kokosmehl unterschiedlich saugfähig, weshalb der gleiche Teig mal weicher, mal fester geraten kann. Dann einfach etwas mehr Mehl oder von der im Rezept verwendeten Flüssigkeit zugeben, bis die gewünschte Konsistenz erreicht ist.

GEMAHLENE MANDELN

Auch bei diesem glutenfreien Mehlersatz muss die nötige Bindung mithilfe von Eiern, Johannisbrotkernmehl oder Flohsamenschalen erzielt werden. Blanchierte, also gehäutete Mandeln verleihen insbesondere Desserts eine hellere, schönere Optik, unbehandelte Mandeln liefern etwas mehr Ballaststoffe. Für welche Variante Sie sich jeweils entscheiden, liegt bei Ihnen. Verwenden Sie jedoch für die Rezepte in diesem Buch keine entölten, gemahlenen Mandeln aus der Ölmühle. Das Produkt ist zwar wesentlich feiner, aber auch deutlich trockener, sodass die angegebenen Mengen Flüssigkeit nicht mehr zutreffen.

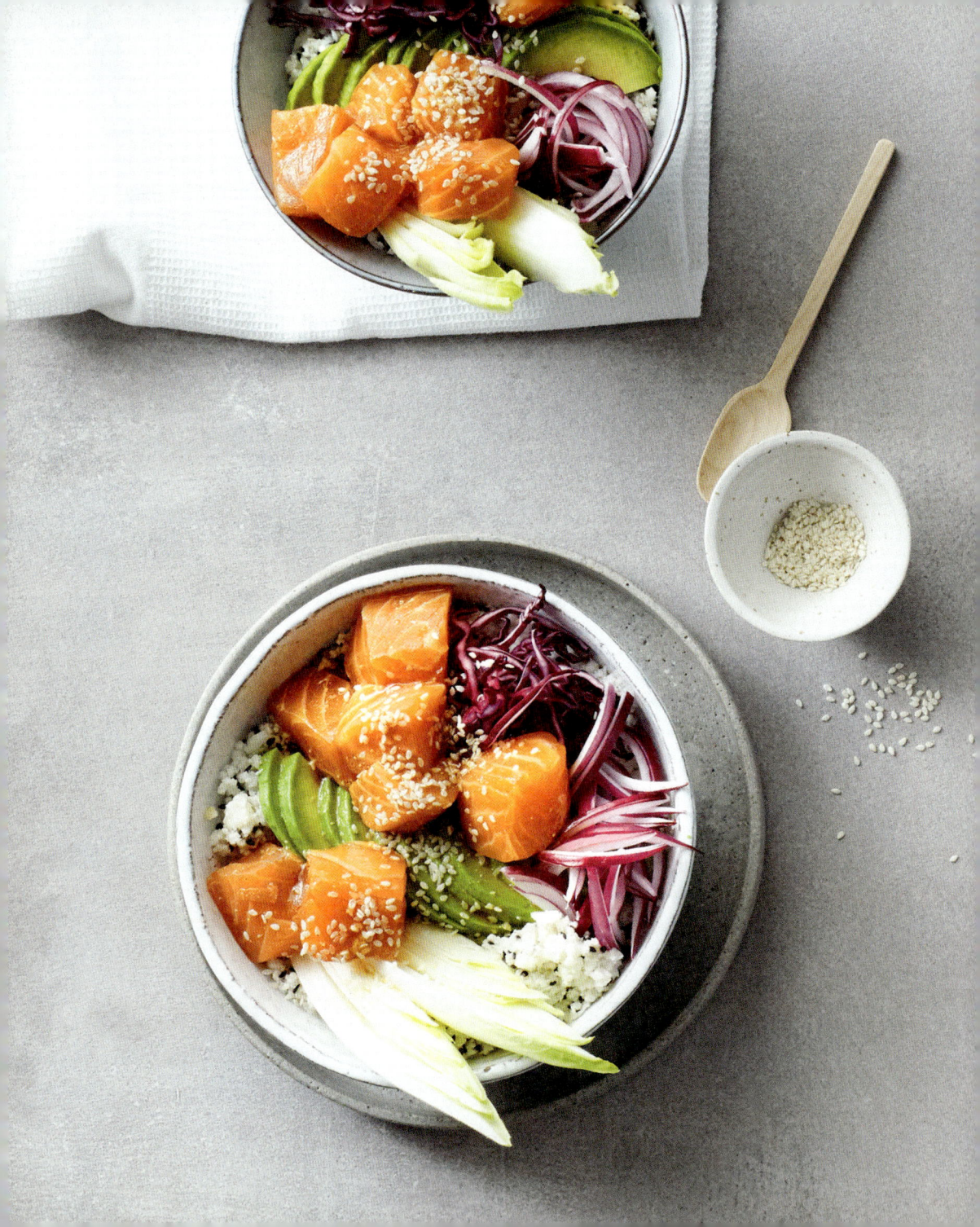

Alltags-REZEPTE ZUM GENIESSEN

Von einem fruchtigen, kernigen oder deftigen Auftakt des Tages über praktische To-go-Gerichte für die Mittagspause bis hin zu locker-leichten Abendessen und süßen Snacks für den Hunger zwischendurch – hier gibt's Low Carb High Fibre von morgens bis abends, für zu Hause und unterwegs. Schnell, praktisch und absolut lecker, damit Sie nicht nur gesund, sondern auch satt und zufrieden durch den Tag gehen!

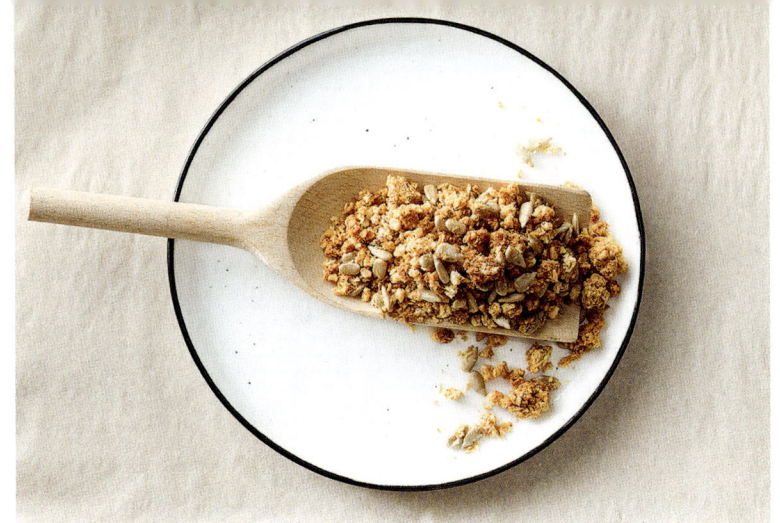

KNUSPRIGES EIWEISS-GRANOLA

200 g Kokosflocken | 100 g gehackte Mandeln | 50 g gem. Mandeln | 100 g Sonnenblumenkerne | 50 g gehackte Walnusskerne | 3 Eiweiß (M) | 1 EL Honig | 2 Twist-off-Gläser à 250 ml
Für 6 Portionen | 15 Min. Zubereitung | 60 Min. Backen

1 Den Backofen auf 125° vorheizen. Ein Backblech mit Backpapier auslegen.

2 Kokosflocken, Mandeln, Sonnenblumenkerne, Walnüsse, Eiweiße und Honig in eine Schüssel geben und gut vermischen.

3 Masse auf dem Backblech verteilen und im Ofen (Mitte) in ca. 1 Std. goldgelb backen. Zwischendurch einmal mit dem Küchenspatel durchrühren und wenden.

4 Granola am Ende der Backzeit aus dem Ofen nehmen und auf einem Kuchengitter auskühlen lassen. Dann etwas zerbröseln und in die Twist-off-Gläser umfüllen.

5 Kühl, trocken und luftdicht gelagert hält sich das Granola bis zu vier Wochen.

Nährwert pro Portion:

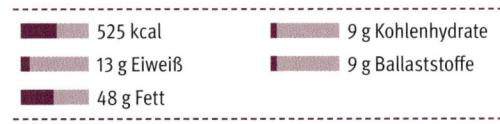

525 kcal		9 g Kohlenhydrate
13 g Eiweiß		9 g Ballaststoffe
48 g Fett		

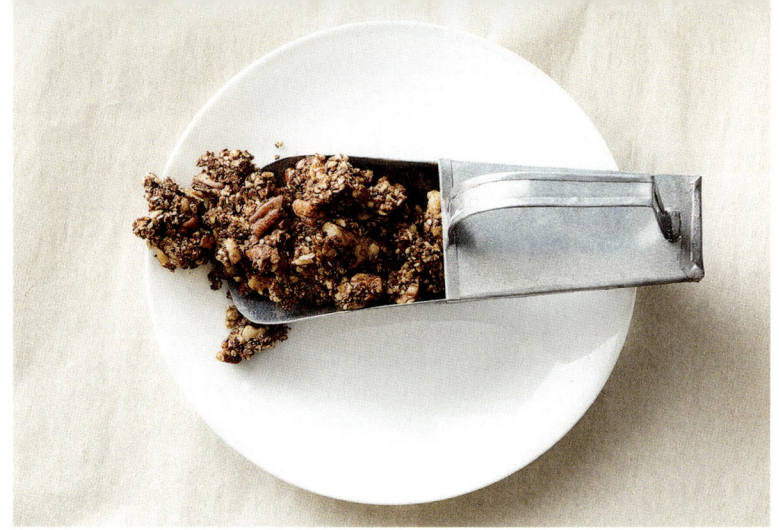

SCHOKO-ZIMT-GRANOLA

120 g Pekannusskerne | 100 g Walnusskerne | 150 g gehackte Mandeln | 25 g Kokosmehl | 2 EL Sesam | 2 EL Chia-Samen | 2 EL Kakaopulver (schwach entölt) | 1 EL Zimtpulver | 3 EL Erythrit | Salz | 2 Eiweiß (M) | 50 g Kokosöl | 2 Twist-off-Gläser à 250 ml
Für 6 Portionen | 25 Min. Zubereitung | 14 Min. Backen

1 Den Backofen auf 180° vorheizen. Ein Backblech mit Backpapier auslegen. Pekan- und Walnüsse im Blitzhacker auf die Größe von Sonnenblumenkernen hacken.

2 Gehackte Nüsse, Mandeln, Kokosmehl, Sesam, Chia-Samen, Kakao, Zimt, Erythrit, ½ TL Salz, Eiweiß und Kokosöl in eine Schüssel geben und gründlich verrühren.

3 Masse auf das Backblech geben, auf ca. 2 cm Höhe verstreichen und im Backofen (Mitte) in 12–14 Min. knusprig backen.

4 Granola am Ende der Backzeit aus dem Ofen nehmen und auf einem Kuchengitter auskühlen lassen. Dann etwas zerbröseln und in die Twist-off-Gläser umfüllen.

5 Kühl, trocken und luftdicht gelagert hält sich das Müsli bis zu vier Wochen.

Nährwert pro Portion:

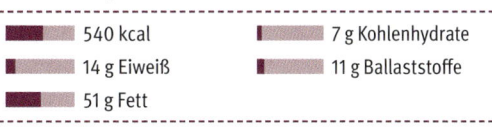

540 kcal		7 g Kohlenhydrate
14 g Eiweiß		11 g Ballaststoffe
51 g Fett		

SCHOKO-MÜSLIRIEGEL

20 g Zartbitterschokolade
(mind. 70 % Kakaogehalt)
80 g gehackte Mandeln
20 g Kokosraspel
35 g Sonnenblumenkerne
20 g Sesam
3 ½ EL Erythrit
½ TL Zimtpulver
½ TL gem. Vanille
Salz
30 g Erdnussbutter
(ungesüßt)
1 EL Rübensirup
1 Ei (M)
Außerdem
Kastenform (ca. 20 × 10 cm)

Für 6 Stück
25 Min. Zubereitung
12 Min. Backen

1 Den Backofen auf 175° vorheizen. Die Backform mit Backpapier auslegen. Hierzu einen Bogen Backpapier kräftig zusammenknüllen und dann wieder auseinanderfalten. So lässt er sich leichter in die Form einpassen. Die Schokolade mit einem Messer in ca. 0,5 cm große Stücke hacken.

2 Schokolade, Mandeln, Kokosraspel, Sonnenblumenkerne, Sesam, Erythrit, Zimt, Vanille und ¼ TL Salz in eine Rührschüssel geben und gut vermischen. Mit Erdnussbutter, Sirup und Ei zu einer geschmeidigen Masse verrühren.

3 Die Mischung in die Kastenform geben und glatt streichen. Im Ofen (Mitte) etwa 12 Min. backen, danach herausnehmen und auf einem Kuchengitter auskühlen lassen.

4 Anschließend mithilfe des Backpapiers aus der Form heben, auf ein Schneidebrett geben und mit einem scharfen Messer in sechs ca. 3 × 10 cm breite Streifen schneiden.

5 In einer Frischhaltedose trocken und kühl aufbewahrt halten sich die Riegel bis zu einer Woche.

Nährwert pro Portion:

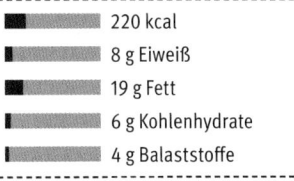

220 kcal

8 g Eiweiß

19 g Fett

6 g Kohlenhydrate

4 g Balaststoffe

Es ist immer gut, etwas zum Knabbern im Schrank zu haben. Ob als schnelles Frühstück oder als Snack für zwischendurch – dieser Low-Carb-Riegel stillt die Lust auf Süßes!

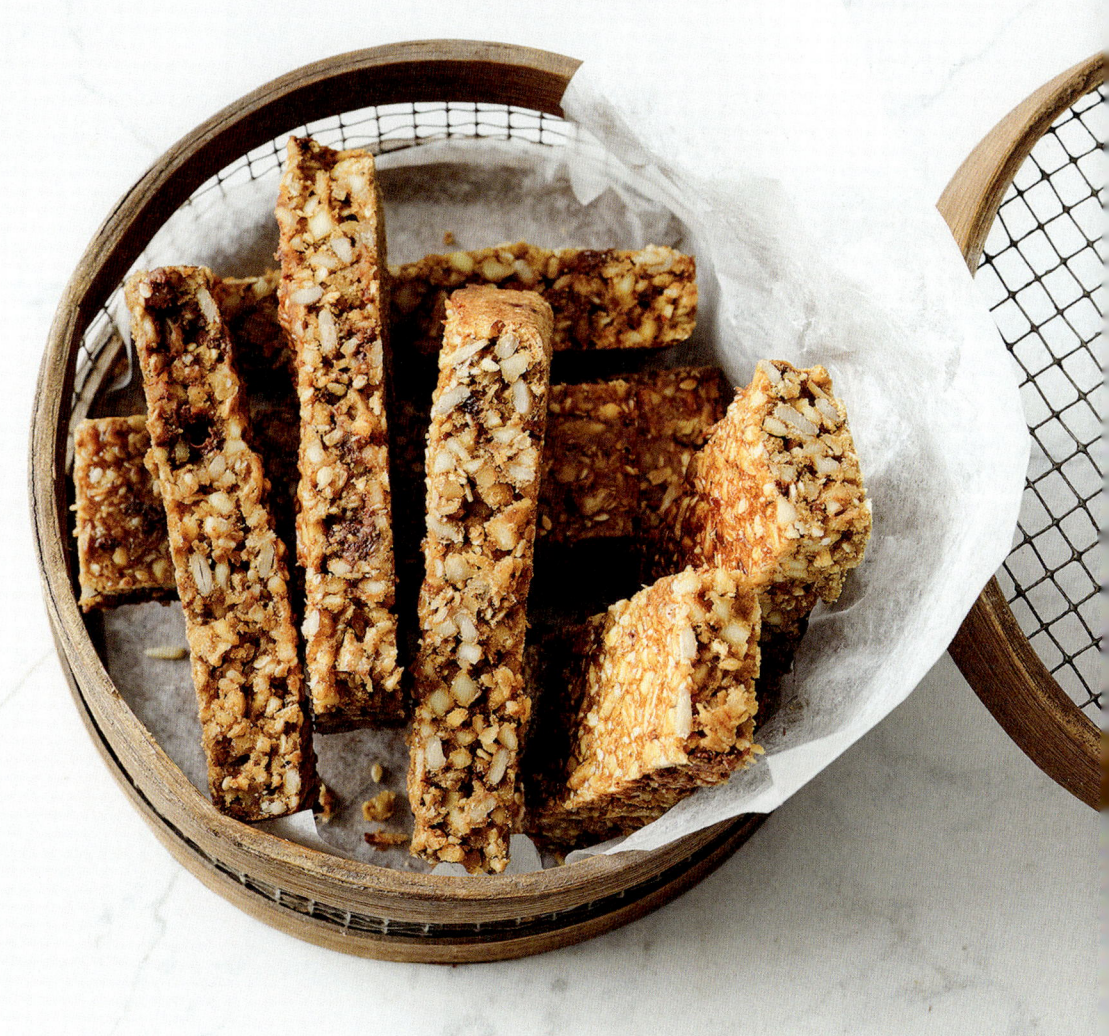

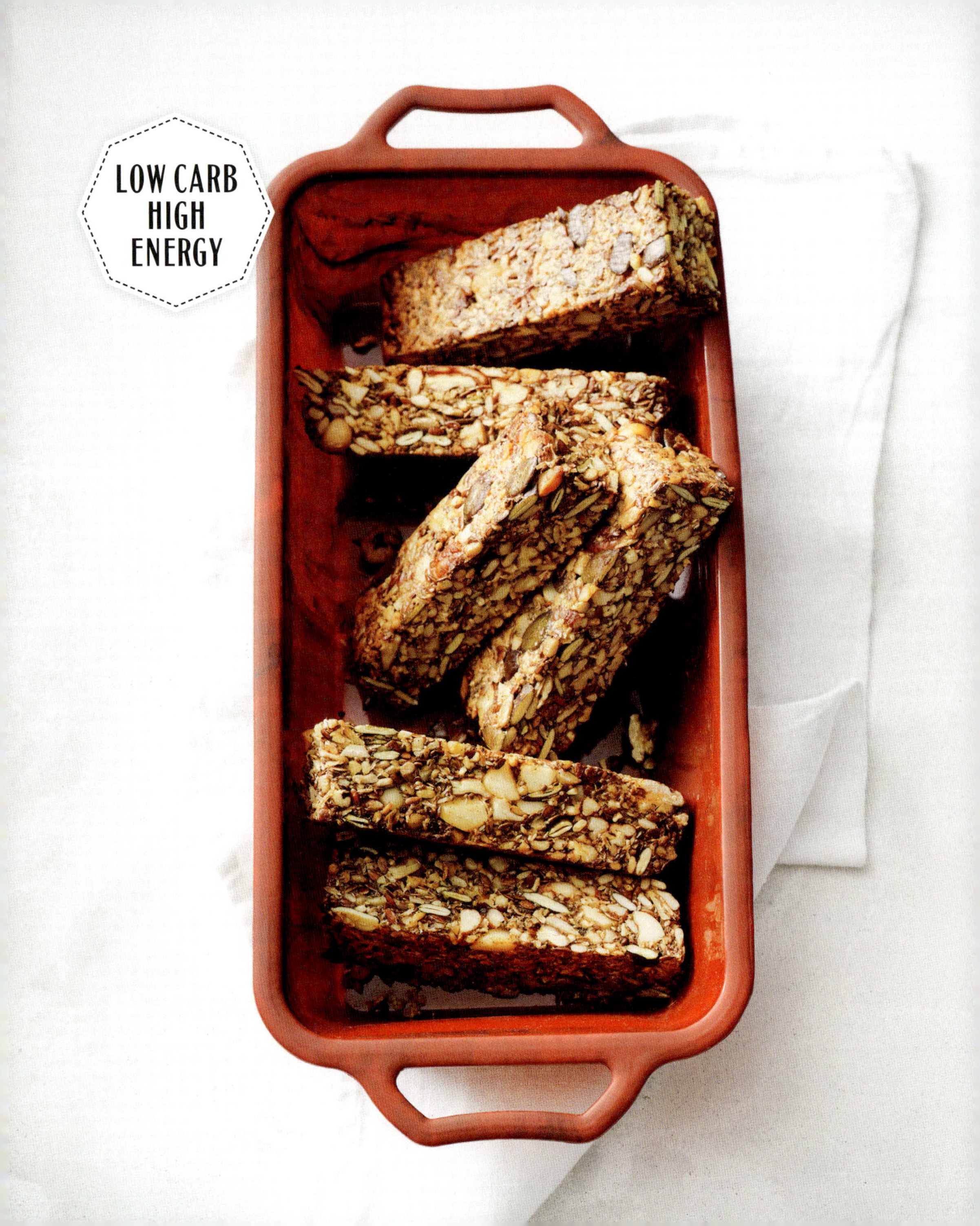
LOW CARB
HIGH
ENERGY

NUSS-RIEGEL

2 EL Chia-Samen
70 g Macadamianusskerne
70 g Pekannusskerne
30 g gehackte Mandeln
35 g Sonnenblumenkerne
35 g Leinsamen
35 g Kürbiskerne (geschält)
20 g Kokosraspel
60 g Erythrit
1 Ei (M)
½ TL gem. Vanille
1 TL Zimtpulver
Außerdem
Kastenform (ca. 25 × 8 cm)

Für 6 Stück
15 Min. Zubereitung
40 Min. Backen

Nährwert pro Portion:

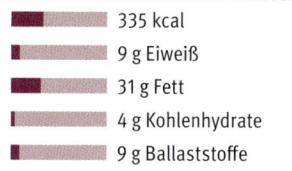

335 kcal
9 g Eiweiß
31 g Fett
4 g Kohlenhydrate
9 g Ballaststoffe

1 Den Backofen auf 170° vorheizen. Die Backform mit Backpapier auslegen. Hierzu einen Bogen Backpapier kräftig zusammenknüllen und dann wieder auseinanderfalten. So lässt er sich leichter in die Form einpassen. Chia-Samen in einer Schüssel mit 40 ml warmem Wasser übergießen und ca. 5 Min. quellen lassen. Macadamia- und Pekannüsse im Blitzhacker auf Größe der Sonnenblumenkerne hacken.

2 Gehackte Nüsse, Mandeln, Sonnenblumenkerne, Leinsamen, Kürbiskerne und Kokosraspel in einer Rührschüssel mischen. Erythrit, Ei, Vanille und Zimt unter die eingedickten Chia-Samen mischen und mit der Nussmischung zu einer geschmeidigen Masse verrühren.

3 Den Teig in die Form geben, glatt streichen und die Form in den Ofen (Mitte) schieben. Ein Backblech mit Backpapier auslegen. Die Form nach 20 Min. Backzeit aus dem Ofen nehmen und das Gebäck mithilfe des Backpapiers aus der Form heben. Auf ein Schneidebrett legen und in sechs ca. 3 × 10 cm breite Streifen schneiden. Die Riegel auf das vorbereitete Backblech legen und in 20 Min. goldbraun backen. Auf einem Kuchengitter abkühlen lassen.

4 In einer Frischhaltedose trocken und kühl aufbewahrt halten sich die Riegel bis zu einer Woche.

TIPP:
Nüsse und Kerne enthalten besonders viele gesunde Ballaststoffe und reichlich Eiweiß. Allerdings sind sie auch sehr kalorienreich, weshalb sie nicht in zu großen Mengen gegessen werden sollten (maximal 25–30 g/Tag).

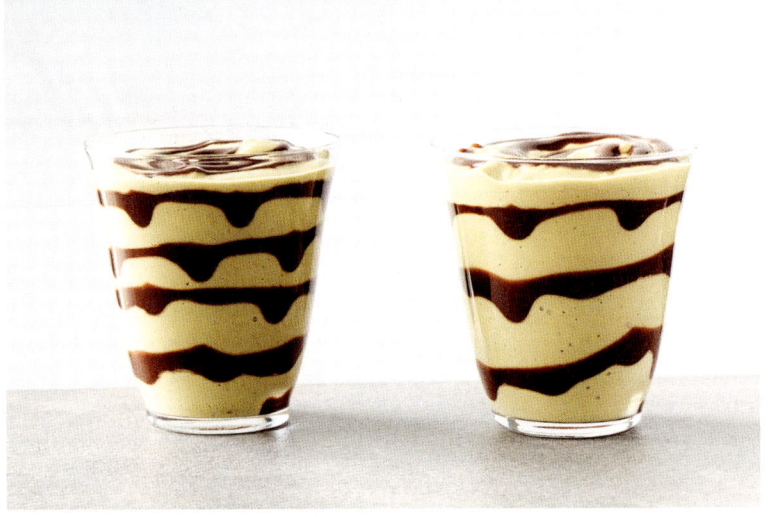

AVOCADO-KAFFEE-SMOOTHIE

2 Avocados | 240 ml starker, kalter Kaffee |
150 g Kondensmilch (7,5 % Fett, ungesüßt) |
5 Eiswürfel | 1 TL gem. Vanille | 4 TL Schoko-
ladensirup
Für 2 Gläser à 350 ml | 20 Min. Zubereitung

1 Avocados halbieren, entkernen, das
Fruchtfleisch mit einem Löffel aus der
Schale heben und in einen hohen Rühr-
becher oder den Mixbehälter geben.

2 Kaffee, Kondensmilch, Eiswürfel und
Vanille hinzufügen und alles zunächst auf
kleinster Stufe, dann auf höchster Stufe mit
dem Pürierstab oder im Mixer fein pürieren,
bis ein cremiger Drink entstanden ist.

3 Die Innenseiten der Gläser spiralförmig
mit dem Schokoladensirup verzieren. Hierzu
je 1 TL Sirup langsam ins Glas laufen lassen
und das Glas dabei um die eigene Achse
drehen. Den Drink in die Gläser füllen und
mit je 1 TL Schokoladensirup garnieren.

TIPP
Das feine Kaffee-Aroma kommt am besten
zur Geltung, wenn der Smoothie ungesüßt ist. Wem der Drink jedoch zu herb
schmeckt, fügt noch 2 EL Erythrit hinzu.

Nährwert pro Portion:

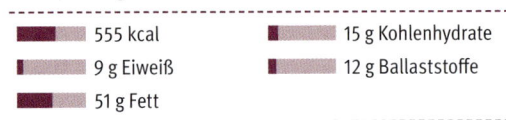

555 kcal	15 g Kohlenhydrate
9 g Eiweiß	12 g Ballaststoffe
51 g Fett	

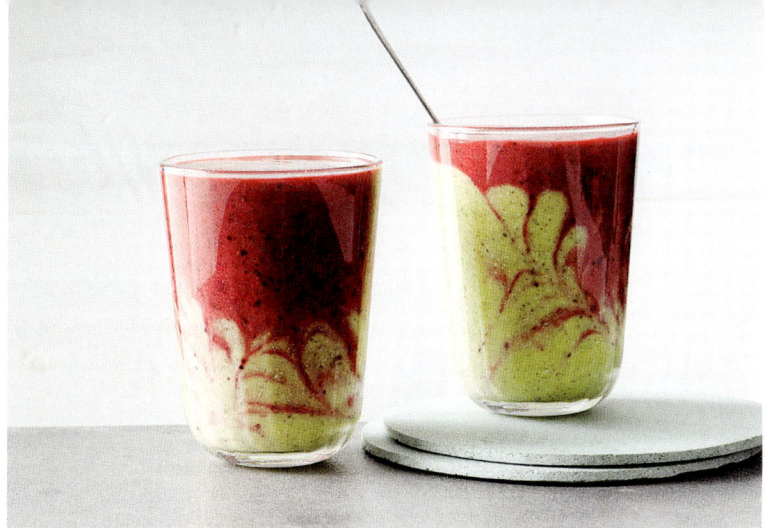

BALLASTSTOFF-SMOOTHIE

½ Mango | 1 Avocado | 1 EL Chia-Samen | 100 g TK-Schwarze-Johannisbeeren | 1 EL Erythrit | 200 ml Mandeldrink (ungesüßt)
Für 2 Gläser à 350 ml | 20 Min. Zubereitung

1 Mango schälen, Fruchtfleisch möglichst nah vom Kern schneiden. Avocado halbieren, entkernen und das Fruchtfleisch mit einem Löffel aus der Schale heben.

2 Mango und Avocado grob würfeln, mit Chia-Samen und 200 ml Wasser in einen hohen Rührbecher geben und alles erst auf kleinster, dann auf höchster Stufe cremigfein pürieren. Den Drink in die Gläser verteilen, den Rührbecher gut ausspülen.

3 TK-Johannisbeeren, Erythrit und Mandeldrink gleichfalls zunächst auf kleinster,

dann auf höchster Stufe fein pürieren. Das Püree über einen Löffelrücken auf den Drink laufen lassen. Einen langen Löffelstiel in kreisförmigen Bewegungen durch beide Schichten ziehen, sodass eine Marmorierung entsteht. Sofort servieren.

TIPP:
Wer den Smoothie bereits am Abend vorbereiten will, gibt die Chia-Samen erst unmittelbar vor dem Servieren hinzu, da sie sonst über Nacht zu stark aufquellen.

Nährwert pro Portion:

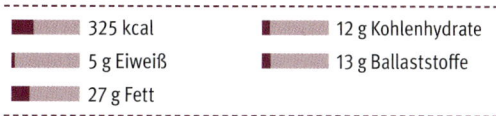

325 kcal	12 g Kohlenhydrate
5 g Eiweiß	13 g Ballaststoffe
27 g Fett	

PFANNKUCHEN MIT BIRNE

40 g Kokosmehl
10 g Flohsamenschalen
10 g Chia-Samen (ersatz-
weise Basilikum-Samen)
2 EL Erythrit
Salz
200 ml Mandeldrink
(ungesüßt; ersatzweise
Kokosmilch)
4 Eier (M)
1 feste Birne (ca. 250 g)
2 EL Butter
2 EL gehackte Pistazien-
kerne

Für 2 Personen
35 Min. Zubereitung
20 Min. Quellen

Nährwert pro Portion:

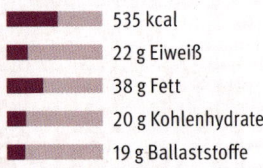

535 kcal
22 g Eiweiß
38 g Fett
20 g Kohlenhydrate
19 g Ballaststoffe

1 Kokosmehl, Flohsamenschalen, Chia-Samen, Erythrit und ¼ TL Salz in einer Rührschüssel vermischen. Mandeldrink und Eier hinzufügen und alles mit dem Rührbesen zu einem glatten Teig verrühren. 15–20 Min. quellen lassen.

2 Die Birne waschen, trocken reiben und vierteln, dabei das Kerngehäuse entfernen. Die Birnenviertel in etwa 0,5 cm dicke Spalten schneiden.

3 In einer beschichteten Pfanne (Ø 26 cm) 1 EL Butter schmelzen. Die Hälfte der Birnenspalten kreisförmig hin-einlegen. Die halbe Menge Teig daraufgeben und mit einem Küchenspatel verstreichen. Mit 1 EL Pistazien bestreuen und abgedeckt bei schwacher Hitze ca. 5 Min. backen.

4 Deckel abnehmen und einen großen Teller umgedreht auf die Pfanne legen. Teller mit einem Küchenhandschuh fest auf die Pfanne pressen und die Pfanne stürzen. Pfanne wieder auf den Herd stellen, den Pfannkuchen vom Teller hineingleiten lassen und weitere 5 Min. abgedeckt backen.

5 Danach herausnehmen und zwischen zwei Tellern warm halten. Aus den restlichen Zutaten wie beschrieben einen weiteren Pfannkuchen backen und noch warm genießen.

TIPP:

Essen Sie eine vielfältige Auswahl an ballaststoffreichen Lebensmitteln. Besonders lösliche Ballaststoffe wie Pektin (hier in den Birnen) oder Inulin und andere sogenannte Präbiotika sind »Bakterienfutter« (> S. 18).

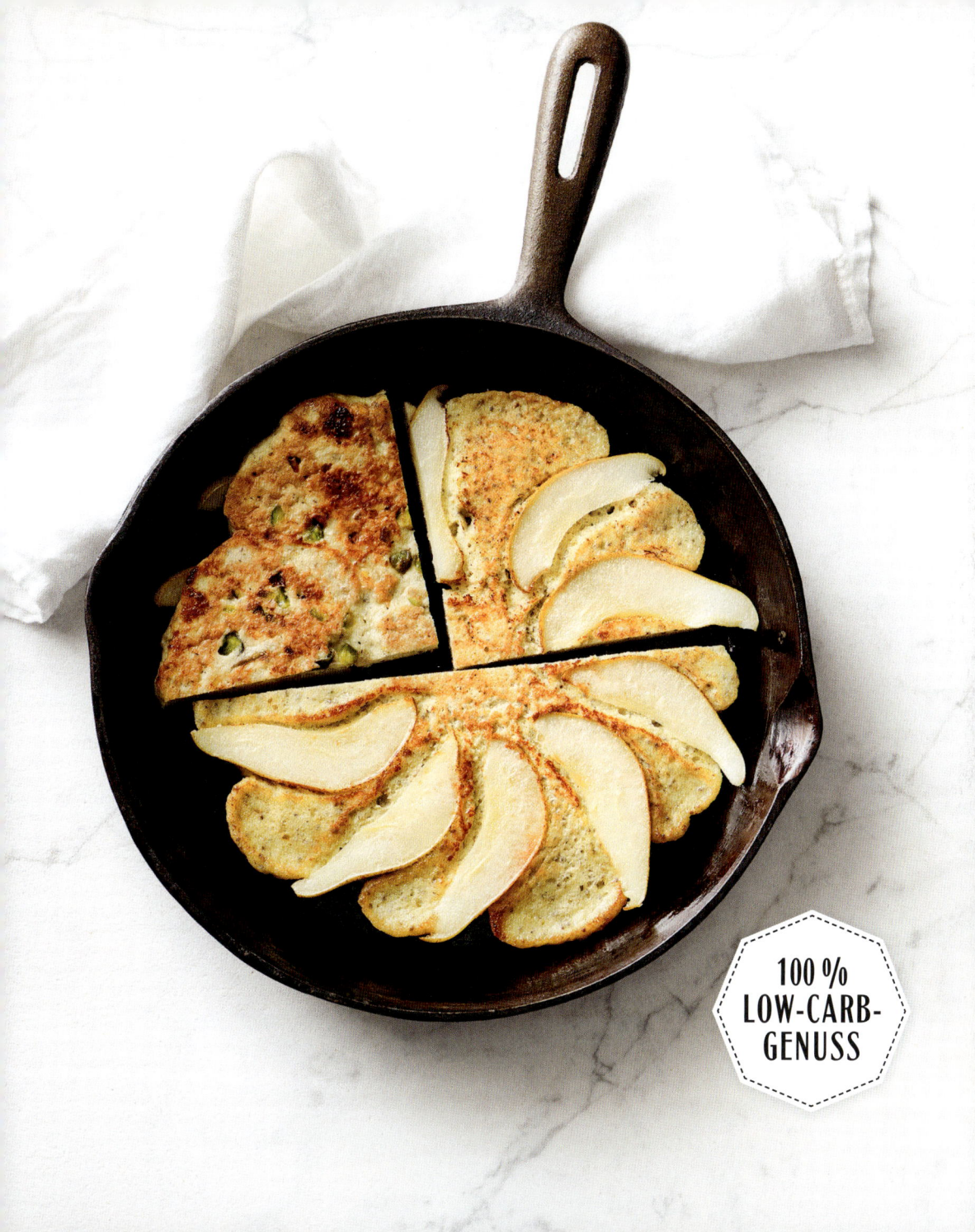

Was das Besondere an japanischen Pancakes ist? Sie sind ein bisschen luftiger und ein bisschen dicker als das amerikanische Pendant. Extra fluffy sozusagen und extrem lecker!

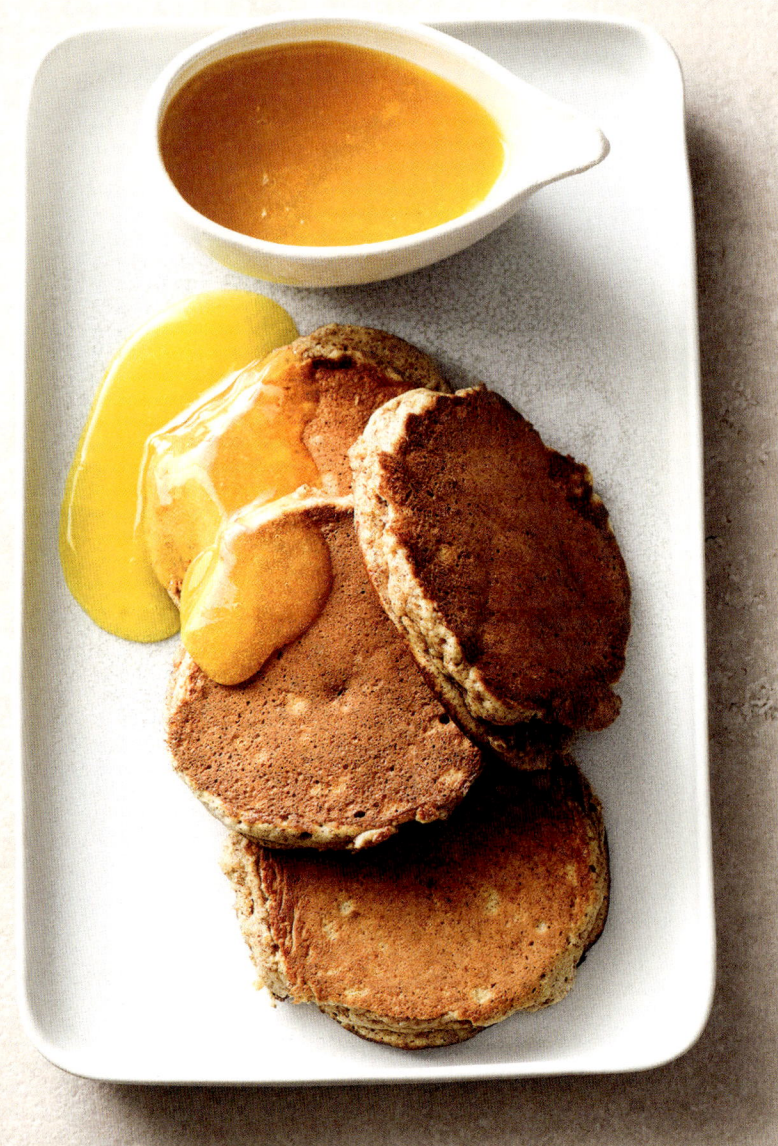

JAPANISCHE PANCAKES

4 Passionsfrüchte
95 g Erythrit
8 g Johannisbrotkernmehl
(ca. 2 TL)
25 g Butter
125 g gem. Mandeln
½ TL Backpulver
2 Eier (M)
100 ml Milch (3,5 % Fett)
Salz
½ TL gem. Vanille
½ TL Zitronensaft

**Für 4 Stück
40 Min. Zubereitung**

Nährwert pro Portion:

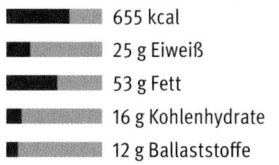

655 kcal
25 g Eiweiß
53 g Fett
16 g Kohlenhydrate
12 g Ballaststoffe

1 Passionsfrüchte halbieren, Fruchtpulpe mit einem Löffel herausheben und in einen Topf geben. 50 g Erythrit mit 2 g Johannisbrotkernmehl mischen und hinzufügen. Mit 50 ml Wasser bei mittlerer Hitze unter Rühren aufkochen. Masse durch ein Sieb streichen und abkühlen lassen.

2 Die Butter schmelzen. Mandeln, restliches Johannisbrotkernmehl und Backpulver mischen und durchsieben. Die Eier trennen. Eigelbe, Milch, ¼ TL Salz, Vanille und zerlassene Butter in einer Schüssel verrühren. Mandeln, Johannisbrotkernmehl und Backpulver hinzufügen und mit dem Rührbesen einrühren. Teig 5 Min. quellen lassen.

3 Eine beschichtete Pfanne (Ø 28 cm) bei schwacher Hitze erwärmen. Eiweiße und Zitronensaft in einen hohen Rührbecher geben und mit den Rührbesen des Handrührgerätes steif schlagen. Dabei übrigen Erythrit einrieseln lassen. Den Eischnee in drei Portionen unter den Teig heben.

4 Für zunächst 4 Pancakes je 1 gehäuften EL Teig mit größtmöglichem Abstand voneinander in die Pfanne setzen. Abgedeckt ca. 3 Min. backen, dann den Deckel abnehmen und auf jeden Pancake einen weiteren EL Teig geben. Erneut abdecken und etwa 2 Min. backen. Pancakes mithilfe von zwei Küchenspateln behutsam umdrehen. Den Deckel wieder auflegen und die Pancakes weitere 4–5 Min. backen.

5 Anschließend aus der Pfanne nehmen und zwischen zwei Tellern warm stellen. Aus dem restlichem Teig 4 weitere Pancakes backen. Die Pancakes auf zwei Tellern anrichten und mit dem Passionsfruchtsirup garnieren.

PASTINAKEN-PANCAKES

300 g Pastinaken
60 ml Mandeldrink
(ungesüßt)
2 Scheiben gekochter
Schinken
4 Eier (M)
50 g gem. Mandeln
10 g Flohsamenschalen
1 TL Backpulver
Salz, Pfeffer
Muskatnuss frisch gerieben
2 EL Rapsöl

Für 2 Personen
40 Min. Zubereitung
20 Min. Quellen

Nährwert pro Portion:

- 535 kcal
- 28 g Eiweiß
- 38 g Fett
- 18 g Kohlenhydrate
- 10 g Ballaststoffe

1 Pastinaken schälen, waschen und ca. 4 cm groß würfeln. In einem Topf mit Wasser und ½ TL Salz aufkochen und abgedeckt bei mittlerer Hitze in 15–20 Min. weich garen.

2 Pastinaken in ein Sieb abgießen, mit dem Mandeldrink in einen hohen Rührbecher geben und pürieren. Masse in eine Schüssel umfüllen und ca. 10 Min. abkühlen lassen.

3 Inzwischen den Kochschinken in kleine Würfel schneiden und mit Eiern, Mandeln, Flohsamenschalen, Backpulver, ½ TL Salz, je 2 Prisen Pfeffer und Muskatnuss unter das Püree mischen. Den Teig ca. 20 Min. quellen lassen.

4 In einer großen beschichteten Pfanne 1 EL Öl erhitzen. Pro Pancake 2 EL Teig in die Pfanne setzen. Zunächst fünf Pancakes formen und für 2–3 Min. bei schwacher Hitze goldgelb braten. Mit einem Küchenspatel wenden und weitere 2–3 Min. braten. Auf Küchenpapier abtropfen lassen. Aus dem restlichen Teig fünf weitere Pancakes backen. Auf Tellern anrichten und sofort servieren.

TIPP:

Für ein sicheres Gelingen verwenden Sie bitte eine beschichtete Pfanne, die keine Kratzer aufweist. Kleinste Schrammen in der Oberfläche reichen schon aus, den Teig daran festkleben zu lassen. Pancakes und Pfannkuchen lassen sich dann nicht wenden, sondern zerreißen.

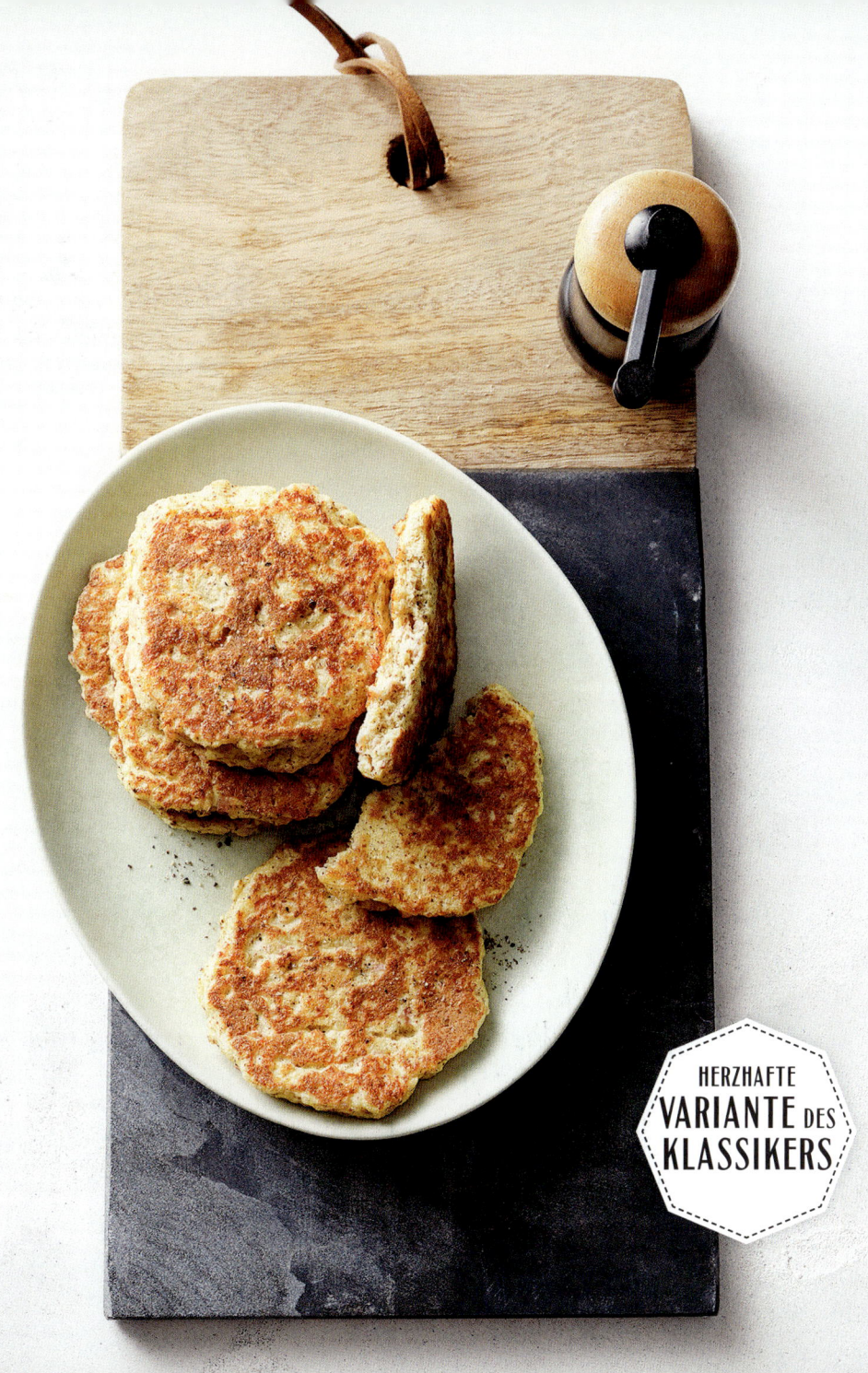

WALNUSS-WAFFELN

mit Aprikosensirup

120 g Aprikosen
100 g Erythrit
Salz
1 Stück Ingwer (2 cm lang)
45 g Walnusskerne
1 EL Butter
60 g Frischkäse
(Doppelrahmstufe)
2 Eier (M)
½ TL gem. Vanille
4 g Johannisbrotkernmehl
(ca. 1 TL)
½ TL Backpulver
85 g gem. Mandeln
½ EL Rapsöl

**Für 2 große Herzform-
Waffeln
40 Min. Zubereitung
6 Min. Backen**

Nährwert pro Portion:

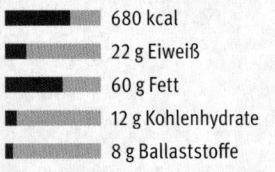

680 kcal
22 g Eiweiß
60 g Fett
12 g Kohlenhydrate
8 g Ballaststoffe

1 Aprikosen waschen, halbieren, entsteinen und klein schneiden. Die Stücke mit 90 g Erythrit und ¼ TL Salz in einen kleinen Topf geben und etwa 10 Min. ziehen lassen.

2 In der Zwischenzeit den Ingwer samt Schale fein reiben. Mit 100 ml Wasser zu den Aprikosen geben und diese bei mittlerer Hitze unter gelegentlichem Rühren in etwa 5 Min. weich garen. Mit einem Pürierstab fein pürieren. Das Püree weitere 15 Min. kochen, bis die Masse um etwa ein Drittel reduziert und leicht eingedickt ist, dann durch ein Sieb streichen, abdecken und abkühlen lassen.

3 Die Walnüsse im Blitzhacker fein hacken. Die Butter schmelzen. Butter und Frischkäse in einer Schüssel glatt verrühren. Eier, Vanille und übrigen Erythrit untermischen. Johannisbrotkernmehl und Backpulver zügig einrühren, Mandeln und Walnüsse dazugeben und alles rasch zu einem glatten Teig verarbeiten. Etwa 5 Min. quellen lassen.

4 Inzwischen ein Waffeleisen bei mittlerer Stufe aufheizen. Die Backflächen des Waffeleisens mit etwas Öl dünn einfetten. Auf die untere Backfläche des Eisens mittig die Hälfte des Teiges geben und das Waffeleisen schließen. Die Waffel in ca. 3 Min. hellbraun und knusprig backen. Herausnehmen und auf ein Schneidebrett legen. Aus dem übrigen Teig auf die gleiche Weise eine weitere Waffel backen. Die Waffeln in Segmente zerteilen und mit dem Aprikosensirup servieren.

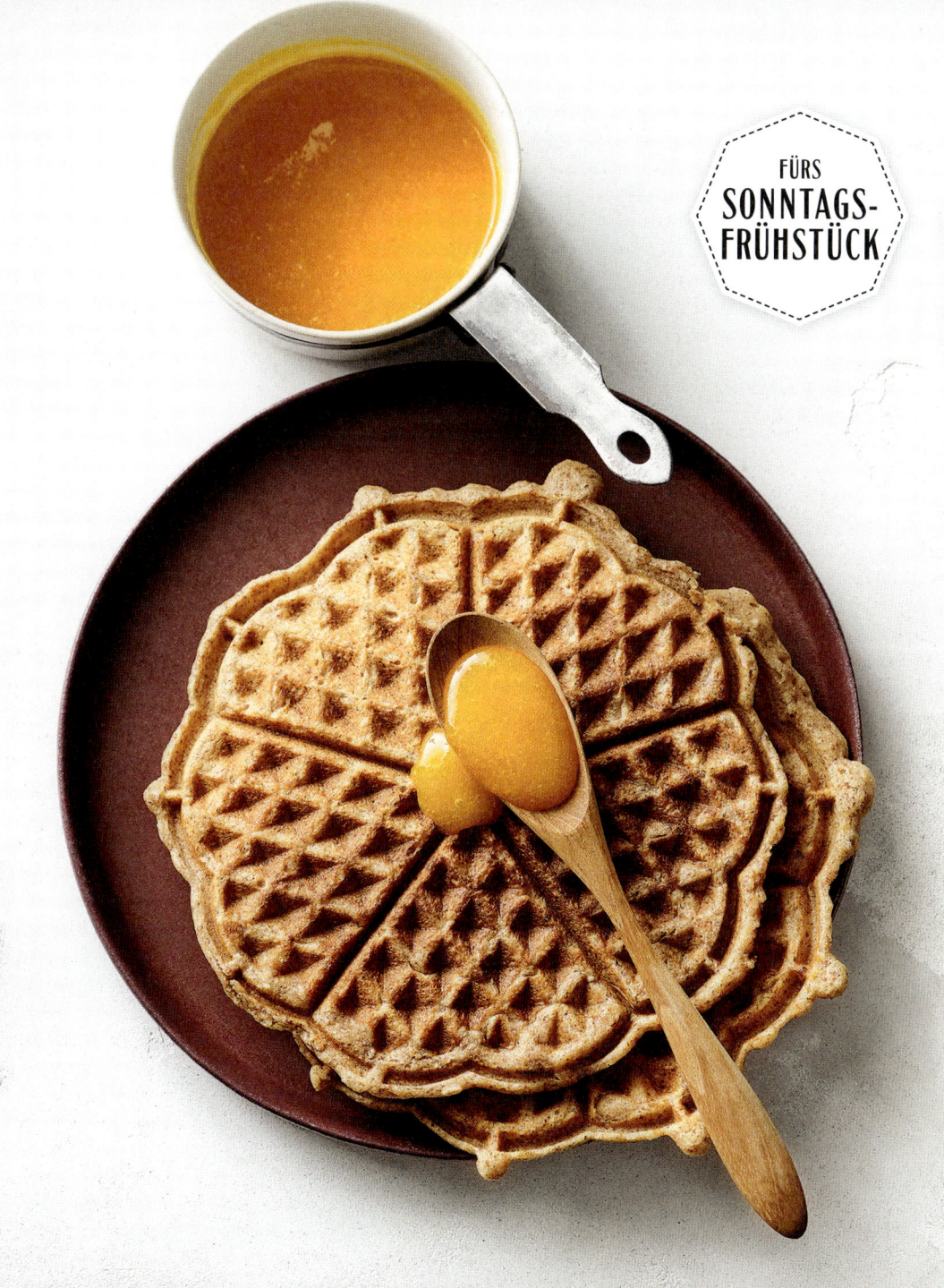

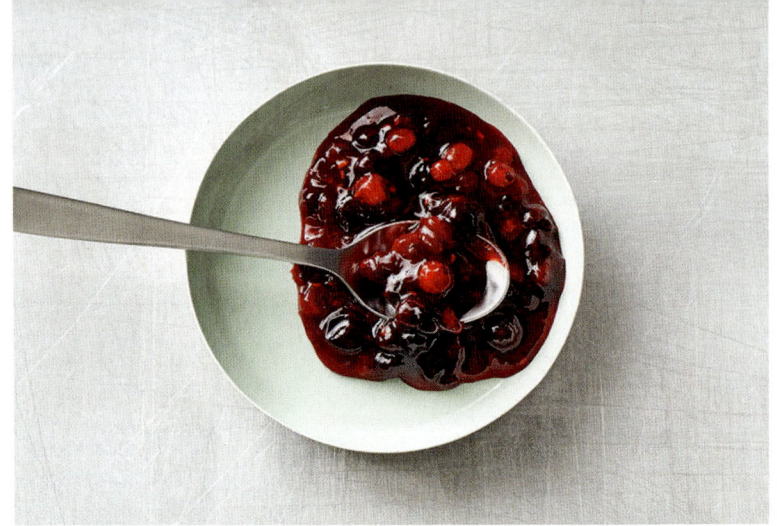

WALDBEEREN-KONFITÜRE

500 g TK-Waldbeeren-Mix | 8 g Johannisbrot-kernmehl (ca. 2 TL) | 250 g Erythrit | 3 Twist-off-Gläser à 250 ml
Für 25 Portionen à 2 TL | 2 Std. Auftauen | 15 Min. Zubereitung

1 TK-Beeren bei Raumtemperatur ca. 2 Std. auftauen. Die Twist-off-Gläser mit kochend heißem Wasser ausspülen und auf einem sauberen Geschirrtuch abtropfen lassen.

2 Die aufgetauten Beeren in einen Topf geben und nach Belieben mit einem Küchenstampfer grob zerdrücken oder mit dem Pürierstab fein pürieren.

3 Johannisbrotkernmehl mit Erythrit mischen und in das Beerenmus einrühren. Alles bei starker Hitze unter Rühren auf-kochen, dann bei mittlerer Wärmezufuhr 4–5 Min. sprudelnd kochen lassen. Schaum mit einer Schaumkelle abschöpfen.

4 Konfitüre kochend heiß in die vorbereite-ten Gläser füllen. Diese sofort verschließen und für ca. 5 Min. auf den Deckel stellen. Dann wenden und abkühlen lassen.

5 Ungeöffnet, kühl und dunkel gelagert ist die Konfitüre ca. drei Monate haltbar. Geöffnete Gläser im Kühlschrank lagern und innerhalb von drei Wochen aufbrauchen.

Nährwert pro Portion:

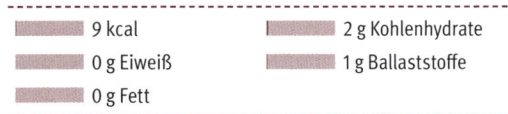

9 kcal	2 g Kohlenhydrate
0 g Eiweiß	1 g Ballaststoffe
0 g Fett	

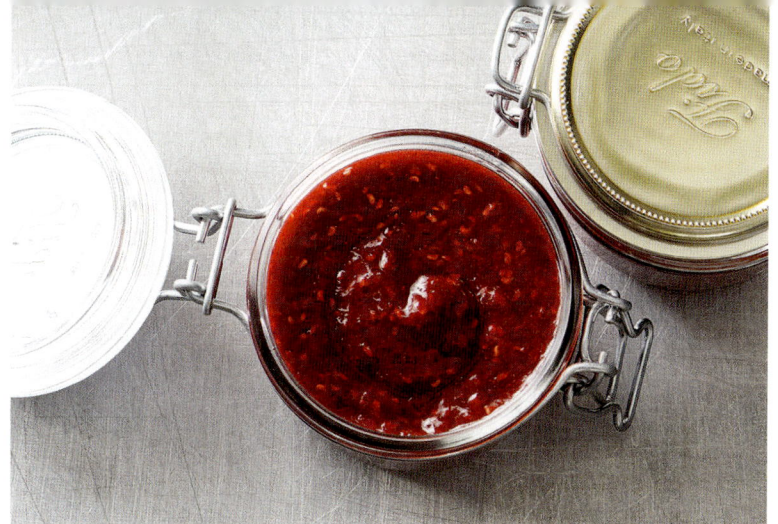

ACAI-HIMBEER-KONFITÜRE

500 g TK-Himbeeren | 200 g Erythrit | 1 TL Zitronensaft | ¼ TL gem. Vanille | 8 g Johannisbrotkernmehl (ca. 2 TL) | 2 EL Acai-Pulver | 3 Twist-off-Gläser à 250 ml
Für 25 Portionen à 2 TL | 2 Std. Auftauen | 25 Min. Zubereitung

1 Die TK-Beeren in einer hohen Schüssel mit Erythrit, Zitronensaft und Vanille vermischen. Etwa 2 Std. auftauen und durchziehen lassen. Twist-off-Gläser mit kochend heißem Wasser ausspülen und auf einem sauberen Geschirrtuch abtropfen lassen.

2 Johannisbrotkernmehl zu den Beeren geben und alles fein pürieren. Das Fruchtmus in einem Topf bei starker Hitze unter Rühren aufkochen und bei mittlerer Wärmezufuhr ca. 4–5 Min. sprudelnd kochen lassen.

Schaum mit einer Schaumkelle abschöpfen, dann das Acai-Pulver einrühren.

3 Konfitüre kochend heiß in die vorbereiteten Gläser füllen. Diese sofort verschließen und für ca. 5 Min. auf den Deckel stellen. Dann wenden und abkühlen lassen.

4 Ungeöffnet, kühl und dunkel gelagert ist die Konfitüre ca. drei Monate haltbar. Geöffnete Gläser im Kühlschrank lagern und innerhalb von drei Wochen aufbrauchen.

Nährwert pro Portion:

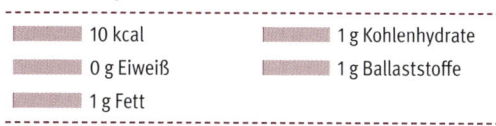

10 kcal		1 g Kohlenhydrate	
0 g Eiweiß		1 g Ballaststoffe	
1 g Fett			

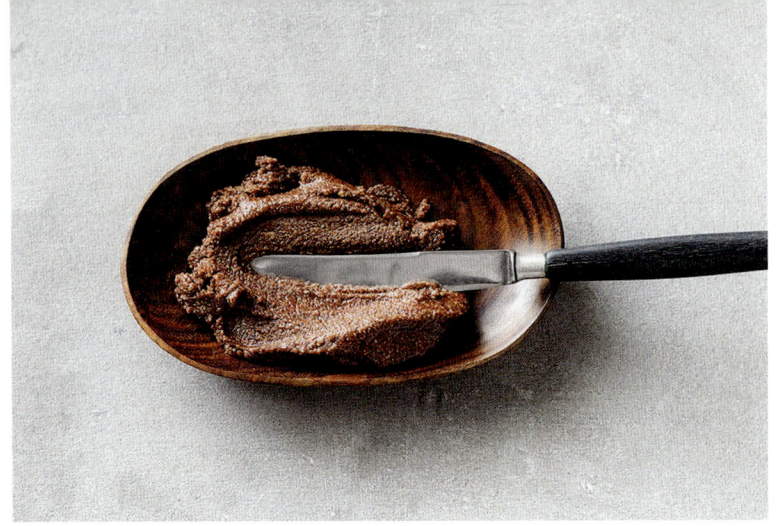

HASELNUSSCREME

150 g Haselnusskerne | 60 ml Kokosöl |
10 g Kakaopulver (schwach entölt) | 60 g Ery-
thrit | ½ TL gem. Vanille | Salz | 1 Twist-off-
Glas für 200 ml
**Für 10 Portionen à 2 TL | 25 Min. Zuberei-
tung**

1 Das Twist-off-Glas mit kochend heißem
Wasser ausspülen und auf einem sauberen
Geschirrtuch abtropfen lassen.

2 Nüsse in einer Pfanne ohne Fett bei
mittlerer Hitze ca. 6 Min. rösten. In ein
Geschirrtuch wickeln und zwischen den
Handflächen reiben, um die braune Haut
weitestgehend zu entfernen. Die Nüsse in
einem leistungsstarken Mixer fein zermahlen, dabei immer wieder mit einem Spatel
von der Wand des Mixbehälters schaben.

3 Kokosöl zu den Nüssen geben und
1–2 Min. untermixen, bis eine cremige
Masse entstanden ist. Die Creme vom Rand
lösen und erneut mixen. Kakaopulver,
Erythrit, Vanille und 1 Prise Salz ca. 1 Min.
untermixen. Die Masse wieder vom Rand
lösen, durchrühren und erneut mixen.

4 Die Creme in das vorbereitete Glas füllen
und gut verschließen. Gekühlt aufbewahrt
hält sie sich bis zu vier Wochen.

Nährwert pro Portion:

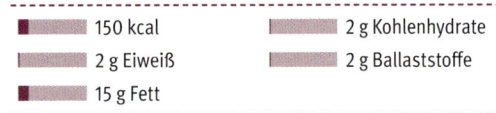

150 kcal	2 g Kohlenhydrate
2 g Eiweiß	2 g Ballaststoffe
15 g Fett	

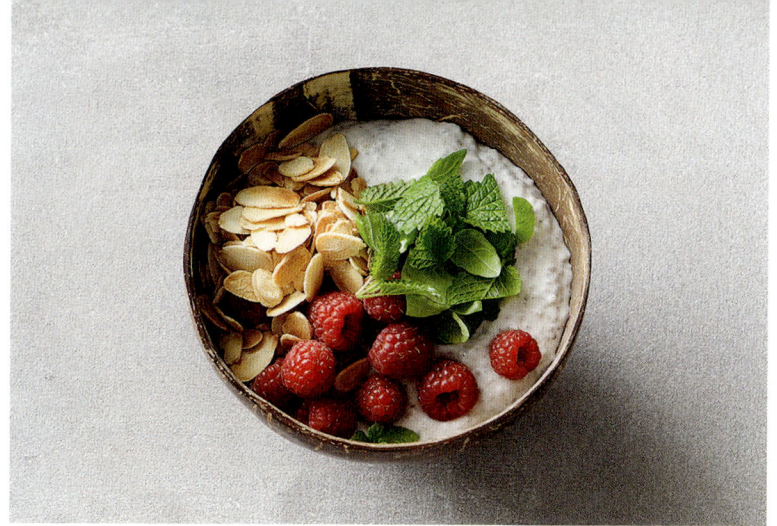

KOKOS-CHIA-BOWL

1 Dose Kokosmilch (400 g) | 6 g Johannisbrotkernmehl (ca. 1½ TL) | 20 g Chia-Samen | 1 EL Erythrit | ½ TL gem. Vanille | 4 EL Mandelblättchen | 100 g Himbeeren | 2 Zweige Minze | 2 Zweige Zitronenmelisse | 2 Stängel Basilikum
Für 2 Personen | 15 Min. Zubereitung | 12 Std. Quellen

1 Kokosmilch, Johannisbrotkernmehl, Chia-Samen, Erythrit, Vanille und 100 ml Wasser in einer Schüssel verrühren. Abgedeckt ca. 12 Std. (über Nacht) quellen lassen. Zwischendurch ein- bis zweimal durchrühren.

2 Vor dem Servieren die Mandeln in einer Pfanne ohne Fett bei mittlerer Hitze in 3–4 Min. goldgelb rösten. Die Himbeeren verlesen, kurz abbrausen. Kräuter abbrausen, trocken schütteln. Die Blätter abzupfen und nach Belieben klein schneiden.

3 Die Kokoscreme noch einmal kräftig durchrühren, dann in zwei Schalen verteilen. Mit Himbeeren, Mandeln und Kräutern garnieren und sofort servieren.

Nährwert pro Portion:

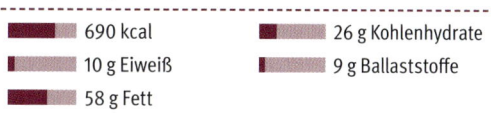

690 kcal	26 g Kohlenhydrate
10 g Eiweiß	9 g Ballaststoffe
58 g Fett	

Beste Voraussetzungen für einen gelungenen Start: Das Gericht lässt sich am Abend komplett vorbereiten und muss am nächsten Tag nur noch in den Backofen geschoben werden. Bis die Morgenroutine erledigt ist, ist auch das Frühstück fertig!

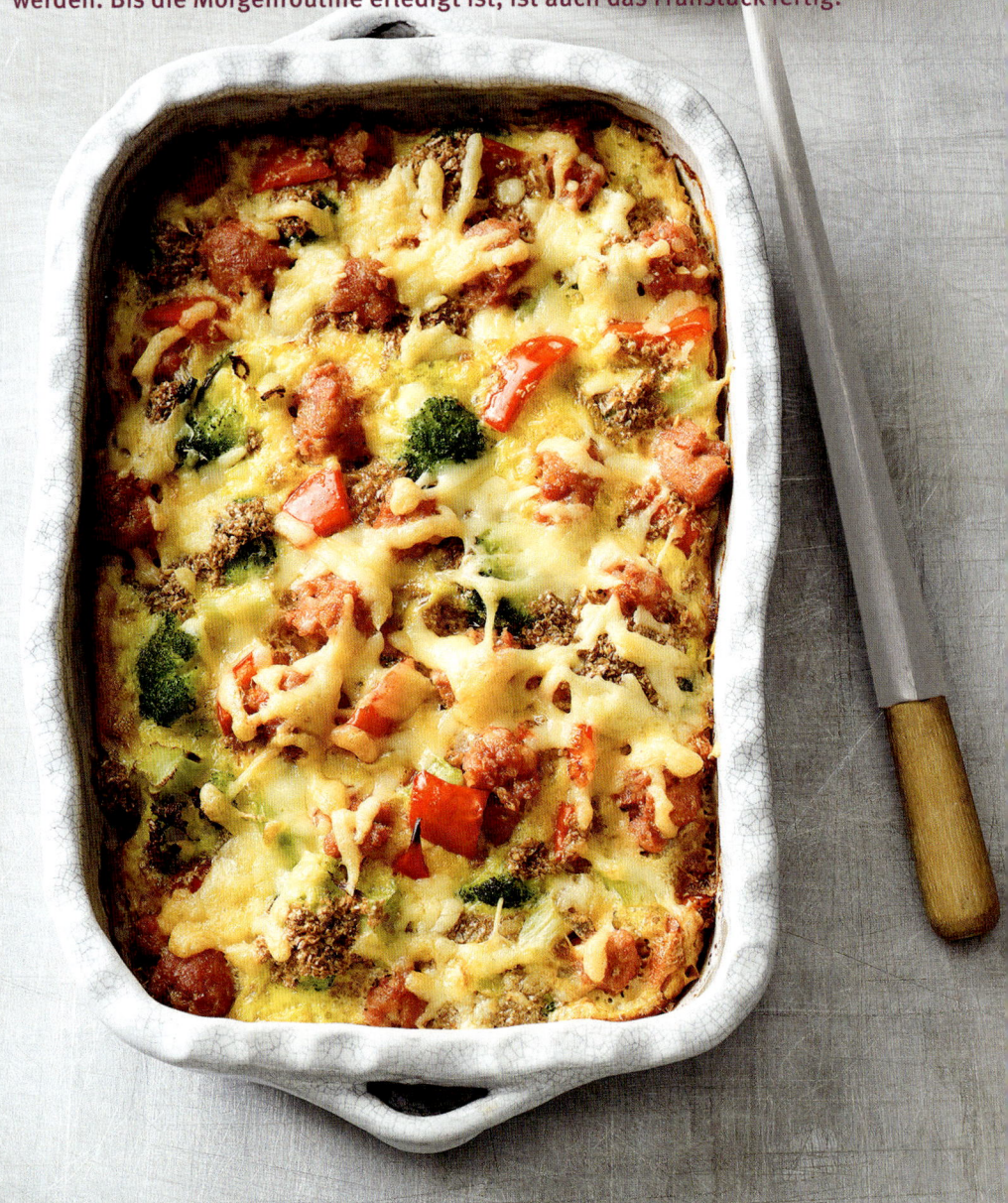

GRATINIERTER BROKKOLI
mit Würstchen

200 g Brokkoli
1 rote Paprika
50 g Gouda
4 Eier (M)
60 g Sahne
30 g Weizenkleie
Salz, Pfeffer
Muskatnuss frisch gerieben
2 grobe Bratwürste
Außerdem
1 Auflaufform
(ca. 25 × 25 cm)
Rapsöl für die Form

Für 2 Personen
30 Min. Zubereitung
30 Min. Backen

Nährwert pro Portion:

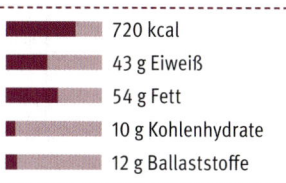

720 kcal
43 g Eiweiß
54 g Fett
10 g Kohlenhydrate
12 g Ballaststoffe

1 In einem Topf ca. 1 l Wasser aufkochen. Den Brokkoli waschen, putzen und in Röschen teilen. Stiele schälen und mit den Röschen etwas kleiner hacken. Im kochenden Wasser ca. 8 Min. garen. Dann abgießen und abtropfen lassen.

2 Paprika waschen, halbieren, Stielansatz, weiße Trennwände und Kerne entfernen. Die Hälften in ca. 1 cm große Würfel schneiden. Den Käse grob reiben. Die Form mit etwas Öl fetten. Den Backofen auf 190° vorheizen.

3 Eier, Sahne, Kleie, ½ TL Salz und je 2 Prisen Pfeffer und Muskatnuss in einer Schüssel verrühren. Brokkoli und Paprika in die Form geben, etwas vermischen und gleichmäßig auf dem Boden verteilen. Mit der Eiermasse übergießen.

4 Die Würstchen längs aufschneiden und das Brät herausdrücken. Mit den Fingern kleine Stücke vom Brät abzupfen und gleichmäßig in der Form verteilen. Auflauf mit Käse bestreuen und im Ofen (Mitte) ca. 30 Min. backen. Am Ende der Backzeit herausnehmen und auf Tellern anrichten.

BLUMENKOHL-RÖSTI

450 g Blumenkohl
Salz
80 g Gouda
2 Frühlingszwiebeln
4 Eier (M)
¼ TL gem. Kurkuma
30 g Kokosmehl
10 g Flohsamenschalen
½ TL Backpulver
50 g Quark (20 % Fett)
50 ml Milch (3,5 % Fett)
1 EL Leinöl
1 EL TK-Petersilie
1 EL TK-Schnittlauch
Muskatnuss frisch gerieben

Für 2 Personen
30 Min. Zubereitung
20 Min. Quellen
20 Min. Backen

Nährwert pro Portion:

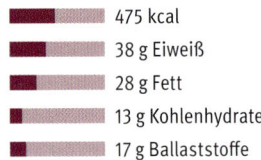

475 kcal
38 g Eiweiß
28 g Fett
13 g Kohlenhydrate
17 g Ballaststoffe

1 Den Blumenkohl putzen, in kleine Röschen teilen und im Blitzhacker auf etwa Reiskorngröße zerkleinern. In ein feines Sieb geben, kalt abbrausen und abtropfen lassen. Blumenkohl mit ½ TL Salz in einer Schüssel mischen und 20 Min. ziehen lassen. Dann durch ein Sieb abgießen, auf ein sauberes Geschirrtuch geben und kräftig ausdrücken.

2 Käse grob reiben. Frühlingszwiebeln putzen, waschen und mitsamt dem Grün in feine Ringe schneiden. Blumenkohl wieder in die Schüssel geben, Frühlingszwiebeln, Käse, Eier, Kurkuma, Kokosmehl, Flohsamenschalen und Backpulver hinzufügen und alles zu einer geschmeidigen Masse verkneten. Etwa 20 Min. quellen lassen.

3 Backofen auf 200° vorheizen. Ein Blech mit Backpapier auslegen. Aus der Masse 12 gleich große Kugeln formen, auf das Backblech legen, etwas flach drücken und nach Belieben mit einer Gabel verzieren. Die Rösti im vorgeheizten Ofen (Mitte) in ca. 20 Min. goldbraun backen.

4 In der Zwischenzeit Quark, Milch, Öl, Kräuter, ½ TL Salz und 2 Prisen Muskatnuss in einer Schüssel verrühren. Kräuterquark in zwei Schälchen geben. Die Rösti herausnehmen, auf zwei Teller verteilen und mit dem Quark servieren.

TIPP:

Die Rösti schmecken auch prima kalt. Wer am Morgen nicht unbedingt etwas Warmes braucht, kann das Gericht am Vortag zubereiten und am nächsten Morgen entspannt genießen. Für die To-go-Variante Rösti in eine dicht schließende Box verpacken und mitnehmen!

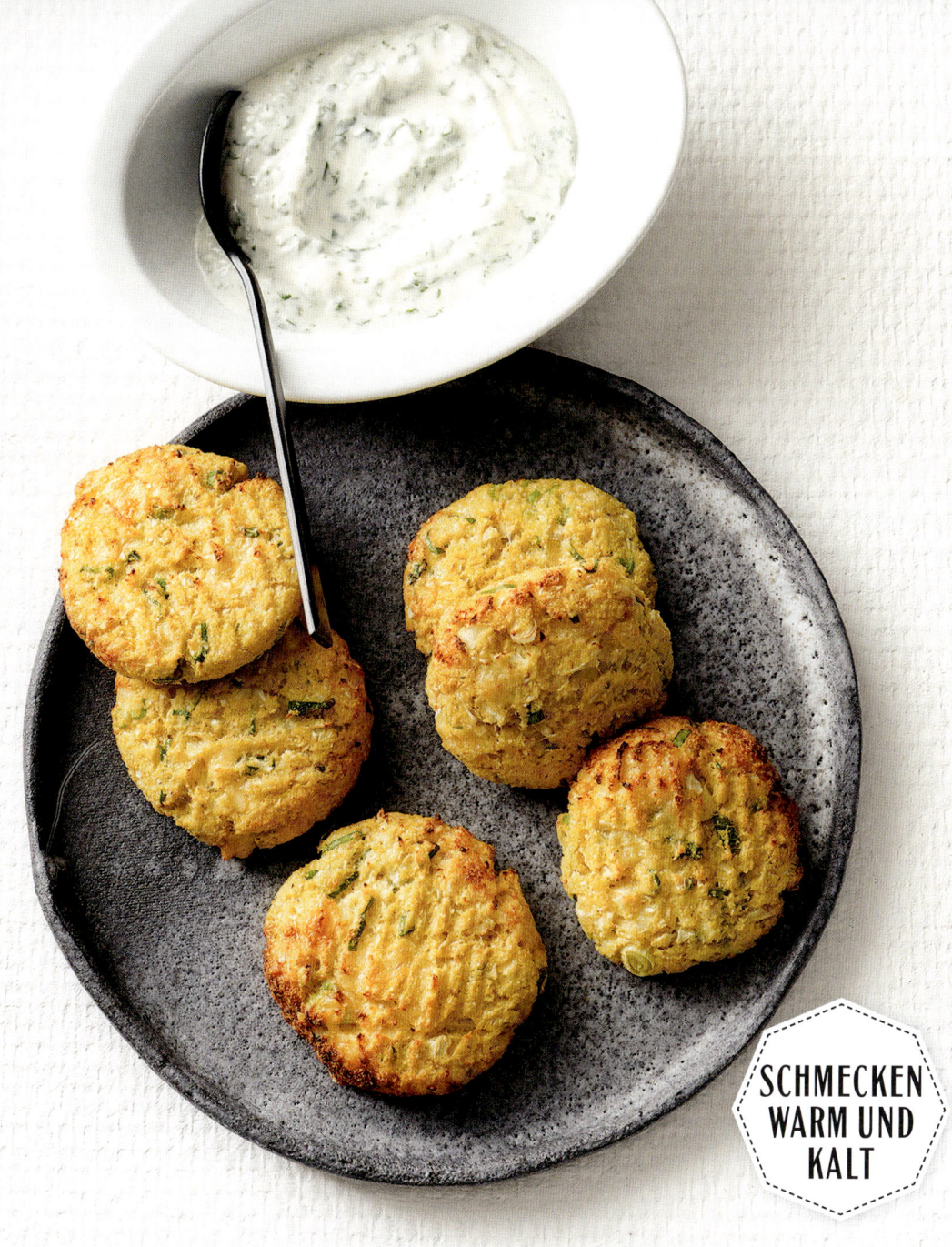

SCHMECKEN
WARM UND
KALT

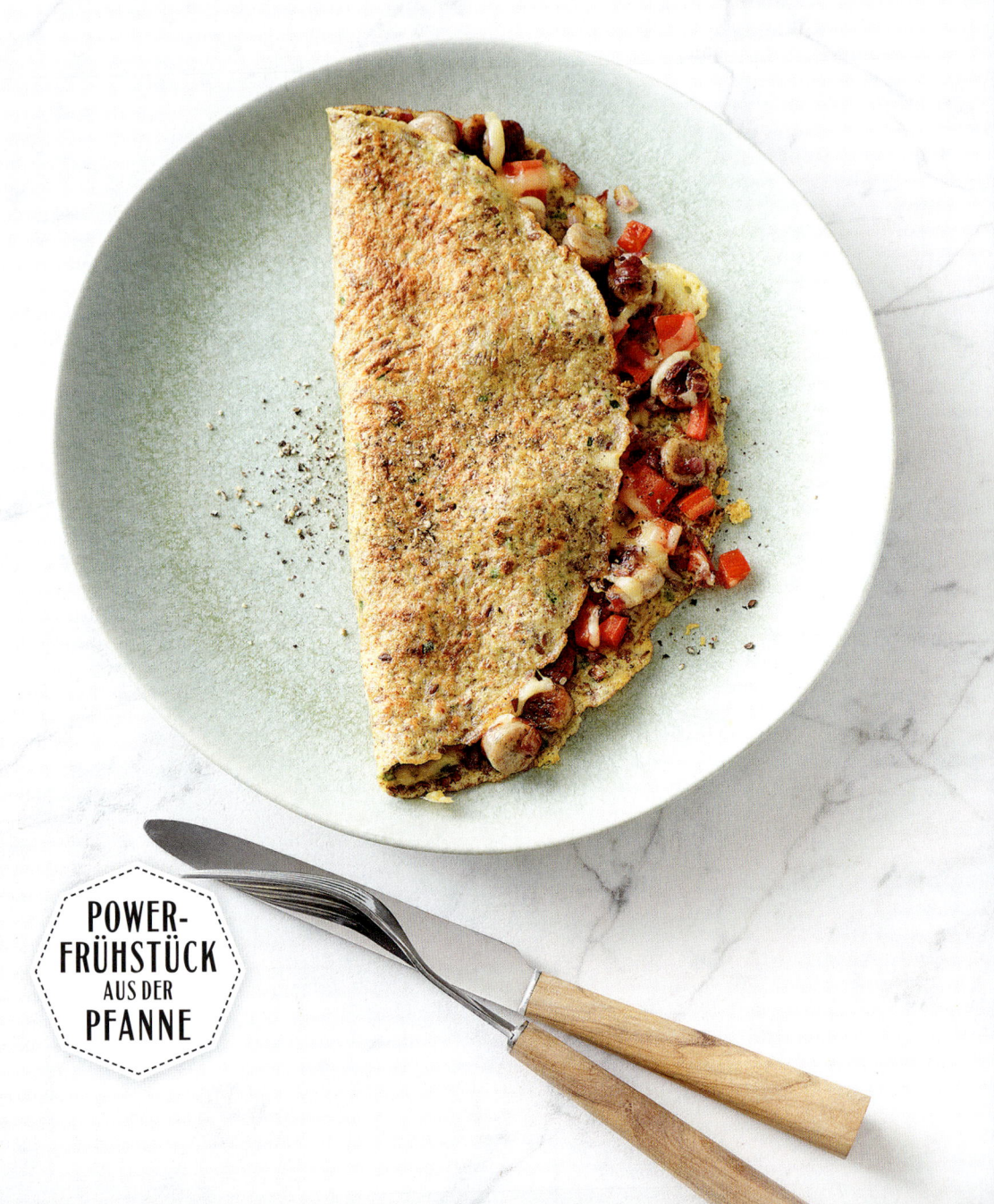

GEFÜLLTE EIERKUCHEN

4 Eier (M)
60 ml Milch
30 g Leinsamen
50 g gem. Mandeln
1 EL TK-Schnittlauch
Salz, Pfeffer
4 Nürnberger Bratwürstchen
1 rote Zwiebel
2 EL Butter
80 g Gouda
1 Tomate

Für 2 Personen
30 Min. Zubereitung
25 Min. Quellen

Nährwert pro Portion:

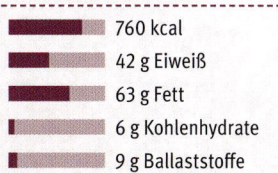

760 kcal
42 g Eiweiß
63 g Fett
6 g Kohlenhydrate
9 g Ballaststoffe

1 Eier, Milch, Leinsamen, Mandeln, Schnittlauch, ½ TL Salz und 2 Prisen Pfeffer verrühren und den Teig etwa 25 Min. oder über Nacht im Kühlschrank quellen lassen.

2 Bratwürste in ca. 0,5 cm dicke Scheiben schneiden. Zwiebel schälen und in feine Würfel schneiden. 1 EL Butter in einer Pfanne erhitzen. Würstchen und Zwiebel darin bei mittlerer Hitze in ca. 5 Min. goldbraun anbraten. Pfanne vom Herd ziehen. Gouda grob reiben. Tomate waschen, entkernen und in kleine Würfel schneiden.

3 In einer beschichteten Pfanne ½ EL Butter schmelzen. Die halbe Menge Teig hineingießen und durch Schwenken darin verteilen. Pfanne abdecken und den Eierkuchen etwa 1 Min. backen. Dann jeweils die Hälfte Käse, Würstchen und Tomaten darauf verteilen und den Eierkuchen mithilfe von 2 Küchenspateln zusammenklappen. Weitere 2 Min. abgedeckt backen, dann wenden und in 2 Min. fertig backen.

4 Den Eierkuchen auf einen Teller gleiten lassen, abdecken und warm stellen. Aus den restlichen Zutaten in gleicher Weise einen weiteren Pfannkuchen backen. Die Eierkuchen auf zwei Tellern anrichten, nach Belieben mit gemahlenen Mandeln bestreuen und noch warm genießen!

TIPP:

Zum Wenden der Pfannkuchen haben sich Küchenspatel mit Gummilippe bewährt. Sie sind flexibel und passen sich dem Pfannenrand an. So fällt das Wenden leichter, zugleich wird die Antihaftbeschichtung der Pfanne geschont.

EIERMUFFINS MIT AVOCADO

100 g Baby-Blattspinat
2 mittelgroße Tomaten
1 rote Zwiebel
1 Avocado
50 g Gouda
6 Eier (M)
Salz
60 ml Mandeldrink
(ungesüßt)
20 g Kokosmehl
Pfeffer
Außerdem
12er-Muffinform
Fett für die Form

Für 12 Stück
30 Min. Zubereitung
25 Min. Backen

1 Backofen auf 175° vorheizen. Die Form fetten. Spinat verlesen, waschen und trocken schleudern. Blätter und Stiele erst klein schneiden, dann mittelfein hacken. Tomaten waschen, halbieren, vom Stielansatz befreien und in kleine Würfel schneiden. Zwiebel schälen, fein würfeln. Avocado halbieren, entkernen, das Fruchtfleisch mit einem Löffel aus der Schale heben und fein würfeln. Gouda grob reiben.

2 Die Eier trennen. Eiweiße mit ½ TL Salz in einen hohen Rührbecher geben und mit den Rührbesen des Handrührgeräts steif schlagen. Eigelbe, Mandeldrink, Kokosmehl und 1 Prise Pfeffer in einer Schüssel verrühren. Spinat, Tomaten, Zwiebel und Käse untermischen, den Eischnee unterheben.

3 Den Teig auf die 12 Vertiefungen der Form verteilen. Im Ofen (Mitte) 20–25 Min. backen. Nach ca. 15 Min. die Avocadowürfel auf den Muffins verteilen. Die Muffins am Ende der Backzeit aus dem Ofen nehmen und 5 Min. ruhen lassen. Mit einem Messer aus der Form lösen und warm servieren.

TIPP:

Für den Vorrat: Die Muffins einzeln in Frischhaltefolie wickeln und tiefkühlen. Bei Bedarf über Nacht im Kühlschrank auftauen und morgens für das Frühstück in der Mikrowelle, auf dem Toaster oder im Backofen erwärmen.

Nährwert pro Portion:

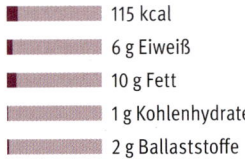

115 kcal
6 g Eiweiß
10 g Fett
1 g Kohlenhydrate
2 g Ballaststoffe

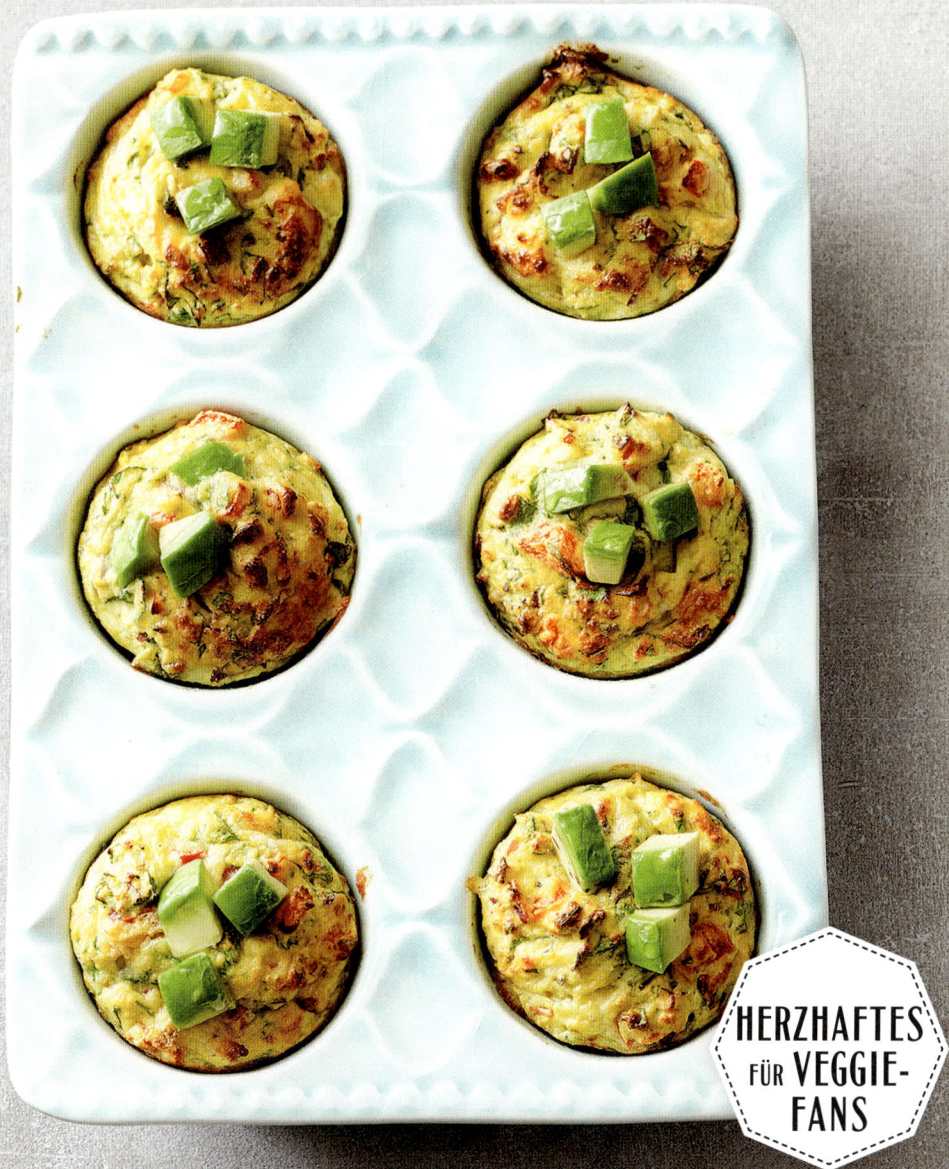

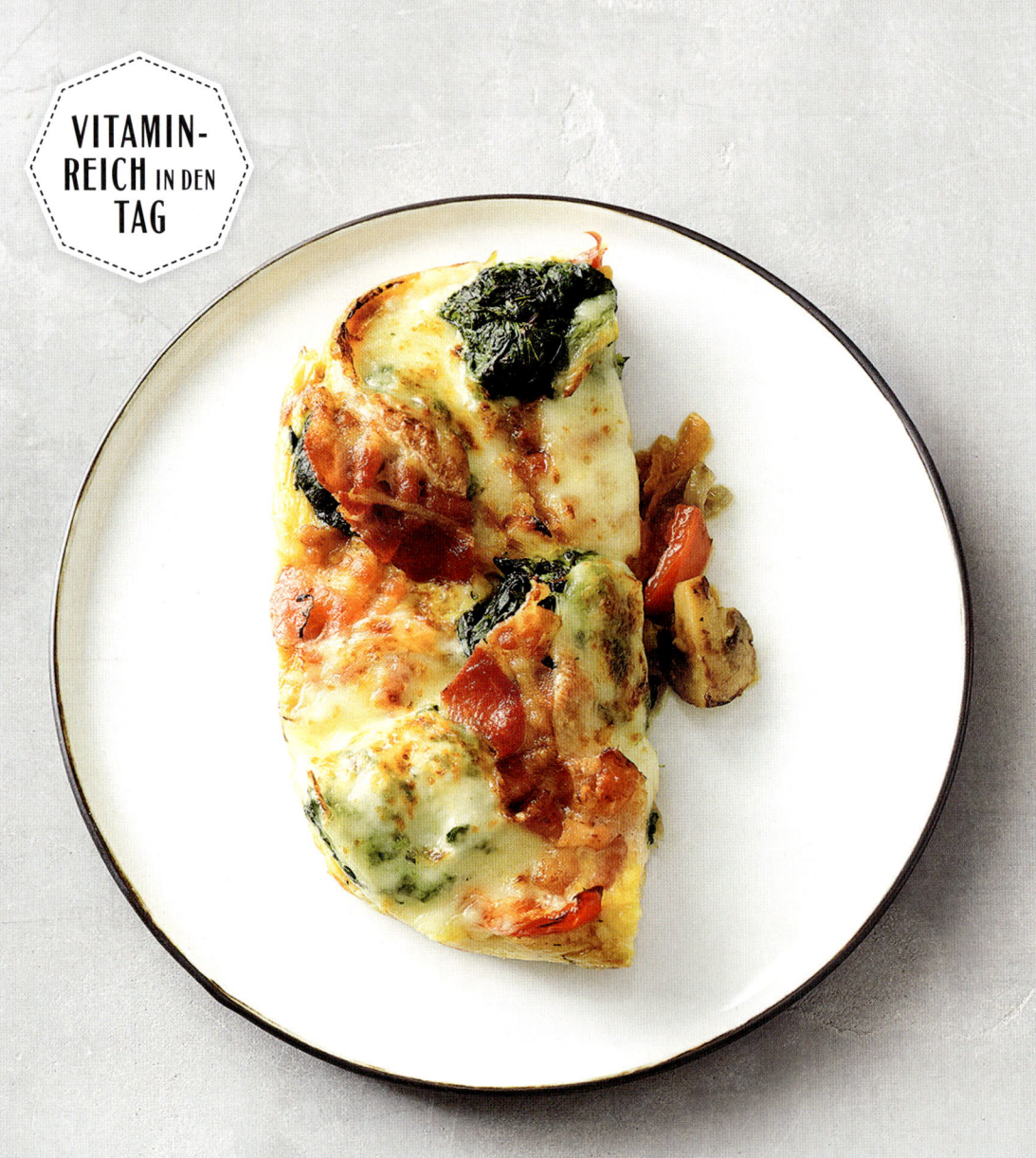

ÜBERBACKENE GEMÜSEPFANNE

250 g TK-Blattspinat
200 g Möhren
100 g Champignons
1 rote Zwiebel
1 rote Paprika
4 Scheiben Frühstücksspeck
50 g Gouda
125 g Mozzarella
4 Eier (M)
Salz, Pfeffer
Muskatnuss frisch gerieben
Außerdem
1 Auflaufform
(ca. 21 × 17 cm)
Backpapier

Für 2 Personen
1 Std. Auftauen
30 Min. Zubereitung
25 Min. Backen

Nährwert pro Portion:

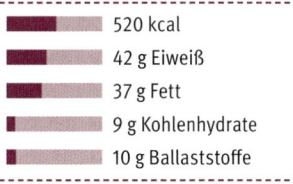

520 kcal
42 g Eiweiß
37 g Fett
9 g Kohlenhydrate
10 g Ballaststoffe

1 Spinat in ein Sieb geben, das Sieb über eine Schüssel hängen und den Spinat mindestens 1 Std. bei Raumtemperatur oder über Nacht im Kühlschrank auftauen lassen.

2 Möhren putzen, schälen, grob raspeln. Pilze putzen, bei Bedarf mit Küchenpapier abreiben und vierteln. Zwiebel schälen, in feine Streifen schneiden. Paprika waschen, halbieren, Stielansatz, weiße Trennwände und Kerne entfernen. Die Hälften quer in ca. 1 cm breite Streifen schneiden.

3 Die Form mit Backpapier auslegen. Speck in einer Pfanne ohne Fett bei mittlerer Hitze in ca. 2 Min. goldgelb anbraten. Herausnehmen und auf einem Schneidebrett etwas kleiner schneiden. Das vorbereitete Gemüse im Bratfett etwa 5 Min. bei mittlerer Hitze anschwitzen, dann in die Form füllen.

4 Gouda grob reiben, Mozzarella in sechs Scheiben schneiden. Backofen auf 180° vorheizen. Die Eier in einer Schale mit ½ TL Salz und je 2 Prisen Pfeffer und Muskatnuss verquirlen. Eier-Mix über das Gemüse gießen, mit Gouda bestreuen. Vom Spinat teelöffelgroße Portionen abnehmen und gleichmäßig in der Form verteilen. Das Gemüse mit Mozzarellascheiben und Speck belegen und im Ofen (Mitte) ca. 25 Min. backen. Auf Tellern anrichten und servieren.

OFENPFANNKUCHEN

125 g TK-Preiselbeeren
(ersatzweise Himbeeren)
70 g Erythrit
1 TL weiche Butter
20 g Kokosmehl
50 g gem. Mandeln
½ TL Backpulver
Salz
350 ml Milch
2 Eier (M)
100 g Topinambur (ersatz-
weise Pastinaken)
100 g Möhren
125 g Hüttenkäse (ersatz-
weise Joghurt)

Für 2 Personen
1 Std. Auftauen
20 Min. Zubereitung
35 Min. Backen

1 TK-Preiselbeeren und 50 g Erythrit in einer Schüssel vermischen. Die Beeren in ca. 1 Std. oder am besten über Nacht im Kühlschrank auftauen lassen.

2 Den Backofen auf 225° vorheizen. Ein Backblech mit Backpapier auslegen, das Backpapier mit der Butter einpinseln. Kokosmehl, Mandeln, Backpulver, übrigen Erythrit und ½ TL Salz in einer Schüssel vermischen. Die Hälfte Milch hinzufügen und alles zu einem glatten Teig verrühren.

3 Eier und restliche Milch in einer weiteren Schüssel verquirlen. Tobinambur schälen, waschen und direkt in den Eier-Mix reiben. Eier- und Mehlmischung zu einem glatten Teig verrühren, auf das vorbereitete Backblech geben und zu einem Rechteck von etwa 30 × 30 cm verstreichen. Im Ofen (Mitte) ca. 20 Min. goldbraun backen.

4 Inzwischen die Möhren schälen, waschen, fein raspeln. Den Pfannkuchen am Ende der Backzeit aus dem Ofen nehmen und in vier Teile schneiden. Auf Tellern anrichten und mit Möhren, Preiselbeeren und Hüttenkäse garnieren.

Nährwert pro Portion:

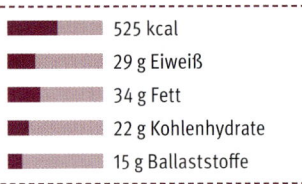

525 kcal
29 g Eiweiß
34 g Fett
22 g Kohlenhydrate
15 g Ballaststoffe

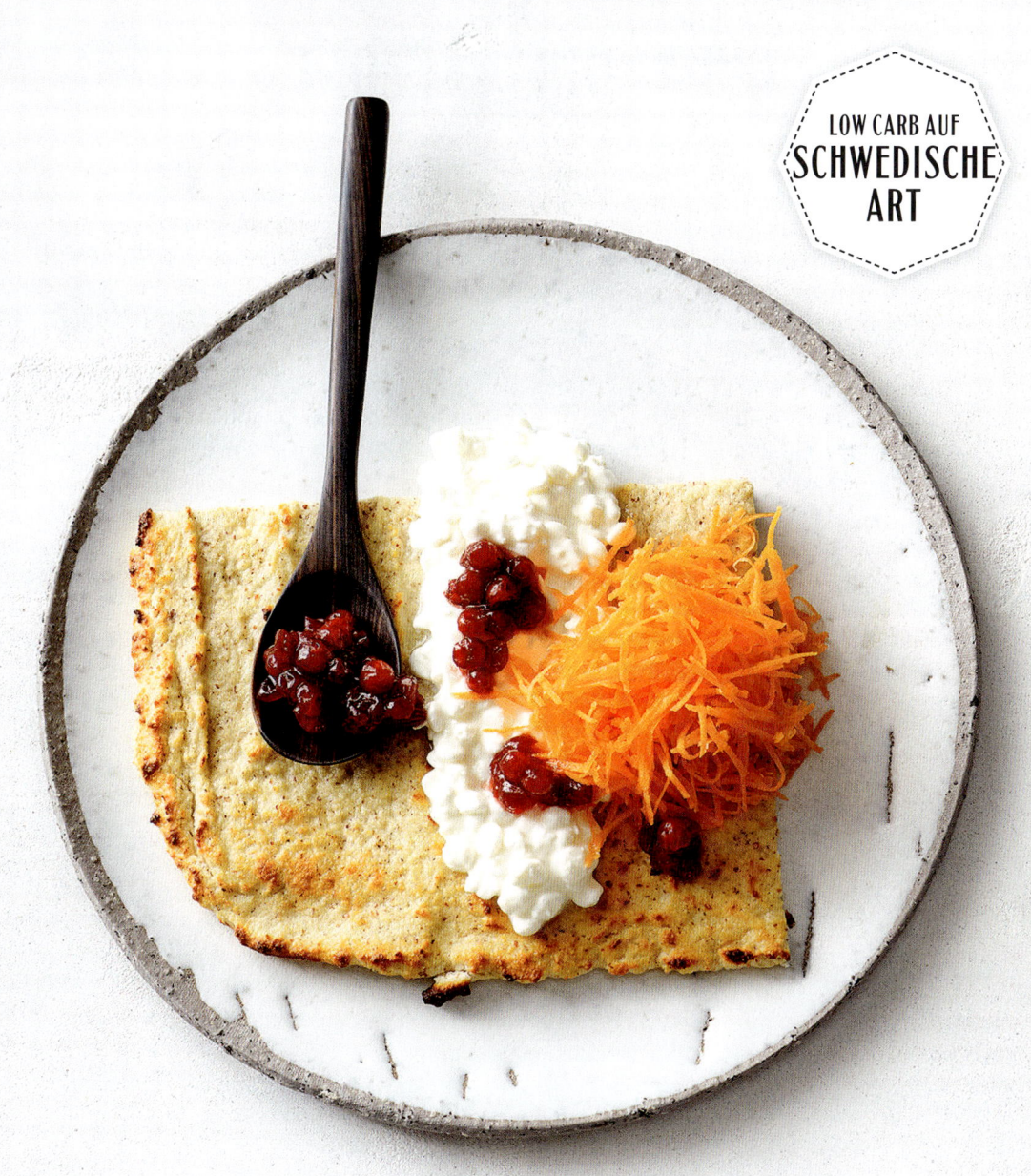

GRÜNKOHL-CALZONE

150 g Grünkohl
(ersatzweise Wirsing)
1 Tomate
1 kleine rote Zwiebel
1 EL Butter
50 g Rinderhackfleisch
Salz, Pfeffer
5 g gem. Gelatine
80 g Mozzarella
30 g Frischkäse
(Doppelrahmstufe)
1 Ei (M)
75 g gem. Mandeln
25 g Kokosmehl
5 g Flohsamenschalen
(ca. 1½ TL)
Salz

Für 2 Personen
40 Min. Zubereitung
30 Min. Quellen
35 Min. Backen

Nährwert pro Portion:

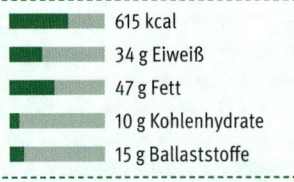

615 kcal
34 g Eiweiß
47 g Fett
10 g Kohlenhydrate
15 g Ballaststoffe

1 Kohl waschen und abtropfen lassen. Dicke Mittelrippen entfernen, die Blätter in feine Streifen schneiden. Tomate waschen, vierteln, vom Stielansatz befreien und in einem hohen Rührbecher pürieren. Zwiebel schälen, fein würfeln.

2 Die Butter schmelzen. Kohl, Zwiebelwürfel und Hackfleisch darin bei starker Hitze unter ständigem Rühren etwa 3 Min. anbraten. Tomate, ½ TL Salz und 2 Prisen Pfeffer hinzufügen und bei mittlerer Hitze ca. 5 Min. mitgaren. Gelegentlich umrühren. Danach den Topf vom Herd ziehen.

3 Gelatine mit 1 EL warmem Wasser verrühren, 5 Min. quellen lassen. Mozzarella würfeln und mit dem Frischkäse in einem Topf bei schwacher Hitze unter ständigem Rühren erwärmen, bis sich der Mozzarella aufgelöst hat. Gelatine einrühren, 10 Min. abkühlen lassen. Ei in einer Rührschüssel verquirlen. Käse-Mix ca. 1 Min. mit dem Handrührgerät untermischen, dann mit Mandeln, Kokosmehl, Flohsamenschalen, ½ TL Salz und 2 Prisen Pfeffer in 1–2 Min. zu einem glatten Teig verrühren. 30 Min. quellen lassen.

4 Ofen auf 175° vorheizen. Ein Backblech mit Backpapier auslegen. Den Teig kneten und zu 2 gleich großen Kugeln formen. Diese jeweils zwischen 2 Bogen Backpapier auf ca. 20 cm Ø ausrollen. Je die Hälfte der Füllung in die Mitte geben und die Teigscheibe mithilfe des Backpapiers darüber zusammenklappen. Den Rand mit nassen Fingern vorsichtig zusammendrücken. Die Teigtaschen mit einem Pfannenwender auf das Backblech umsetzen. Im Ofen (Mitte) in ca. 35 Min. goldbraun backen. Herausnehmen, auf zwei Tellern anrichten und heiß servieren.

Geht nicht, gibt's nicht! Mit ein bisschen Improvisation muss man auch in der Low-Carb-Küche nicht auf Italo-Klassiker wie Pizza, Pasta & Co. verzichten!

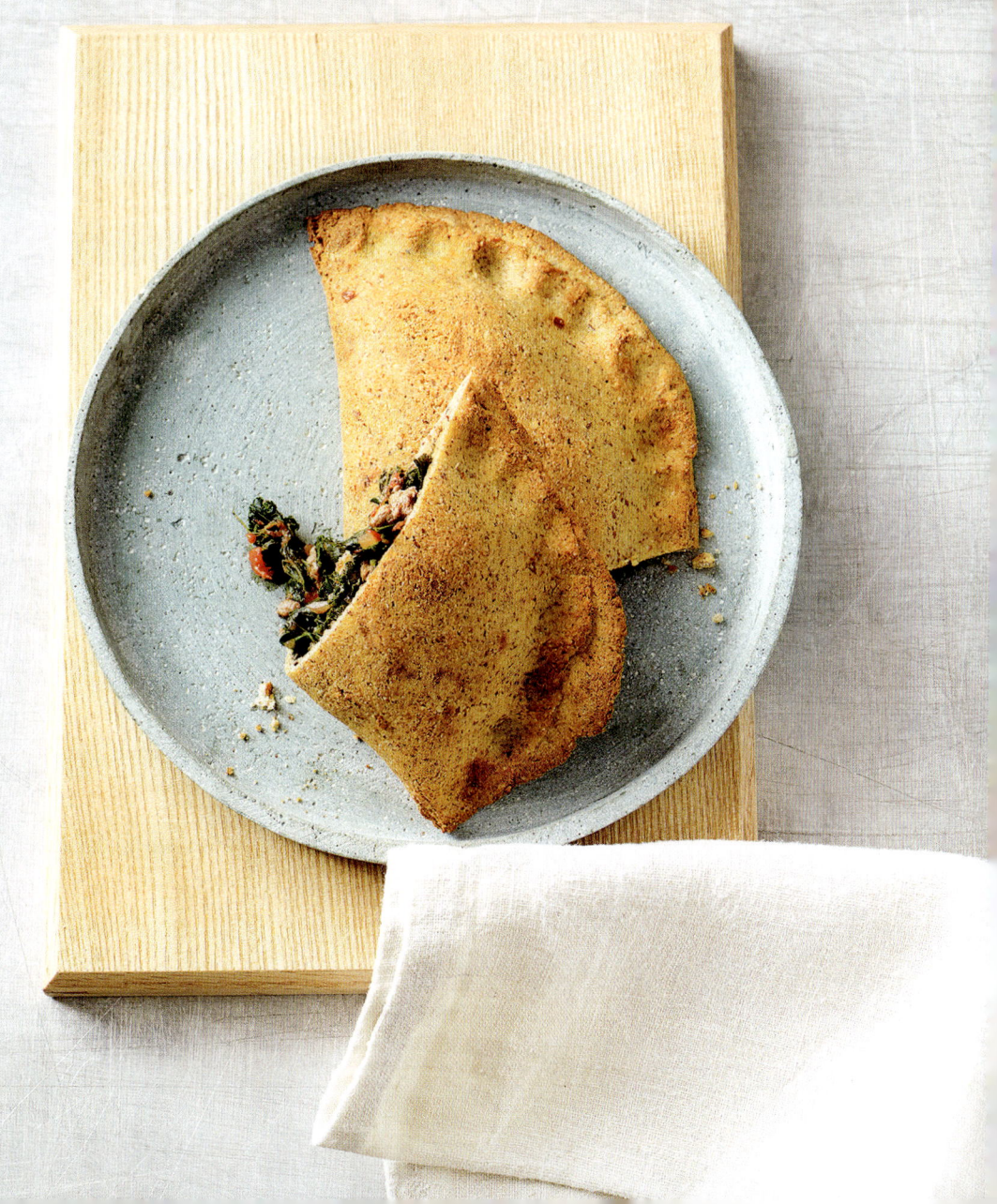

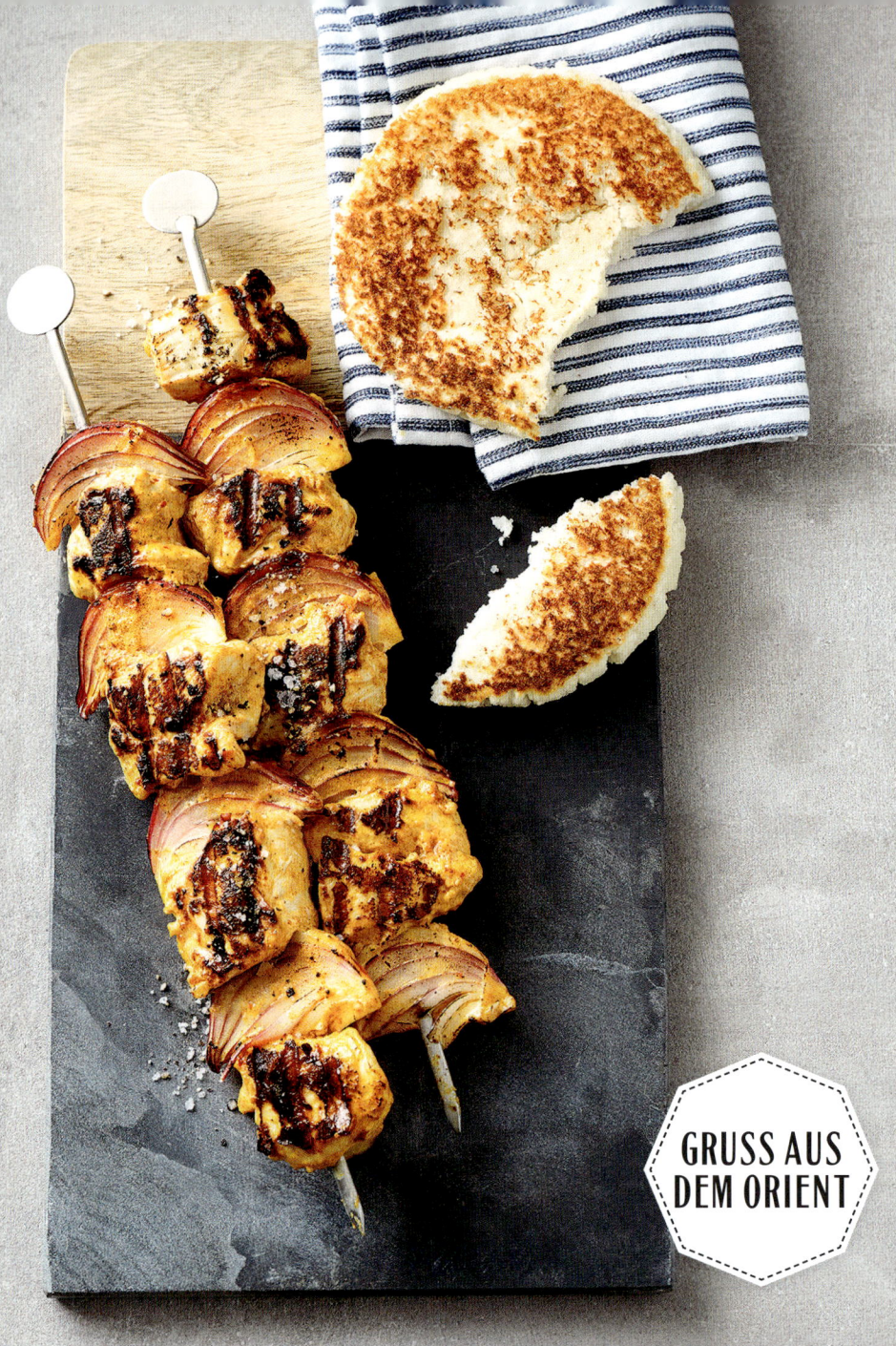

GRUSS AUS
DEM ORIENT

HÄHNCHEN-KEBAP
mit Fladenbrot

400 g Hähnchenbrustfilet
1 große rote Zwiebel
2 Knoblauchzehen
100 g Joghurt (3,5 % Fett)
2 EL Olivenöl
1 TL Paprikapulver edelsüß
½ TL gem. Kreuzkümmel
¼ TL Zimtpulver
Salz, Pfeffer
8 g gem. Gelatine
50 g Kokosmehl
4 g Flohsamenschalen
½ TL Backpulver
30 g weiche Butter
2 EL Rapsöl
Außerdem
4 Schaschlikspieße (20 cm)

Für 2 Personen
40 Min. Zubereitung
12 Std. Marinieren
15 Min. Ruhen

Nährwert pro Portion:

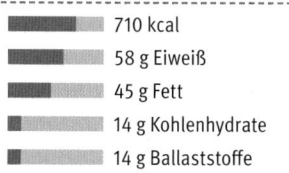

710 kcal
58 g Eiweiß
45 g Fett
14 g Kohlenhydrate
14 g Ballaststoffe

1 Das Fleisch ca. 4 cm groß würfeln. Zwiebel schälen, in Spalten schneiden. Knoblauch schälen, fein hacken. Knoblauch, Joghurt, Olivenöl, Paprika, Kreuzkümmel, Zimt, ½ TL Salz und 2 Prisen Pfeffer in einer Schüssel verrühren. Fleisch im Wechsel mit den Zwiebelspalten auf die Spieße stecken, in eine Schale legen und mit der Sauce übergießen. Abgedeckt ca. 12 Std. im Kühlschrank marinieren.

2 Gelatine mit 2 EL warmem Wasser verrühren und 5 Min. quellen lassen. 240 ml Wasser zum Kochen bringen. Kokosmehl, Flohsamenschalen, Backpulver und 1 TL Salz in einer Schüssel vermischen. Butter, Gelatine und heißes Wasser zugeben und alles mit den Knethaken des Handrührgeräts zu einem glatten Teig verkneten. 15 Min. ruhen lassen.

3 Den Teig zu zwei gleich großen Kugeln formen. Eine beschichtete Pfanne ohne Fett erhitzen. Die erste Teigkugel zwischen 2 Bogen Backpapier zu einem ca. 1,5 cm hohen Fladen abflachen. Das obere Backpapier abziehen, den Teigling von Hand rund formen und mithilfe des unteren Backpapiers in die Pfanne stürzen. Abgedeckt bei schwacher bis mittlerer Hitze beidseits etwa 4 Min. backen.

4 Das Fladenbrot auf ein sauberes Geschirrtuch gleiten lassen und einwickeln. Aus der zweiten Teigkugel einen weiteren Fladen backen. Zeitgleich in einer Grillpfanne das Öl erhitzen. Die Fleischspieße aus der Marinade nehmen und ohne Abtropfen in die Pfanne legen. Bei mittlerer Hitze rundherum in ca. 10 Min. anbraten. Die Fleischspieße mit den Fladenbroten auf Tellern anrichten und servieren.

SPINATFLADEN

mit Cabanossi

100 g Mozzarella
50 g Frischkäse
(Doppelrahmstufe)
200 g Blattspinat
1 Knoblauchzehe
2 Eier (M)
60 g gem. Mandeln
20 g Flohsamenschalen
1 TL Backpulver
Salz
1 rote Zwiebel
100 g Cabanossi
4 EL Crème fraîche

Für 2 Personen
20 Min. Zubereitung
15 Min. Quellen
25 Min. Backen

Nährwert pro Portion:

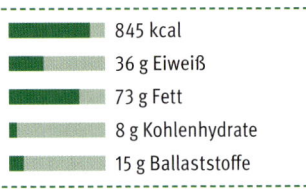

845 kcal
36 g Eiweiß
73 g Fett
8 g Kohlenhydrate
15 g Ballaststoffe

1 Mozzarella klein schneiden und mit dem Frischkäse in einem Topf bei schwacher Hitze unter ständigem Rühren erwärmen, bis sich der Mozzarella aufgelöst hat. Etwa 10 Min. abkühlen lassen. Inzwischen den Spinat verlesen, waschen, gut abtropfen lassen und grob hacken. Knoblauch schälen.

2 Eier, Spinat und Knoblauch fein pürieren. Käse-Mix dazugeben und so lange untermixen, bis sich alles verbunden hat. In eine Schüssel umfüllen, Mandeln, Flohsamenschalen, Backpulver und ½ TL Salz hinzufügen und alles zu einer sämigen Masse verrühren. 15 Min. quellen lassen.

3 Ofen auf 175° vorheizen. Ein Backblech mit Backpapier auslegen. Den Teig in 4 Portionen auf das Backblech setzen und jeweils zu einem etwa 20 cm langen und 1 cm hohen Oval verstreichen. Im Ofen (Mitte) ca. 15 Min. backen.

4 In der Zwischenzeit die Zwiebel schälen. Zwiebel und Cabanossi in feine Ringe schneiden. Das Blech nach 15 Min. Backzeit aus dem Ofen nehmen, die Fladen mit je 1 EL Crème fraîche bestreichen und zu gleichen Teilen mit Zwiebelringen und Kabanossi bestreuen. Anschließend weitere 10 Min. backen. Die fertig gebackenen Fladen auf zwei Tellern anrichten und noch heiß servieren.

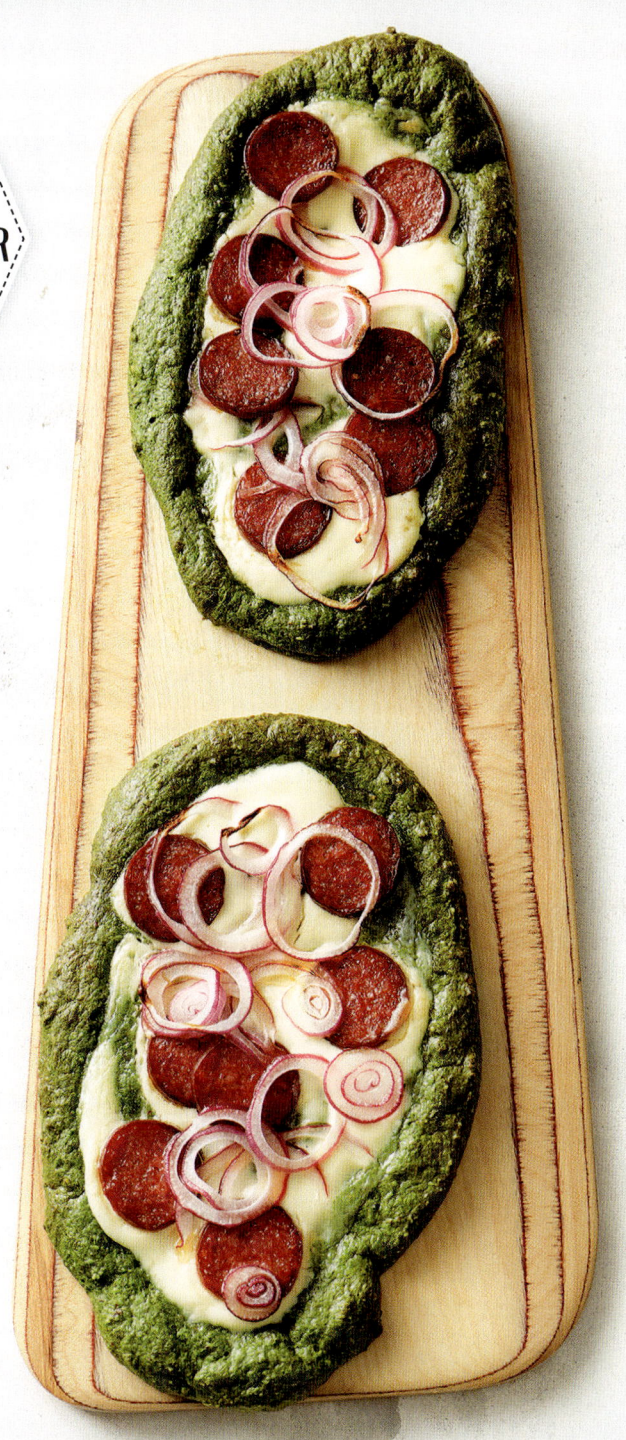

LOW-CARB-CHEESEBURGER

2 Eier (L)
250 g Quark (20 % Fett)
Salz
30 g Kokosmehl
10 g Johannisbrotkernmehl
½ TL Backpulver
60 g gem. Mandeln
4 Salatblätter (Eisberg- oder Kopfsalat)
1 große Fleischtomate
300 g Rinderhackfleisch
Pfeffer
2 EL Öl
2 Scheiben Cheddar-Schmelzkäse
2 TL mittelscharfer Senf
4 TL Ketchup

Für 2 Personen
40 Min. Zubereitung
30 Min. Backen

Nährwert pro Portion:

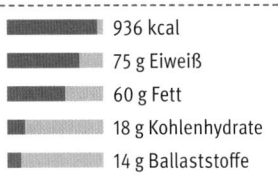

936 kcal
75 g Eiweiß
60 g Fett
18 g Kohlenhydrate
14 g Ballaststoffe

1 Ein Backblech mit Backpapier auslegen. Eier, Quark und ½ TL Salz in einer Schüssel verrühren. Mit Kokos-, Johannisbrotkernmehl, Backpulver und Mandeln rasch zu einem glatten Teig verrühren. 15 Min. quellen lassen.

2 Backofen auf 180° vorheizen. Salatblätter waschen und abtropfen lassen. Tomate waschen, Stielansatz entfernen. Die Tomate in 4 Scheiben schneiden. 1 Bogen Backpapier in 4 gleich große Blätter schneiden. Das Hackfleisch in eine Schüssel geben, mit 1 TL Salz und 2 Prisen Pfeffer würzen und alles gut verkneten. Die Masse zu zwei gleich großen Kugeln formen. Diese jeweils zwischen 2 Blatt Backpapier legen und mit einem Teller bis auf 1 cm Höhe flach drücken.

3 Vom Teig je 2 gehäufte EL mit genügend Abstand auf das Backblech setzen und zu einem runden Fladen (ca. 10 cm Ø) verstreichen. Im Ofen (Mitte) in 30 Min. goldbraun backen.

4 Das Öl in einer Pfanne erhitzen. Backpapier von den Hackfleischfladen abziehen und die Burger-Pattys in die Pfanne gleiten lassen. Bei mittlerer bis großer Hitze ca. 4 Min. anbraten, dann wenden und mit je 1 Scheibe Käse belegen. Pattys abgedeckt weitere 4 Min. braten.

5 In der Zwischenzeit die Brötchen halbieren. Je eine Hälfte mit 1 TL Senf, die andere mit 1 TL Ketchup bestreichen. Die unteren Hälften mit jeweils 2 Salatblättern und 2 Tomatenscheiben belegen, das restliche Ketchup darauf verteilen und die Pattys obenauf setzen. Die obere Brötchenhälfte auflegen und die Burger sofort servieren.

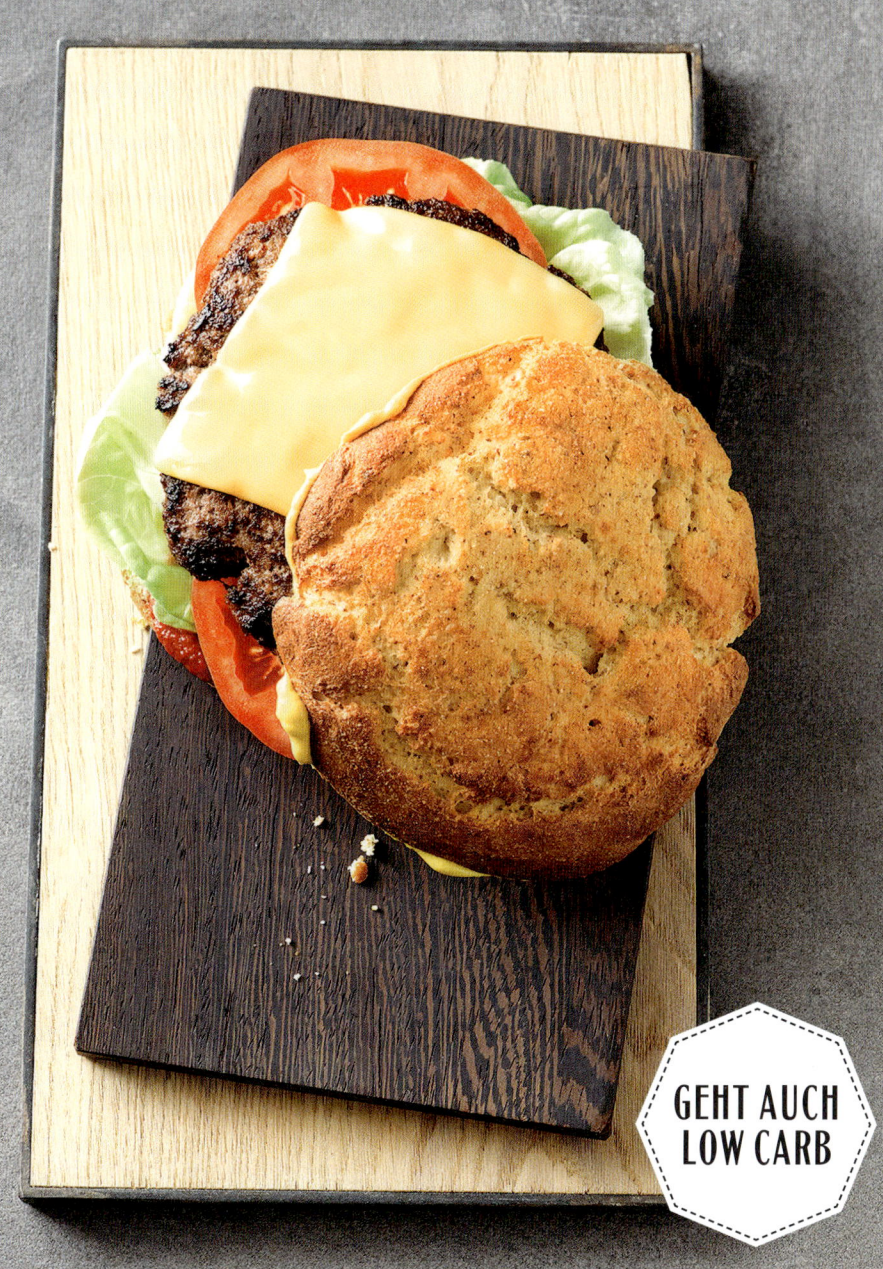

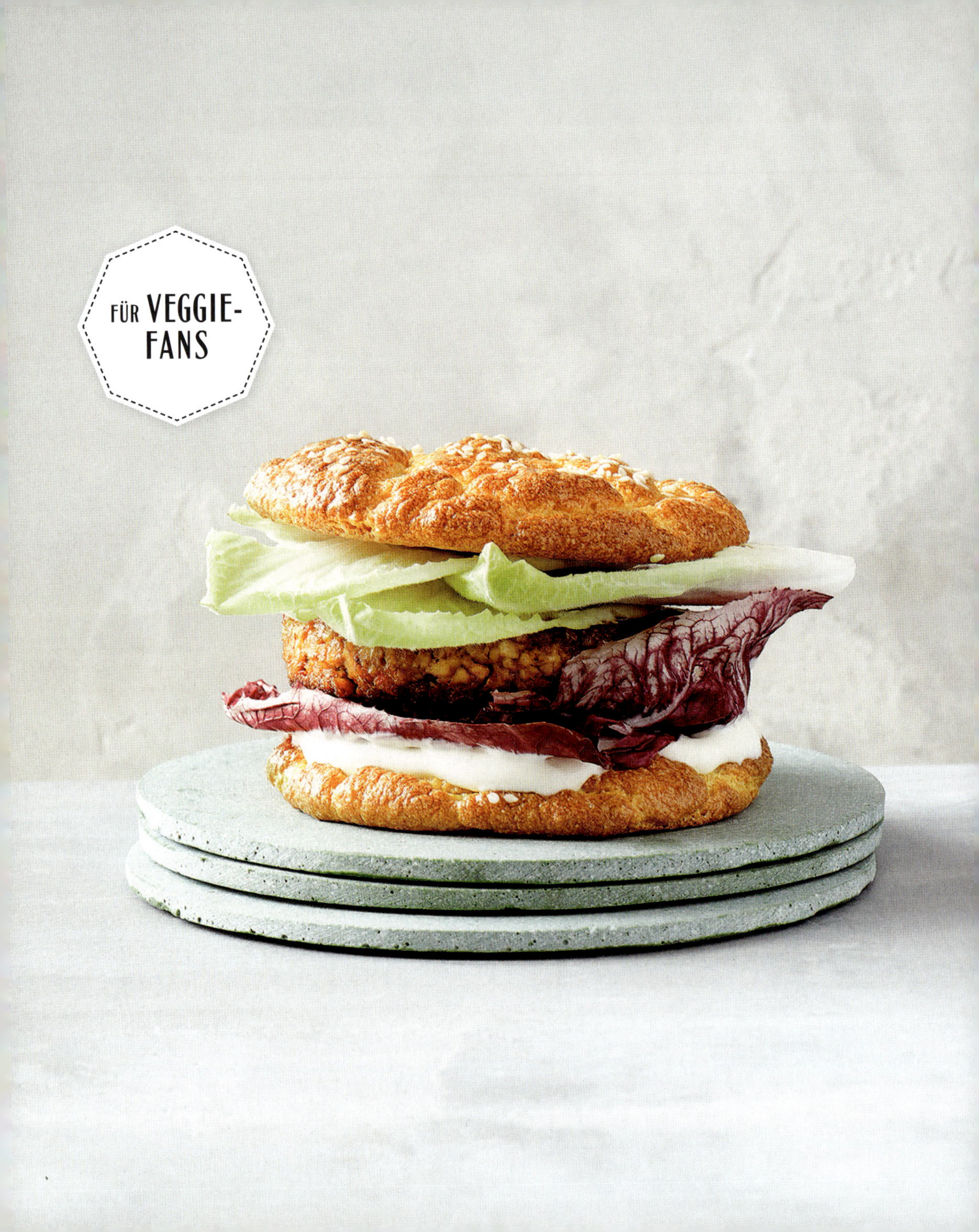

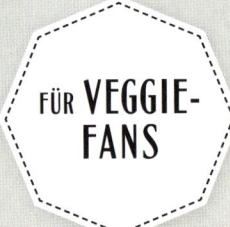

EIWEISS-BURGER

2 Eier (M)
50 g Frischkäse
(Doppelrahmstufe)
4 EL gem. Mandeln
1 EL Sesam
150 g Tofu
1 kleine rote Zwiebel
1 kleine rote Spitzpaprika
3 EL Olivenöl
1 TL mittelscharfer Senf
2 EL dunkle Sojasauce
½ TL Paprikapulver
geräuchert
4 g Johannisbrotkernmehl
(ca. 1 TL)
Salz, Pfeffer
4 Blätter Radicchio
6 Blätter Chicorée
2 EL Crème fraîche

Für 2 Personen
40 Min. Zubereitung
20 Min. Backen

Nährwert pro Portion:

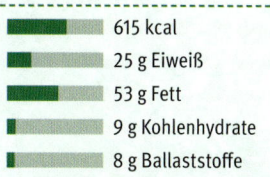

615 kcal
25 g Eiweiß
53 g Fett
9 g Kohlenhydrate
8 g Ballaststoffe

1 Backofen auf 180° vorheizen. Ein Backblech mit Backpapier auslegen. Die Eier trennen. Eigelbe in einer Schüssel mit Frischkäse und Mandeln verrühren. Eiweiße in einem hohen Rührbecher steif schlagen und unter die Frischkäsemasse heben. Die Masse mithilfe von zwei Esslöffeln in 4 kleinen Häufchen und mit reichlich Abstand voneinander auf das vorbereitete Backblech setzen und mit Sesam bestreuen. Im Ofen (Mitte) in 15–20 Min. goldbraun backen.

2 Tofu klein schneiden, in eine Schüssel geben und mit einer Gabel fein zerdrücken. Zwiebel schälen, fein würfeln. Paprika waschen, halbieren, Stielansatz, weiße Trennwände und Kerne entfernen. Die Hälften fein hacken.

3 In einer beschichteten Pfanne 1 EL Öl erhitzen. Zwiebel und Paprika darin bei mittlerer Hitze ca. 5 Min. braten. Gemüse in eine Schüssel geben, Pfanne mit Küchenpapier auswischen. Tofu, Senf, Sojasauce, Paprikapulver, Johannisbrotkernmehl, 1 TL Salz und 2 Prisen Pfeffer zum Gemüse geben und alles mit einem Küchenspatel verkneten. Die Masse mit feuchten Händen zu Burger-Pattys formen.

4 Restliches Öl in der Pfanne erhitzen und die Pattys darin von jeder Seite ca. 4 Min. knusprig braten. In der Zwischenzeit die Salatblätter waschen und gut abtropfen lassen. Auf zwei Teller je eine Brötchenscheibe legen und mit 1 EL Crème fraîche bestreichen. Je 2 Blätter Radicchio, 1 Tofu-Patty und 3 Chicoréeblätter darauflegen. Mit einer zweiten Brötchenscheibe bedecken und sofort servieren.

PFANNKUCHEN MIT KOKOS-DIP

50 g rote Linsen
50 g Weizenkleie
20 g Flohsamenschalen
½ TL Bockshornkleesamen
1 TL Backpulver
Salz, Pfeffer
4 TL Butterschmalz
3 grüne Chilischoten
1 Bund Koriandergrün
1 Limette
1 TL gem. Kreuzkümmel
5 EL Kokosraspel
Salz

Für 2 Personen
45 Min. Zubereitung
10 Min. Quellen

Nährwert pro Portion:

- 550 kcal
- 14 g Eiweiß
- 38 g Fett
- 24 g Kohlenhydrate
- 29 g Ballaststoffe

1 Die Linsen in einem leistungsstarken Mixer zu feinem Mehl pulverisieren. Mit Weizenkleie, Flohsamenschalen, Bockshornklee, Backpulver ½ TL Salz, 2 Prisen Pfeffer und 360 ml Wasser zu einem glatten Teig mixen. In eine Schüssel umfüllen und 10 Min. quellen lassen.

2 In einer beschichteten Pfanne 1 TL Butterschmalz erhitzen. Vom Teig ein Viertel in die heiße Pfanne geben, etwas verstreichen und abgedeckt etwa 6 Min. bei schwacher Hitze backen. Dann wenden und in weiterer 6 Min. fertig backen. Den Pfannkuchen aus der Pfanne auf einen Teller gleiten lassen, abdecken und warm stellen. Aus dem übrigen Teig in gleicher Weise drei weitere Pfannkuchen backen.

3 Chilischoten waschen, Stielansatz entfernen. Koriandergrün abbrausen, trocken schütteln und grob zerzupfen. Limettensaft auspressen. Chilis, Koriander, Kreuzkümmel, 4 EL Kokosraspel und ½ TL Salz in einen hohen Rührbecher geben und mit dem Pürierstab grob pürieren. Limettensaft unterrühren. Dip in eine Schale umfüllen und mit den restlichen Kokosraspeln garnieren. Pfannkuchen aufrollen, auf Tellern anrichten und mit dem Dip servieren.

TIPP:

Original wird dieses Rezept mit frischer Kokosnuss statt mit Kokosraspel zubereitet. Wer frisches Kokosnussfruchtfleisch bekommen kann, sollte das mal ausprobieren.

Klingt exotisch? Ist es auch! Doch keine Sorge, die Zutaten für dieses von der indischen Küche inspirierte Gericht erhalten Sie in jedem gut sortierten Supermarkt!

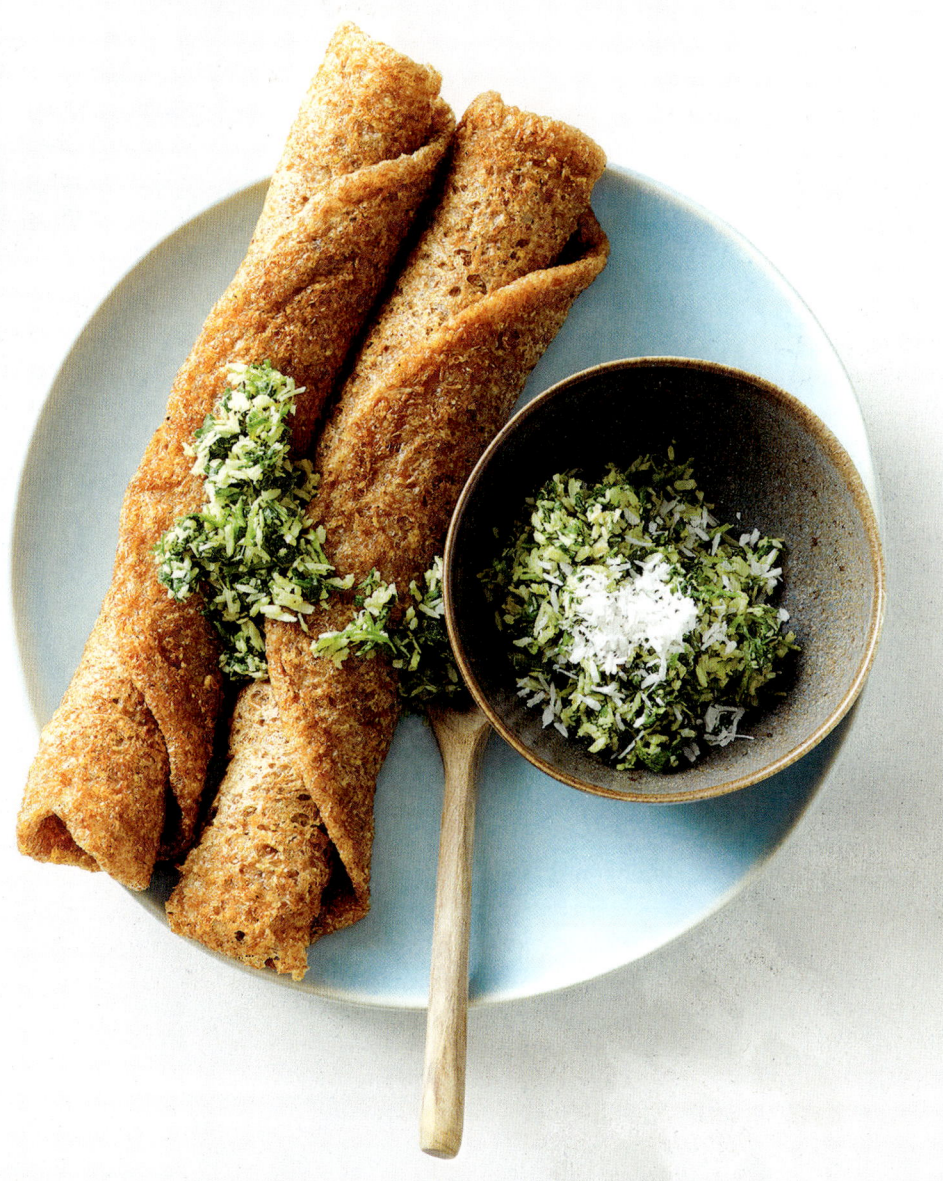

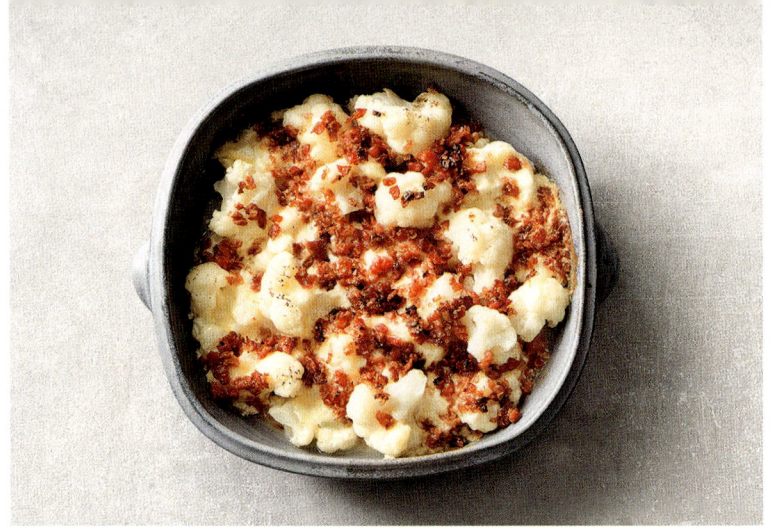

BLUMENKOHLAUFLAUF

mit Bacon

1 mittelgroßer Blumenkohl (ca. 800 g) | Salz | 150 g Frühstücksspeck (in Scheiben) | 2 rote Zwiebeln | 60 g Cheddar | 100 g Mozzarella | 200 g saure Sahne | Muskatnuss frisch gerieben | 1 Auflaufform (ca. 20 × 25 cm) | Fett für die Form
Für 2 Personen | 35 Min. Zubereitung | 20 Min. Backen

1 Blumenkohl waschen, putzen und in kleine Röschen teilen. In kochendem Salzwasser in ca. 10 Min. bissfest garen. In ein Sieb abgießen und etwas abkühlen lassen.

2 Backofen auf 175° vorheizen. Speck in kleine Würfel schneiden. Zwiebeln schälen, fein würfeln. Eine Pfanne ohne Fett erhitzen und die Baconwürfel darin bei mittlerer Hitze braten. Sobald das Fett ausgetreten ist, die Zwiebeln zugeben und ca. 4 Min. mitbraten. Käse grob reiben, mit saurer Sahne und 2 Prisen Muskatnuss vermischen.

3 Blumenkohl in die gefettete Auflaufform geben. Zuerst die Käsemischung, dann die Baconwürfel und Zwiebeln mitsamt dem Bratfett darüber verteilen. Im vorgeheizten Ofen (Mitte) 15–20 Min. goldbraun überbacken. Auf Tellern anrichten und servieren.

Nährwert pro Portion:

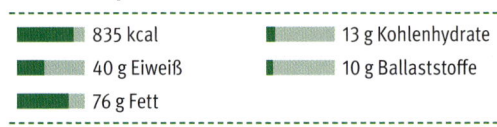

835 kcal	13 g Kohlenhydrate
40 g Eiweiß	10 g Ballaststoffe
76 g Fett	

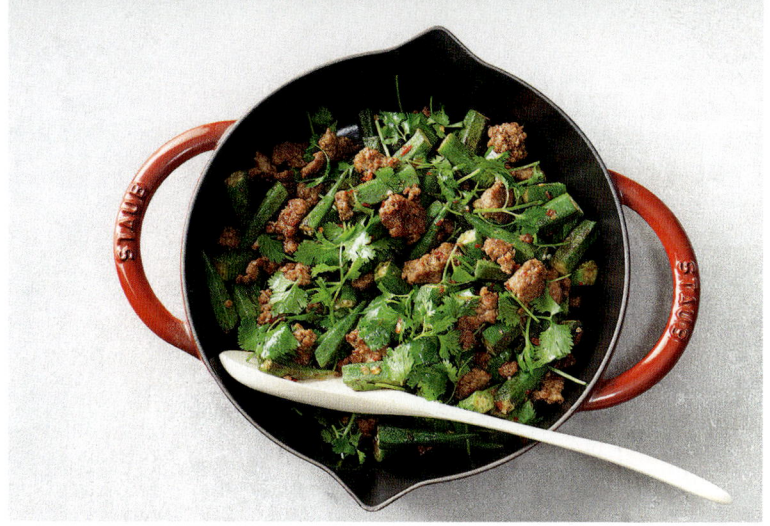

WÜRZIGE OKRASCHOTEN

mit Hackfleisch

2 rote Chilischoten | 3 Knoblauchzehen | 6 schwarze Pfefferkörner | 1 EL Erythrit | Salz | 400 g Okraschoten | 2 EL Rapsöl | 200 g gemischtes Hackfleisch | 1 EL Austernsauce | ½ Bund Koriandergrün
Für 2 Personen | 25 Min. Zubereitung

1 Chilischoten waschen, halbieren, Stielansatz, weiße Trennwände und Kerne entfernen. Die Chilihälften fein schneiden. Knoblauch schälen. Chili, Knoblauch, Pfeffer, Erythrit und ½ TL Salz in einen Mörser geben und zu einer feinen Paste zerstoßen.

2 Okraschoten waschen, die Enden entfernen. Schoten in ca. 2 cm lange Stücke schneiden. Das Öl in einer Pfanne erhitzen. Gewürzpaste darin bei großer Hitze 10 Sek.

unter Rühren anbraten. Hackfleisch und Okraschoten dazugeben und 5 Min. mitbraten, dabei ab und an umrühren.

3 Zuletzt Austernsauce, 50 ml Wasser und ½ TL Salz unterrühren und weitere 5 Min. bei schwacher Hitze garen. Koriandergrün abbrausen, trocken schütteln und mitsamt den Stängeln grob hacken. Am Ende der Garzeit in das Gericht einrühren. Den Eintopf auf Tellern anrichten und servieren.

Nährwert pro Portion:

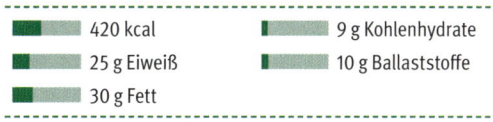

420 kcal	9 g Kohlenhydrate
25 g Eiweiß	10 g Ballaststoffe
30 g Fett	

TAFELSPITZ MIT WASABISAUCE

400 g Tafelspitz
Salz
1 TL schwarze Pfefferkörner
4 Pimentkörner
2 Lorbeerblätter
5 Wacholderbeeren
1 Zweig Thymian
1 Bund Suppengrün (Möhre, Sellerie, Lauch)
300 g Möhren
1 Chicorée
1 EL Butter
Pfeffer
2 EL TK-Petersilie (TK)
2 EL Wasabipaste
Außerdem
Teesieb oder Teefilter

Für 2 Portionen
25 Min. Zubereitung
2 Std. Garen

Nährwert pro Portion:

- 405 kcal
- 35 g Eiweiß
- 19 g Fett
- 24 g Kohlenhydrate
- 10 g Ballaststoffe

1 Das Fleisch mit 1,5 l Wasser und 1 TL Salz in einen Topf geben und bei starker Hitze aufkochen lassen. Pfeffer- und Pimentkörner, Lorbeerblätter, Wacholderbeeren und Thymian in einen Teefilter geben, die Öffnung zusammenfassen, eindrehen und mit Küchengarn fixieren. Alternativ ein Teesieb verwenden. Gewürze in den Topf geben und das Fleisch offen in 2 Std. bei schwacher Hitze weich garen.

2 Vom Suppengrün die Möhren und den Sellerie schälen, in grobe Stücke schneiden. Lauch längs aufschneiden, waschen und in Ringe schneiden. Das vorbereitete Gemüse nach 1 Std. Garzeit zum Fleisch geben und mitgaren.

3 Übrige Möhren putzen, schälen, längs vierteln und schräg in ca. 0,5 cm dicke Scheiben schneiden. Chicorée längs halbieren, waschen und den Strunk entfernen. Chicorée quer in ca. 1 cm dicke Streifen schneiden.

4 Die Butter in einer Pfanne erhitzen. Möhren darin bei geringer Hitze ca. 3 Min. andünsten, mit ½ TL Salz und 2 Prisen Pfeffer würzen. Chicorée zugeben und 3 Min. mitdünsten. Vom Fleischsud 1 Kelle abnehmen, zum Gemüse geben und alles weitere 8 Min. garen. Petersilie einrühren.

5 Den Tafelspitz aus der Brühe nehmen, Teefilter oder -sieb entfernen. Wasabi zur Brühe geben und diese zu einer feinen Sauce pürieren. Bei Bedarf mit Salz abschmecken und nochmals aufkochen. Das Fleisch quer zur Faser in ca. 1 cm dicke Scheiben schneiden. Tafelspitz auf zwei Teller verteilen, mit Sauce und Gemüse anrichten und servieren.

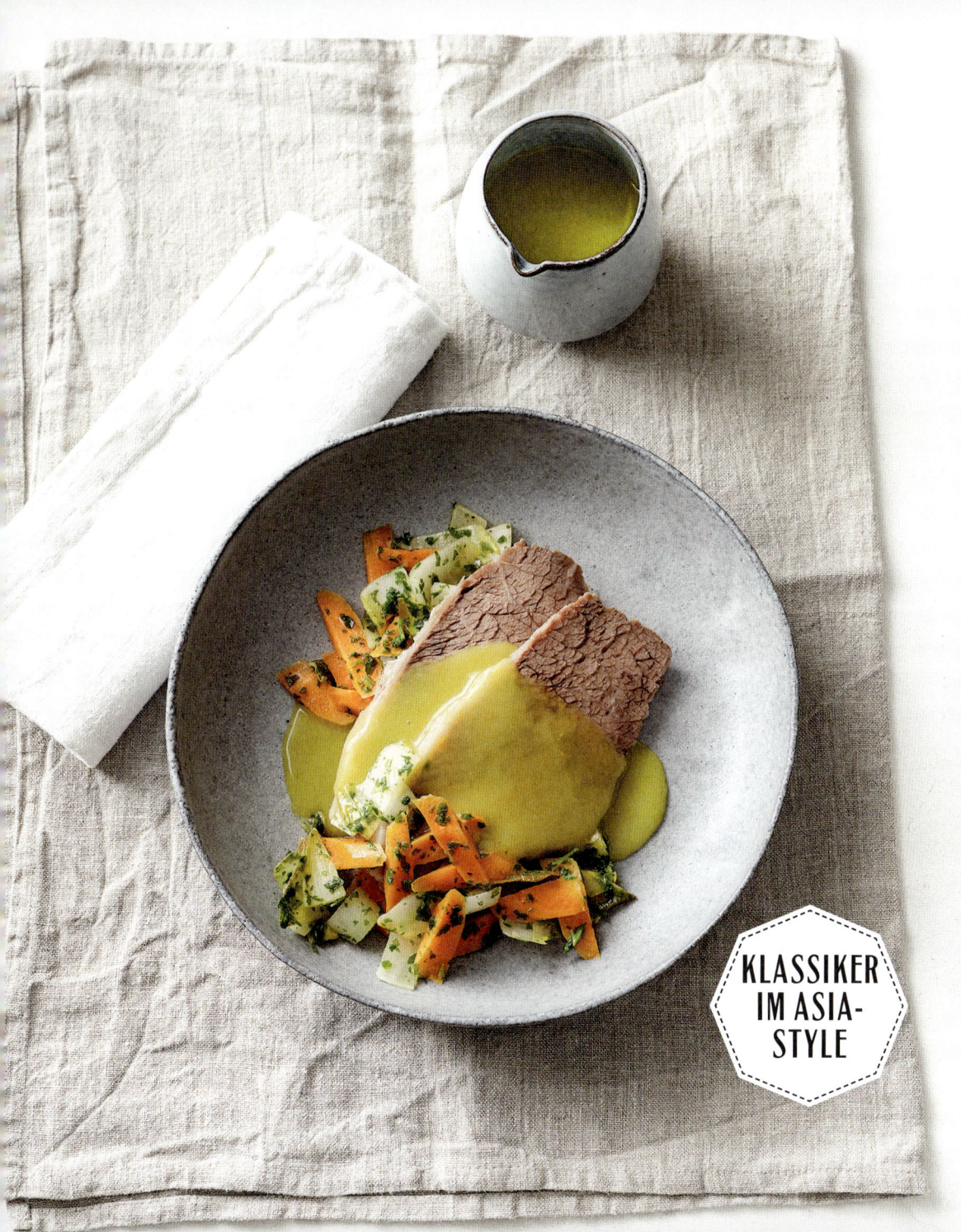

KLASSIKER IM ASIA-STYLE

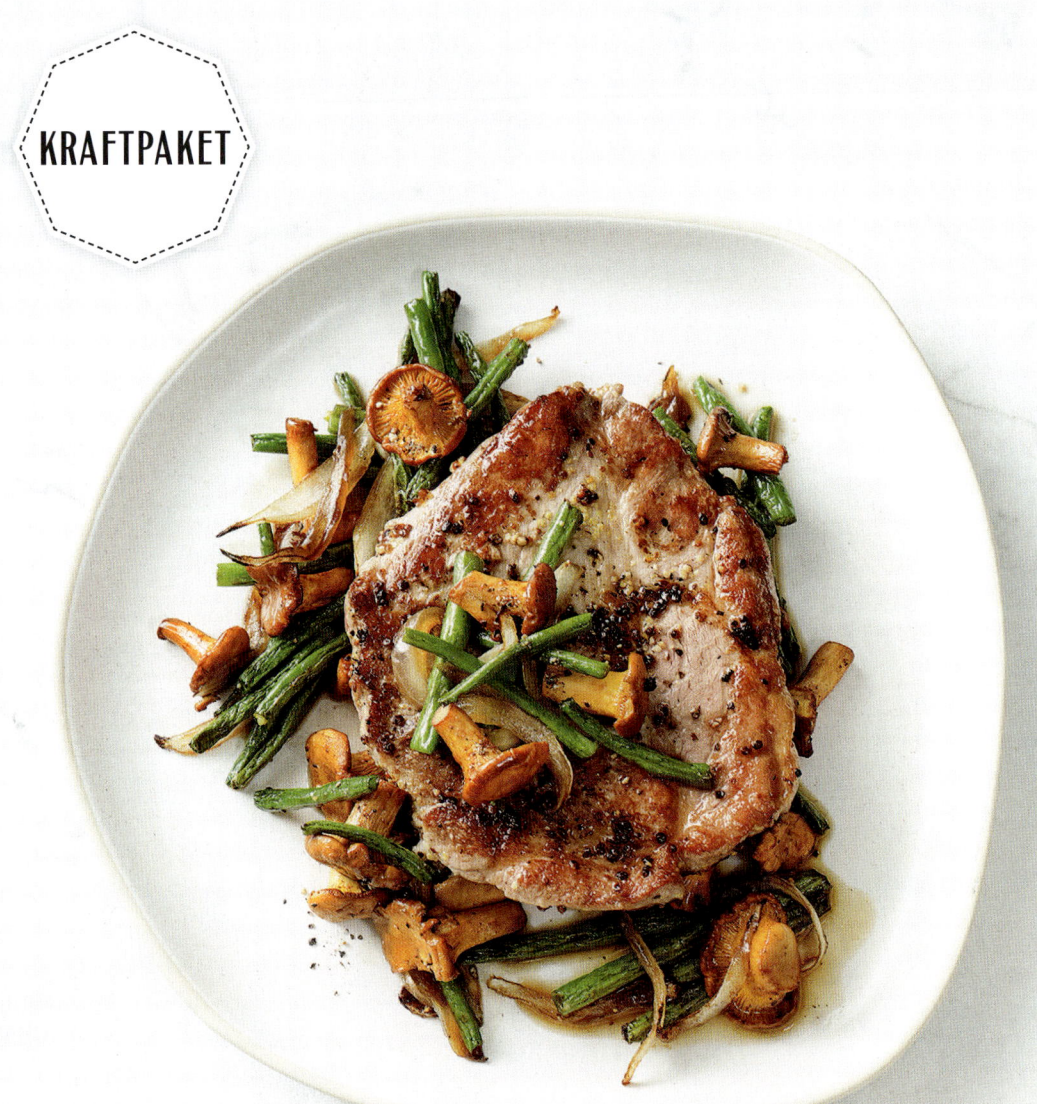

STEAK AUF PFIFFERLINGGEMÜSE

300 g grüne Bohnen
300 g Pfifferlinge
1 große Zwiebel
2 EL Olivenöl
1 EL helle Sojasauce
Salz, Pfeffer
2 Schweinenackensteaks
(à 180 g, ca. 2 cm stark)
1 TL körniger Dijonsenf
1 EL Rapsöl
Außerdem
1 Auflaufform
(ca. 23 × 20 cm)

Für 2 Personen
30 Min. Zubereitung
25 Min. Backen

Nährwert pro Portion:

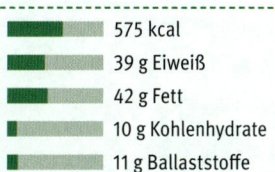

575 kcal
39 g Eiweiß
42 g Fett
10 g Kohlenhydrate
11 g Ballaststoffe

1 Den Backofen auf 200° vorheizen. Die Bohnen putzen, waschen und halbieren. Pfifferlinge putzen, bei Bedarf mit Küchenpapier abreiben, große Pilze halbieren. Die Zwiebel schälen und in feine Streifen schneiden.

2 In einer Pfanne 1 EL Olivenöl erhitzen. Die Zwiebel darin bei starker Hitze 2 Min. unter Rühren anbraten. Zwiebel, Bohnen, Pilze, übriges Öl, Sojasauce, ½ TL Salz und 2 Prisen Pfeffer in einer Schüssel vermischen. Gemüse in die Form geben und im Ofen (Mitte) 20–25 Min. backen.

3 In der Zwischenzeit die Steaks rundherum mit Senf einreiben, salzen und pfeffern. Rapsöl in einer schweren (gusseisernen) Pfanne erhitzen und die Steaks darin bei starker Hitze ca. 1 Min. von jeder Seite anbraten. Pfanne vom Herd nehmen. Die Steaks auf das Pfifferlinggemüse im Ofen legen und die letzten 8–10 Min. mitgaren.

TIPP:

Pilze enthalten generell fast viermal mehr Ballaststoffe als verwertbare Kohlenhydrate, und zwar sowohl wasserlösliche als auch wasserunlösliche Fasern. Zudem sind sie extrem kalorienarm, weshalb sie im Rahmen der Low-Carb-Ernährung gerne auch in größeren Mengen gegessen werden können. Haben Pfifferlinge gerade keine Saison, ersetzen Sie diese durch Austernpilze oder Champignons, welche meist das ganze Jahr über gut erhältlich sind.

SAUERBRATEN VOM SCHWEINEFILET

2 Zwiebeln
1 Bund Suppengrün (Möhre,
Sellerie, Lauch)
5 Wacholderbeeren
15 weiße Pfefferkörner
5 Pimentkörner
2 Gewürznelken
1 Lorbeerblatt
200 ml Rotweinessig
450 g Schweinefilet
Salz, Pfeffer
3 EL Rapsöl
600 g Kürbis
1 EL Butter
Muskatnuss frisch gerieben
50 g gem. Mandeln
2 EL Erythrit

Für 2 Personen
30 Min. Zubereitung
12 Std. Marinieren
1 Std. 30 Min. Garen

Nährwert pro Portion:

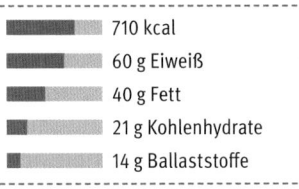

710 kcal
60 g Eiweiß
40 g Fett
21 g Kohlenhydrate
14 g Ballaststoffe

1 Zwiebeln schälen, in Spalten schneiden. Möhren und Sellerie schälen. Lauch längs aufschneiden und gründlich waschen. Das Suppengemüse grob in Stücke schneiden und mit Gewürzen, Essig und 250 ml Wasser in einer tiefen Schüssel verrühren. Das Fleisch in die Marinade geben, es soll vollständig damit bedeckt sein. Abgedeckt in den Kühlschrank stellen und mindestens 12 Std. marinieren.

2 Fleisch aus der Marinade nehmen und trocken tupfen. Mit 1 TL Salz und 2 Prisen Pfeffer würzen. Öl in einem Bräter erhitzen. Das Fleisch darin von allen Seiten kräftig braun anbraten. Abgetropftes Gemüse zugeben und ca. 5 Min. mitbraten. Die Marinade angießen und das Fleisch bei schwacher Hitze in etwa 1 Std. 30 Min. weich garen. Nach 45 Min. 400 ml Wasser nachfüllen und das Fleisch wenden.

3 Inzwischen den Kürbis waschen oder schälen, Kerne und Fasern entfernen. Das Kürbisfleisch in kleine Würfel schneiden. Die Butter in einem Topf schmelzen. Die Kürbisstücke darin bei mittlerer Hitze ca. 3 Min. anbraten. Mit ½ TL Salz und 2 Prisen Muskatnuss würzen. 100 ml Wasser angießen und den Kürbis bei schwacher Hitze in ca. 20 Min. weich garen. Mit dem Pürierstab cremig-fein pürieren.

4 Fleisch aus dem Sud nehmen, in Alufolie wickeln und ca. 10 Min. ruhen lassen. Bratensatz und Gemüse mit dem Pürierstab fein pürieren und durch ein Sieb in einen anderen Topf streichen. Sauce nochmals erhitzen, die Mandeln einrühren und alles mit Salz, Pfeffer und Erythrit abschmecken. Fleisch in Scheiben schneiden, auf Tellern anrichten und servieren. Sauce und Kürbispüree dazu reichen.

Zartes, mürbes Fleisch in fein-saurer Sauce – Sauerbraten gelingt nicht nur mit Rindfleisch, auch Schweinefleisch lässt die Geschmacksknospen jubeln. Das cremige Kürbispüree unterstreicht die feinwürzigen Aromen!

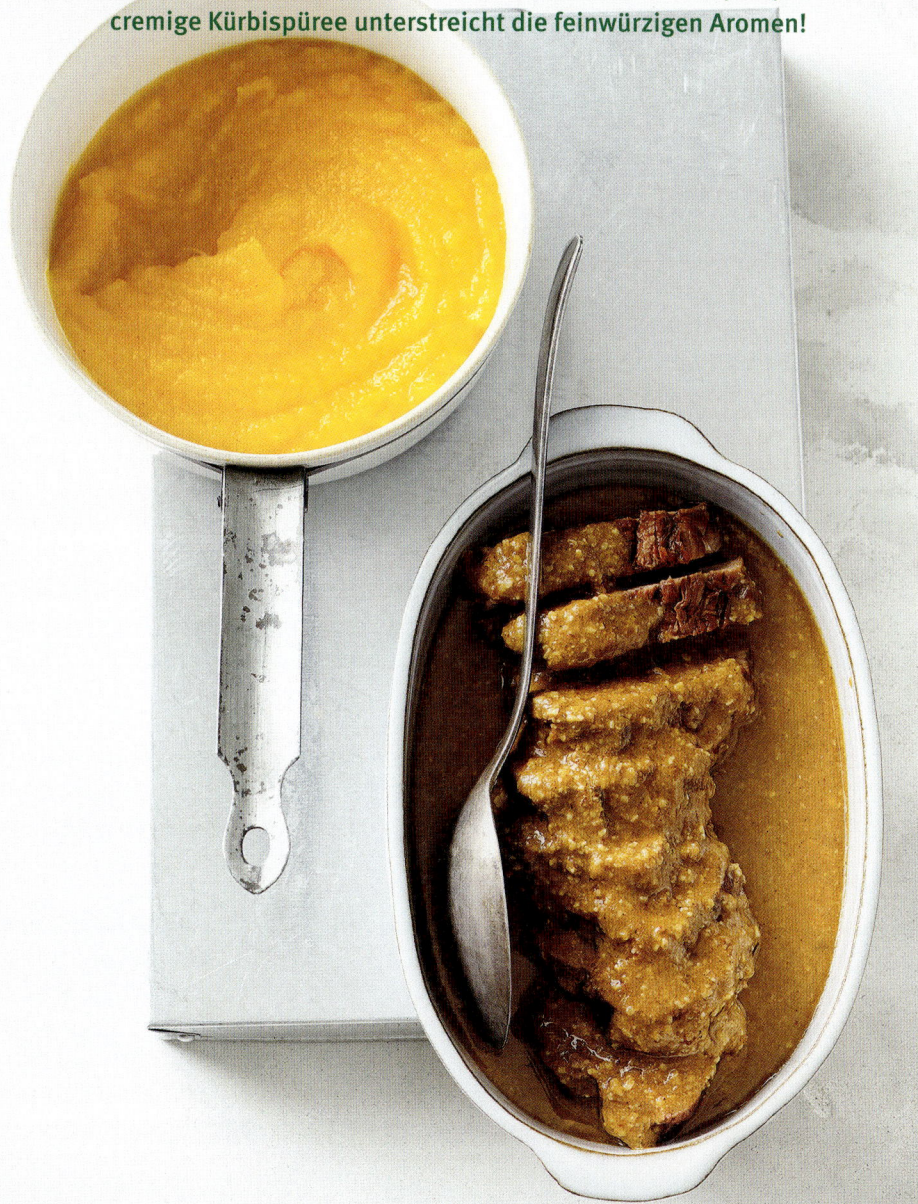

STEAK IN SENFMARINADE
mit Spargel

½ Orange
2 EL Kokosmehl
2 EL Olivenöl
1 EL körniger Dijon-Senf
1 EL TK-Petersilie
2 EL TK-italienische-Kräuter
Salz, Pfeffer
2 Schweinerückensteaks
(à 200 g)
300 g grüner Spargel
1 rote Paprika
2 kleine Pak Choi
2 EL Butter
Muskatnuss frisch gerieben
2 EL Rapsöl
1 EL gehackte Pistazienkerne

Für 2 Personen
30 Min. Zubereitung
12 Std. Marinieren

Nährwert pro Portion:

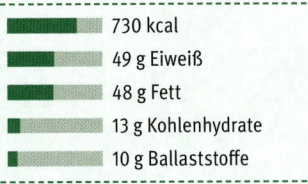

730 kcal
49 g Eiweiß
48 g Fett
13 g Kohlenhydrate
10 g Ballaststoffe

1 Den Orangensaft auspressen und mit Kokosmehl, Öl, Senf, Kräutern und je ½ TL Salz und Pfeffer in einer kleinen Schüssel verrühren. Die Steaks rundherum mit der Würzpaste einstreichen und in eine Frischhaltedose geben. Im Kühlschrank mindestens 12 Std. marinieren.

2 Spargel waschen, holzige Enden abschneiden und die Stangen im unteren Drittel schälen. Dann schräg in ca. 4 cm lange Stücke schneiden. Paprika waschen, halbieren, Stielansatz, helle Trennwände und Kerne entfernen. Die Hälften in 1 cm breite Streifen schneiden. Pak Choi jeweils putzen, waschen und längs vierteln.

3 Butter in einer Pfanne erhitzen. Die Kohlviertel auf den Schnittflächen hineinlegen und 2 Min. bei mittlerer Hitze braten, dann herausnehmen und auf einen Teller geben. Spargel im heißen Bratfett unter Wenden ca. 4 Min. anbraten. Die Paprikastücke hinzufügen, kurz mit dem Spargel vermischen, Pak Choi mit den Schnittflächen darauflegen. Mit ½ TL Salz und je 2 Prisen Pfeffer und Muskatnuss würzen. 150 ml Wasser angießen, den Deckel auflegen und das Gemüse bei schwacher Hitze ca. 8 Min. garen.

4 Das Rapsöl in einer Pfanne erhitzen. Die Steaks aus der Frischhaltebox nehmen, in die Pfanne geben und bei mittlerer Hitze von beiden Seiten etwa 4 Min. braten. Gemüse auf zwei vorgewärmten Tellern anrichten, die Steaks daraufsetzen. Gemüsesud in die Steakpfanne geben, den Bratensatz damit ablösen und den Fond über Gemüse und Steaks geben. Mit gehackten Pistazien bestreut servieren.

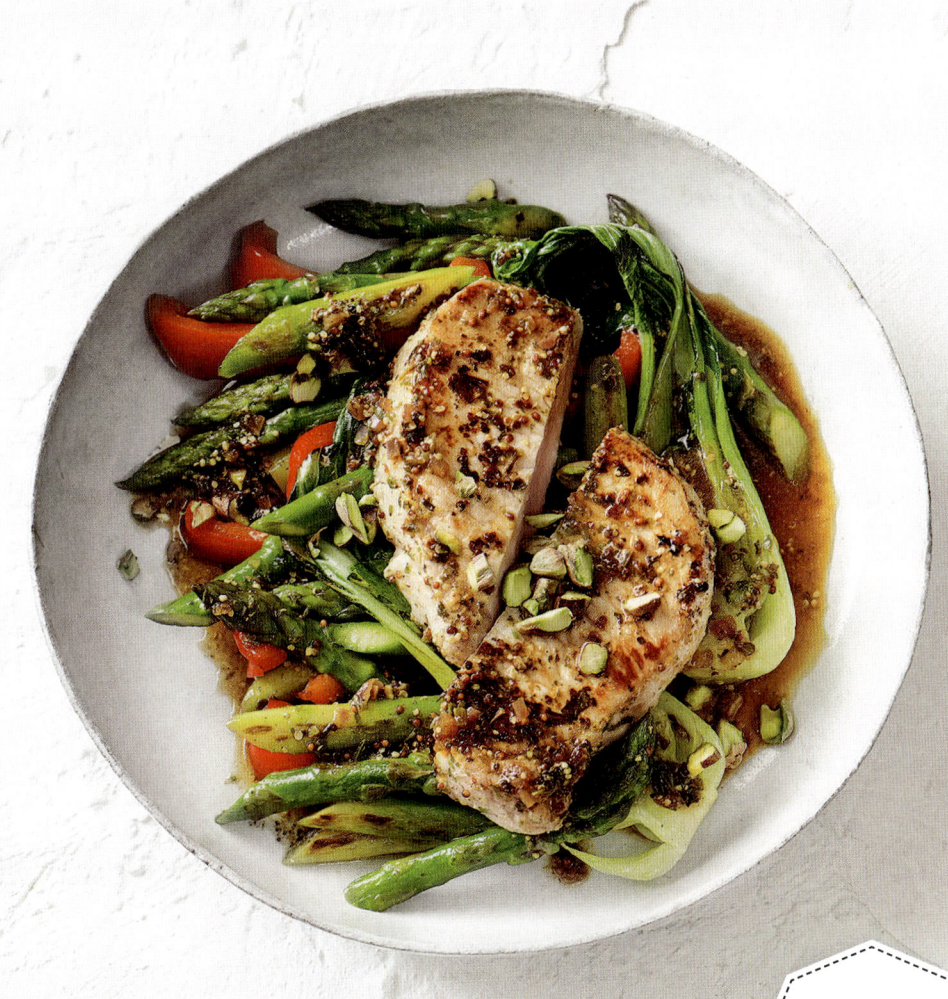

HÄHNCHEN AUS DEM BACKOFEN

250 g TK-Blattspinat
50 g Parmesan
100 g griech. Sahnejoghurt
2 TL Kräutersalz
1 TL Knoblauchpulver
Pfeffer
2 Hähnchenbrustfilets
(à 180 g)
1 Chicorée
Salz
50 g Kirschtomaten
1 rote Zwiebel
1 EL Butter
Muskatnuss frisch gerieben
Außerdem
1 Auflaufform
(ca. 20 × 25 cm)

Für 2 Personen
1 Std. Auftauen
30 Min. Zubereitung
45 Min. Backen

1 Spinat in ein Sieb geben, das Sieb über eine Schüssel hängen und den Spinat mindestens 1 Std. oder über Nacht im Kühlschrank auftauen lassen. Backofen auf 180° vorheizen. Parmesan reiben. In einer Schüssel mit Joghurt, Kräutersalz, Knoblauchpulver und 2 Prisen Pfeffer verrühren.

2 Das Fleisch in die Auflaufform legen, die Joghurtcreme darüber verteilen. Im vorgeheizten Ofen (Mitte) ca. 45 Min. backen. In der Zwischenzeit den Chicorée waschen, längs vierteln und den Strunk so entfernen, dass die Blätter zusammenhalten. Viertel mit etwas Salz würzen. Tomaten waschen. Nach 25 Min. Backzeit Tomaten und Chicorée in die Auflaufform geben und um die Hähnchenbrust verteilen.

3 Inzwischen die Zwiebel schälen, in feine Würfel schneiden. Butter in einem Topf schmelzen und die Zwiebel darin bei mittlerer Hitze in 4–5 Min. goldbraun anbraten. Spinat zugeben, mit ½ TL Salz und 2 Prisen Muskatnuss würzen und alles gut verrühren. Den Spinat abgedeckt bei schwacher Hitze ca. 8 Min. garen, dabei ab und an umrühren.

4 Am Ende der Backzeit die Form aus dem Ofen nehmen. Hähnchen, Chicorée und Tomaten auf zwei Teller verteilen und mit Spinat anrichten. Sofort servieren.

Nährwert pro Portion:

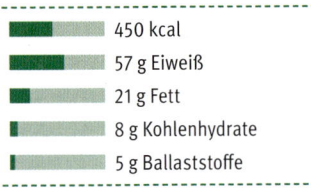

450 kcal

57 g Eiweiß

21 g Fett

8 g Kohlenhydrate

5 g Ballaststoffe

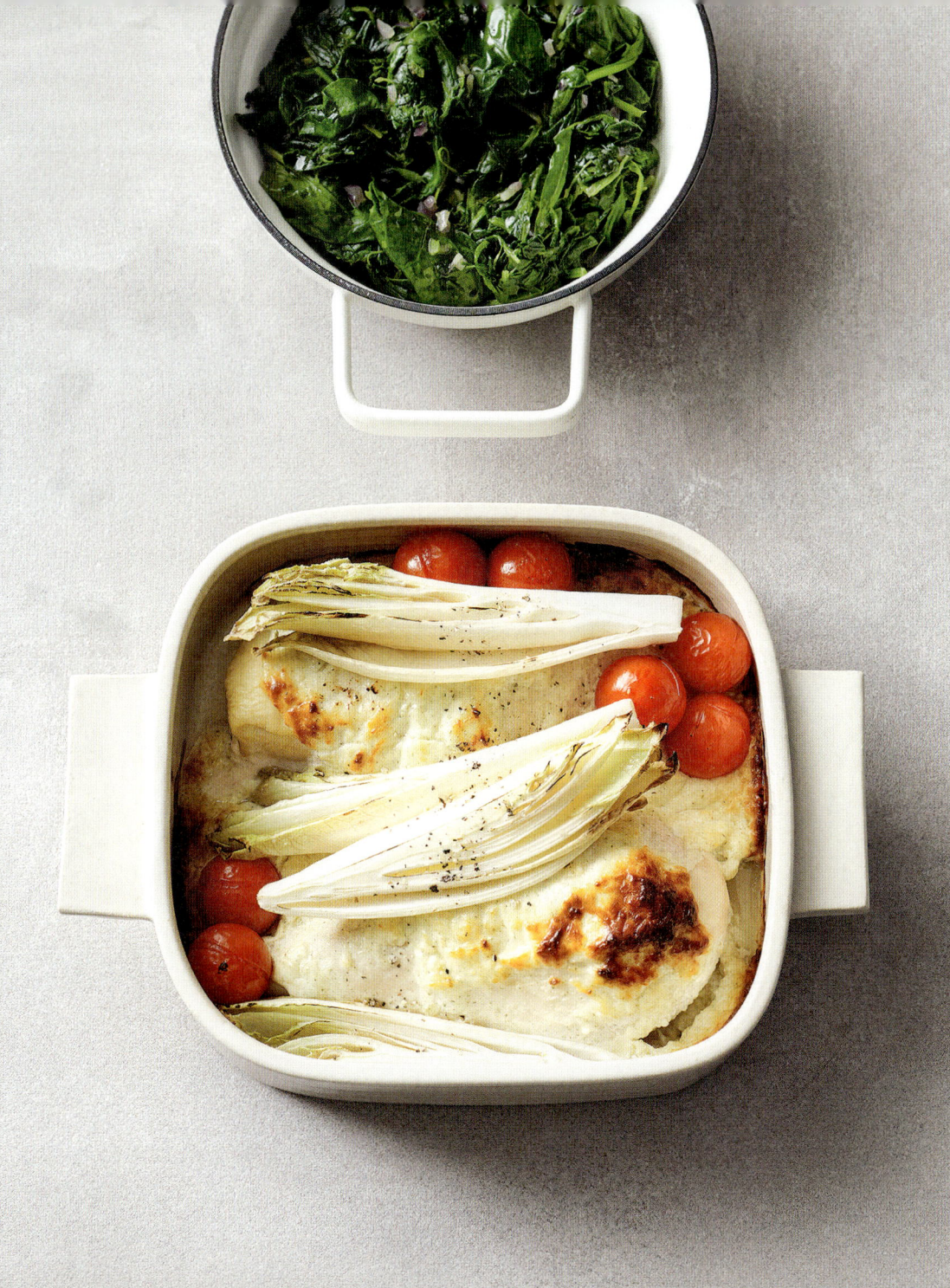

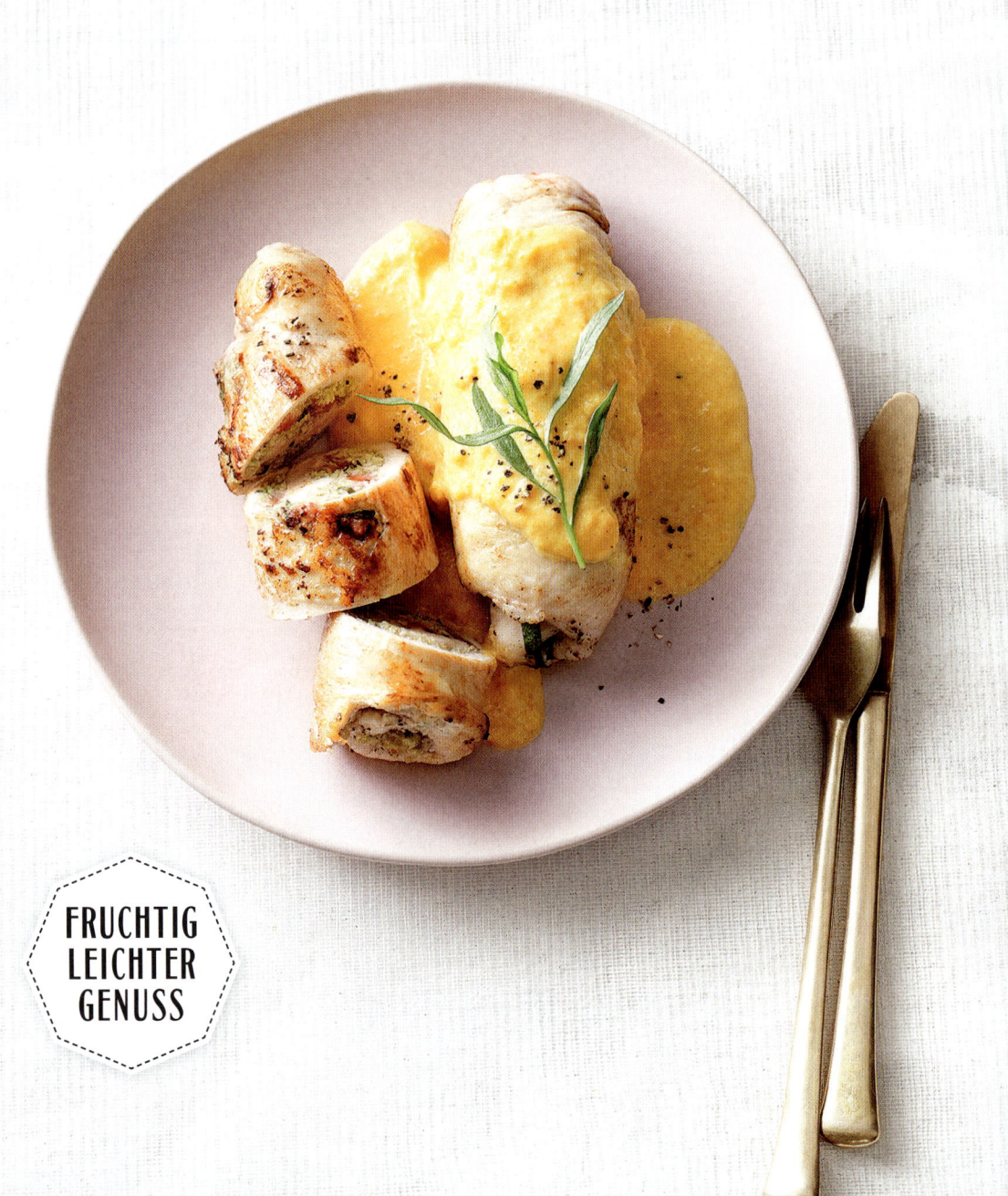

FRUCHTIG
LEICHTER
GENUSS

GEFÜLLTE HÄHNCHENBRUST

1 Avocado
50 g Erdbeeren
1 rote Chilischote
2 Zweige Estragon
50 g Kokosraspel
5 g Flohsamenschalen
(ca. 3 TL)
Salz, Pfeffer
2 Hähnchenbrustfilets
(à 200 g)
2 EL Rapsöl
150 g Möhren
150 ml Gemüsebrühe
1 EL Crème fraîche
Muskatnuss frisch gerieben
Außerdem
4 Zahnstocher

Für 2 Personen
30 Min. Zubereitung

Nährwert pro Portion:

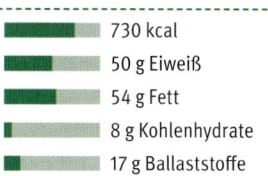

730 kcal
50 g Eiweiß
54 g Fett
8 g Kohlenhydrate
17 g Ballaststoffe

1 Für die Füllung die Avocado halbieren, entkernen, das Fruchtfleisch mit einem Löffel aus der Schale heben und in einer Schüssel mit einer Gabel fein zerdrücken. Erdbeeren abbrausen, entkelchen und in kleine Würfel schneiden. Chili waschen, halbieren, Stielansatz, weiße Trennwände und Kerne entfernen. Die Chilihälften sehr fein schneiden. Estragon abbrausen, trocken schütteln. Die Blätter von den Zweigen zupfen und mit Chili, Erdbeeren, Kokosraspel, Flohsamenschalen, ½ TL Salz und 2 Prisen Pfeffer zur Avocado geben. Alles gut vermischen und 10 Min. ruhen lassen.

2 In der Zwischenzeit die Hähnchenbrustfilets jeweils waagerecht in 2 dünne Scheiben schneiden. Die Fleischscheiben nacheinander in einen Gefrierbeutel geben und mit der flachen Seite des Fleischklopfers sehr dünn klopfen. Anschließend auf der Arbeitsfläche ausbreiten, salzen, pfeffern und gleichmäßig mit der Füllung bestreichen. Das Fleisch von der schmaleren Seite her aufrollen und mit einem Zahnstocher fixieren. Das Öl in einer Pfanne erhitzen. Die Hähnchenrouladen darin bei mittlerer Hitze in ca. 10 Min. rundherum goldbraun anbraten.

3 Für die Gemüsesauce die Möhren putzen, schälen und grob raspeln. Die Möhrenraspel mit der Gemüsebrühe in einen Topf geben, aufkochen und abgedeckt bei mittlerer Hitze ca. 8 Min. garen. Anschließend mit dem Pürierstab grob pürieren. Crème fraîche, ½ TL Salz und 2 Prisen Muskatnuss hinzufügen und unterrühren. Sauce auf zwei Teller verteilen, Hähnchenrouladen daraufsetzen und servieren.

TOFU-CURRY
mit Mango

200 g TK-Blattspinat
400 g Tofu
½ Mango
1 rote Zwiebel
½ Bund Koriandergrün
1 rote Chilischote
2 EL Rapsöl
150 ml Gemüsebrühe
150 g Kokosmilch
2 EL Erdnussbutter
(ungesüßt)
1 EL Sojasauce
2 TL Currypulver
Salz, Pfeffer
20 g Kokosraspel

Für 2 Personen
1 Std. Auftauen
35 Min. Zubereitung

Nährwert pro Portion:

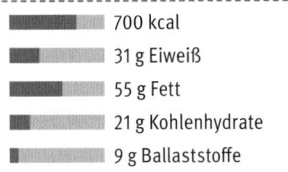

700 kcal
31 g Eiweiß
55 g Fett
21 g Kohlenhydrate
9 g Ballaststoffe

1 Spinat in ein Sieb geben, das Sieb über eine Schüssel hängen und den Spinat in ca. 1 Std. oder besser über Nacht im Kühlschrank auftauen lassen. Tofu in ca. 1 cm große Würfel schneiden. Mango schälen, das Fruchtfleisch möglichst nah vom Kern schneiden und ca. 1 cm groß würfeln.

2 Die Zwiebel schälen und fein würfeln. Koriandergrün abbrausen, trocken schütteln und samt Stängeln grob hacken. Die Chilischote waschen, halbieren, Stielansatz, weiße Trennwände und Kerne entfernen. Die Hälften fein hacken.

3 Das Öl in einer Pfanne erhitzen. Tofu-Würfel darin in ca. 3 Min. rundherum goldgelb anbraten. Dann aus der Pfanne nehmen und in einer Schale beiseitestellen.

4 Zwiebelwürfel in der Pfanne ca. 3 Min. bei mittlerer Hitze braten. Mango und Chili zugeben und 2 Min. mitbraten. Brühe, Kokosmilch, Erdnussbutter, Sojasauce, Currypulver, ½ TL Salz, 2 Prisen Pfeffer und 100 ml Wasser hinzufügen und alles unter Rühren aufkochen. Tofu und Spinat untermischen. Curry zugedeckt etwa 5 Min. bei schwacher Hitze köcheln lassen. Dabei gelegentlich umrühren.

5 Zuletzt die Kokosraspel einrühren. Das Curry in tiefe Teller verteilen und mit Koriander bestreut servieren.

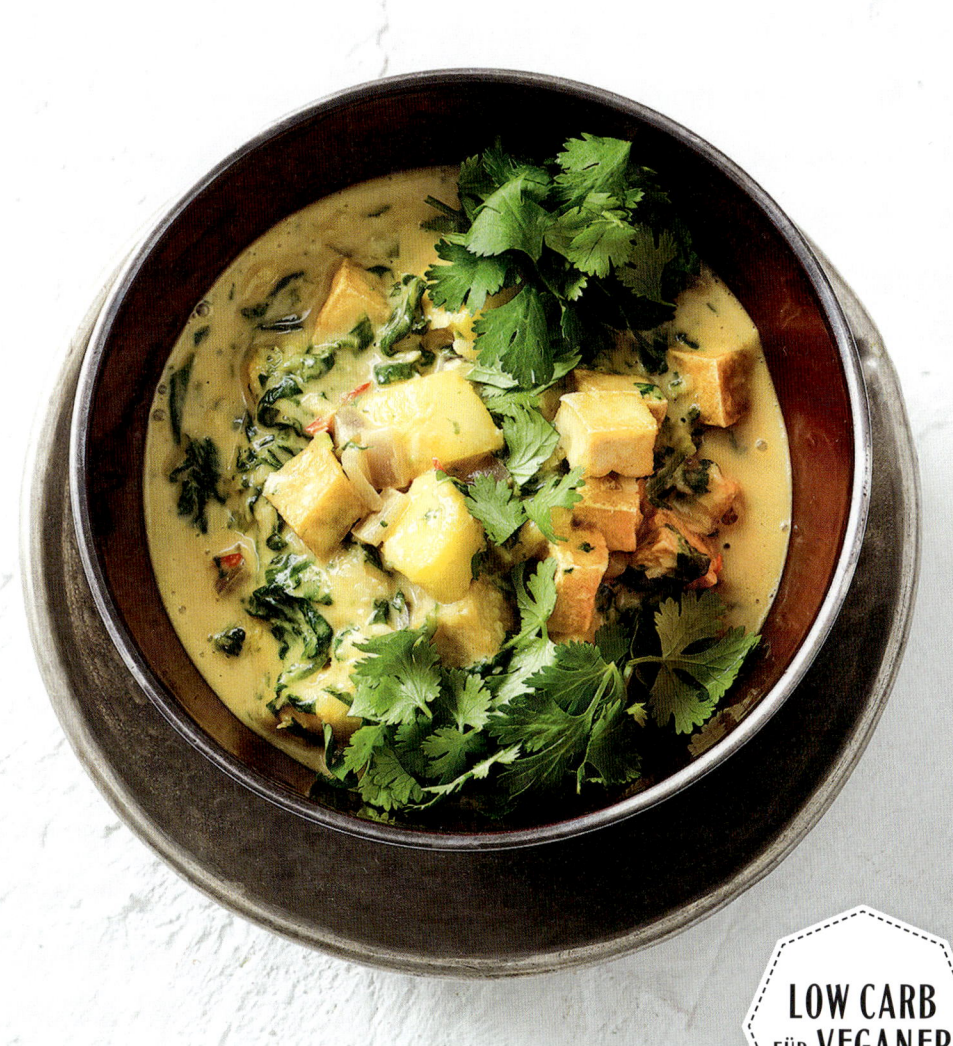

SELLERIE-LASAGNE

400 g Sellerie
100 g Möhren
1 rote Zwiebel
1 Knoblauchzehe
100 g Mozzarella
50 g Parmesan
1 EL Butter
150 g Rinderhackfleisch
1 Dose stückige Tomaten
(400 g)
Salz, Pfeffer
½ TL Muskatnuss frisch
gerieben
1 El getrocknetes Basilikum
Außerdem
1 Auflaufform
(ca. 20 × 20 cm)

Für 2 Personen
35 Min. Zubereitung
20 Min. Backen

Nährwert pro Portion:

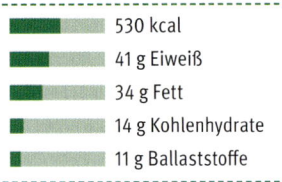

530 kcal
41 g Eiweiß
34 g Fett
14 g Kohlenhydrate
11 g Ballaststoffe

1 In einem Topf ca. 1,5 l Wasser aufkochen. Inzwischen Sellerie schälen, waschen und in ca. 0,5 cm dünne Scheiben schneiden. Am besten klappt das mit einer Brotschneidemaschine. Wer mit dem Messer schneidet, halbiert den Sellerie zunächst und schneidet ihn dann in Scheiben. Sellerie im kochenden Wasser 4–5 Min. garen, dann herausnehmen, in kaltem Wasser abkühlen und abtropfen lassen.

2 Möhren putzen, schälen und grob raspeln. Zwiebel und Knoblauch schälen. Die Zwiebel fein würfeln, den Knoblauch hacken. Mozzarella und Parmesan grob reiben, in eine Schüssel geben und gründlich vermischen.

3 Butter in einem Topf erhitzen. Hackfleisch darin bei starker Hitze ca. 3 Min. anbraten. Möhren und Zwiebeln hinzufügen und weitere 3 Min. bei gelegentlichem Rühren braten. Tomaten unterrühren. Sauce mit 1 TL Salz, 2 Prisen Pfeffer, Muskatnuss und Basilikum würzen. Die Sauce abgedeckt bei schwacher Hitze ca. 15 Min. köcheln lassen.

4 Inzwischen den Backofen auf 200° vorheizen. Etwa 2–3 Kellen Hackfleischsauce in die Auflaufform geben. Die Hälfte vom Sellerie in einer Lage hineinschichten und mit der halben Menge Käse bestreuen. Mit einer weiteren Schicht Hackfleischsauce, Sellerie und Käse abschließen. Lasagne im vorgeheizten Ofen (Mitte) 15–20 Min. backen. Dann herausnehmen und in der Auflaufform servieren.

Wen der spontane Lasagne-Hunger packt, kommt bei diesem Rezept voll auf seine Kosten. Statt Nudelplatten sorgen Selleriescheiben für die richtige Schichtung, viel Geschmack und natürlich dafür, dass alles strikt Low Carb bleibt.

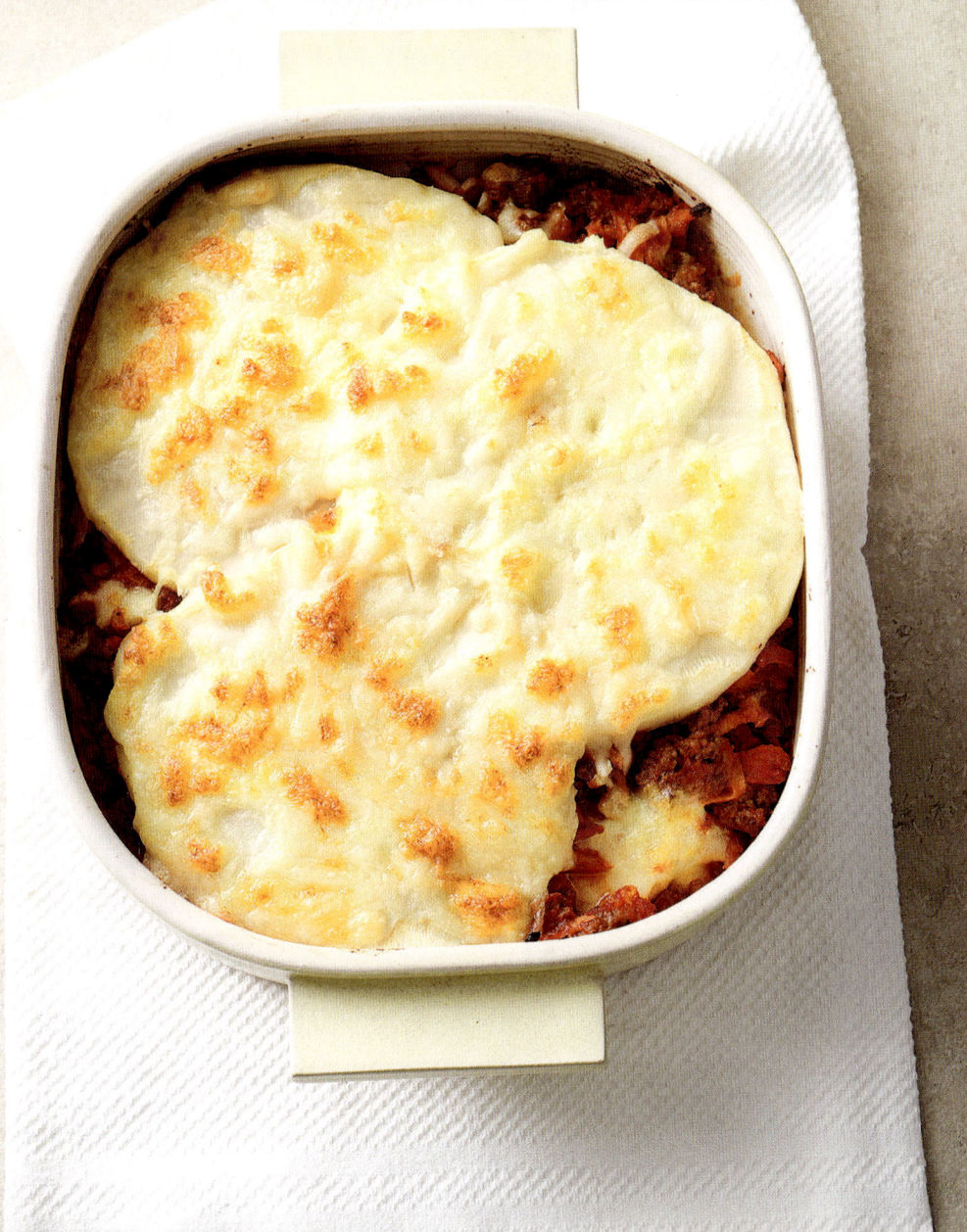

VEGGIE-
KOST FÜR DEN
WINTER

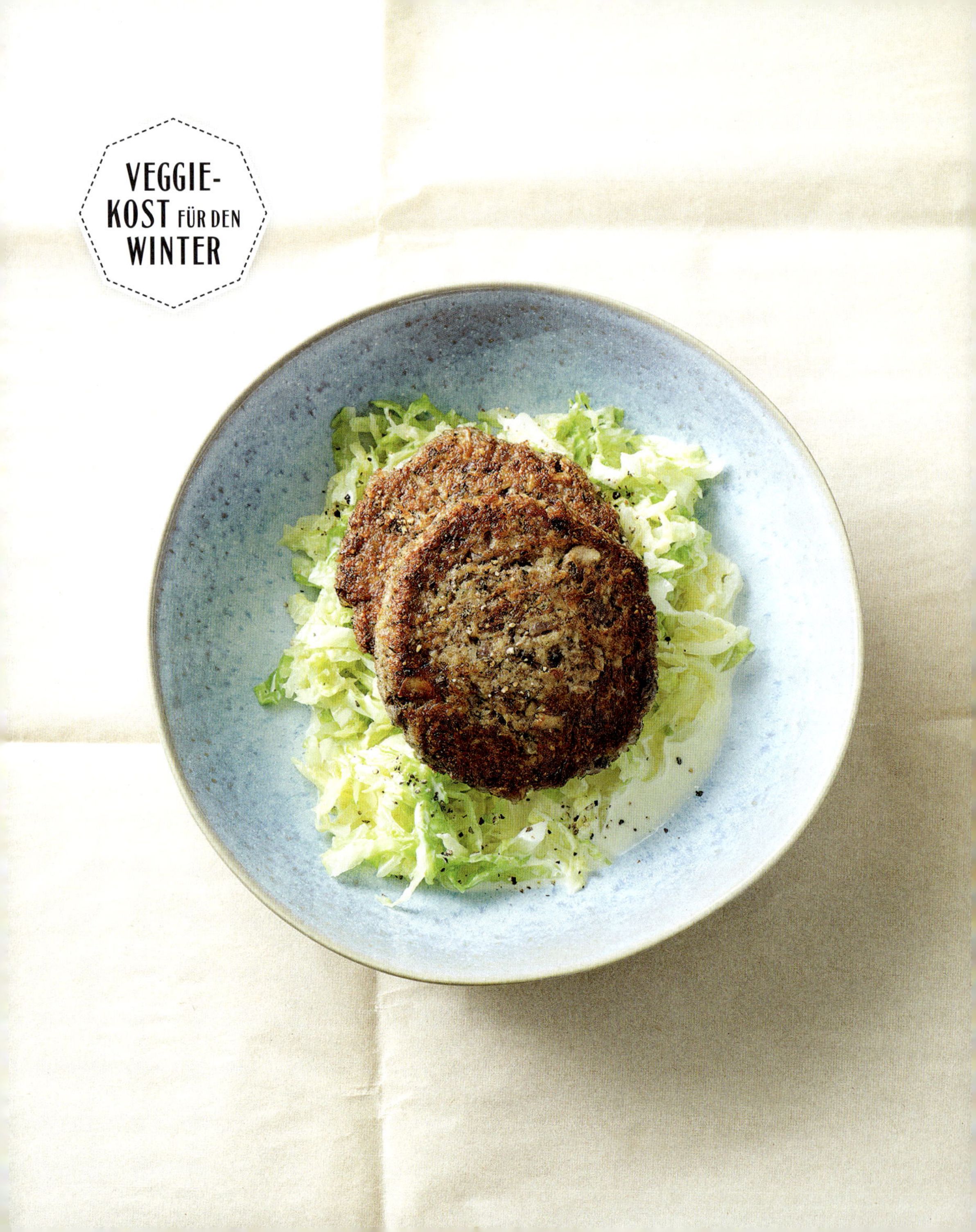

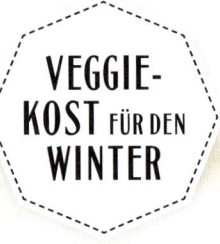

CHAMPIGNON-BRATLINGE
auf Rahm-Wirsing

300 g Champignons
1 rote Zwiebel
1 EL Butter
1 TL TK-Dill
Salz, Pfeffer
1 Ei (M)
30 g blanchierte gem. Mandeln
5 g Flohsamenschalen (ca. 3 TL)
400 g Wirsing
1 EL Butter
100 g Sahne
Muskatnuss frisch gerieben
2 EL Rapsöl

Für 2 Personen
30 Min. Zubereitung

Nährwert pro Portion:

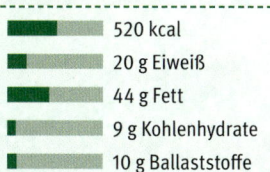

520 kcal
20 g Eiweiß
44 g Fett
9 g Kohlenhydrate
10 g Ballaststoffe

1 Pilze putzen, bei Bedarf mit Küchenpapier abreiben und fein hacken. Zwiebel schälen, fein würfeln.

2 Butter in einer beschichteten Pfanne erhitzen. Pilze und Zwiebeln darin bei großer Hitze unter Rühren etwa 3 Min. anbraten. Dill, ½ TL Salz und 2 Prisen Pfeffer hinzufügen und alles weiter garen, bis sämtliche Flüssigkeit verdampft ist. Je nach Wassergehalt der Pilze dauert dies 1–5 Min.

3 Pilz-Mix in eine Schüssel umfüllen und 10 Min. abkühlen lassen. Dann das Ei mit den Mandeln und Flohsamenschalen unterrühren und die Masse 10 Min. quellen lassen.

4 In der Zwischenzeit den Wirsing putzen, in feine Streifen schneiden, in ein Sieb geben und mit kaltem Wasser abbrausen. Gut abtropfen lassen. In einem großen Topf die Butter schmelzen. Wirsing darin bei mittlerer Hitze ca. 5 Min. anschwitzen. Die Sahne hinzufügen, das Gemüse mit ½ TL Salz sowie je 2 Prisen Pfeffer und Muskatnuss würzen und abgedeckt bei schwacher Hitze ca. 15 Min. garen.

5 Währenddessen das Öl in einer beschichteten Pfanne erhitzen. Aus der Pilzmasse 4 Bratlinge formen und in die Pfanne setzen. Mit einem Pfannenwender etwas flacher drücken und bei mittlerer Hitze 3–4 Min. von jeder Seite knusprig anbraten. Rahm-Wirsing auf Tellern anrichten, Bratlinge daraufsetzen und sofort servieren.

SPARGEL-CRESPELLE

100 g Frischkäse
(Doppelrahmstufe)
100 ml Milch (3,5 % Fett)
5 Eier (M)
5 g Flohsamenschalen
(ca. 3 TL)
20 g Kokosmehl
4 TL Butter
300 g grüner Spargel
Salz
4 Scheiben Gouda
4 Scheiben gekochter
Schinken
100 g Erdnusskerne (geröstet und gesalzen)
150 ml Rapsöl

Für 2 Personen
40 Min. Zubereitung

Nährwert pro Portion:

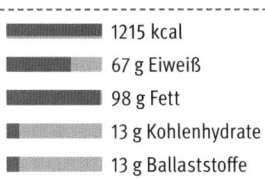

1215 kcal
67 g Eiweiß
98 g Fett
13 g Kohlenhydrate
13 g Ballaststoffe

1 Frischkäse, Milch, 4 Eier, Flohsamenschalen und Kokosmehl zu einem glatten Teig verrühren. In einer beschichteten Pfanne (Ø 26 cm) 1 TL Butter bei mittlerer Hitze schmelzen. Ein Viertel des Teigs in die Pfanne geben und mit einem Küchenspatel gleichmäßig auf dem Boden verstreichen. Den Deckel auf die Pfanne legen und den Pfannkuchen bei mittlerer Hitze etwa 2 Min. braten, dann wenden, wieder abdecken und in ca. 2 Min. fertig backen. Auf einen Teller gleiten lassen. Aus dem übrigen Teig und der restlichen Butter drei weitere Pfannkuchen in gleicher Weise backen.

2 Spargel waschen, holzige Enden abschneiden. Die Stangen im unteren Drittel schälen und quer halbieren. Spargelstücke in kochendem Salzwasser ca. 8 Min. garen. Herausnehmen, kalt abschrecken und abtropfen lassen.

3 Pfannkuchen mit je 1 Scheibe Käse, 1 Scheibe Schinken und einem Viertel Spargel belegen. Die Pfannkuchen links und rechts zur Mitte hin einschlagen und möglichst straff von unten aufrollen. Auf die offene Seite legen.

4 Erdnüsse im Blitzhacker fein hacken und auf einem flachen Teller ausstreuen. Das übrige Ei in einen tiefen Teller aufschlagen und verquirlen. Die Spargelrollen erst im Ei, danach in den Erdnüssen wenden.

5 In einer beschichteten Pfanne 75 ml Öl erhitzen und zwei Spargelrollen darin in 4–5 Min. rundherum goldbraun braten. Auf Küchenpapier abtropfen lassen. Die übrigen Spargelrollen in gleicher Weise herausbacken. Crespelle auf Tellern anrichten und noch warm genießen.

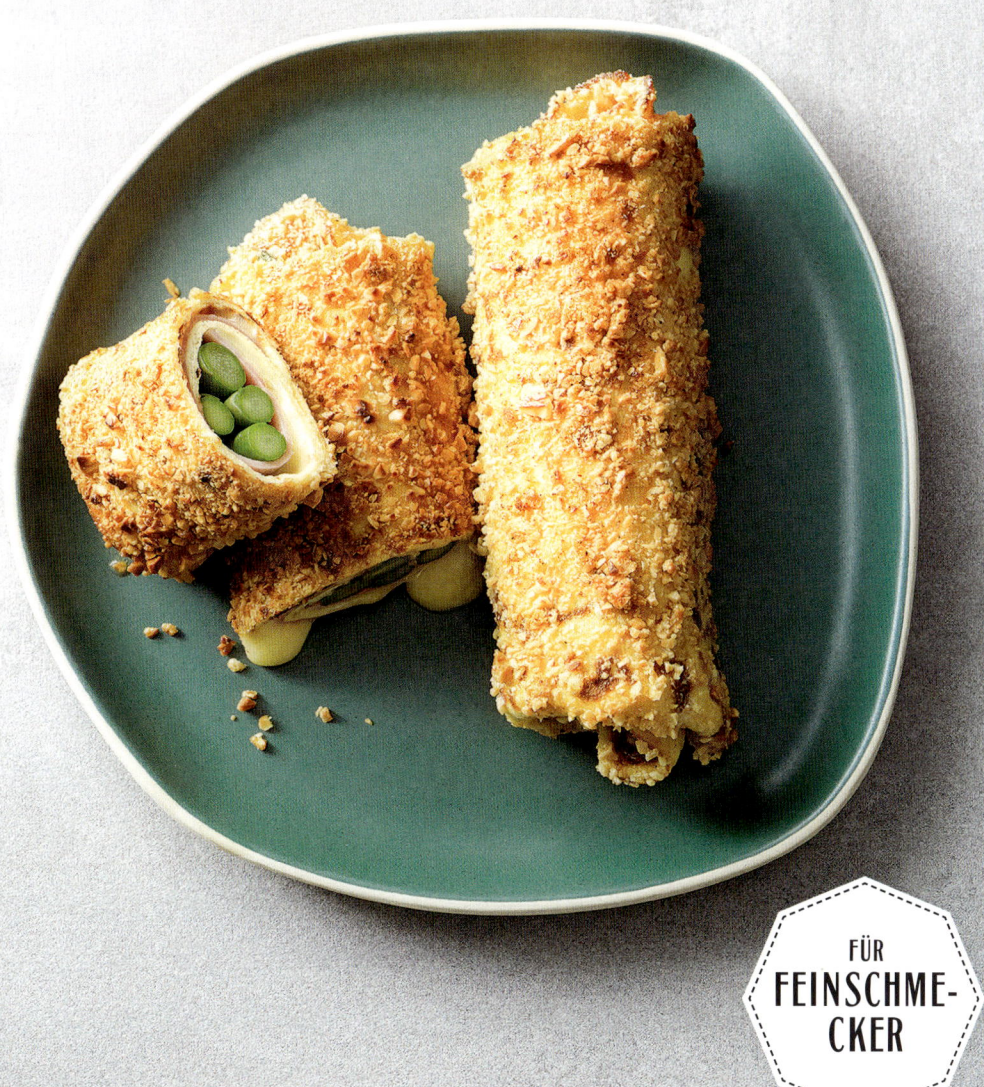

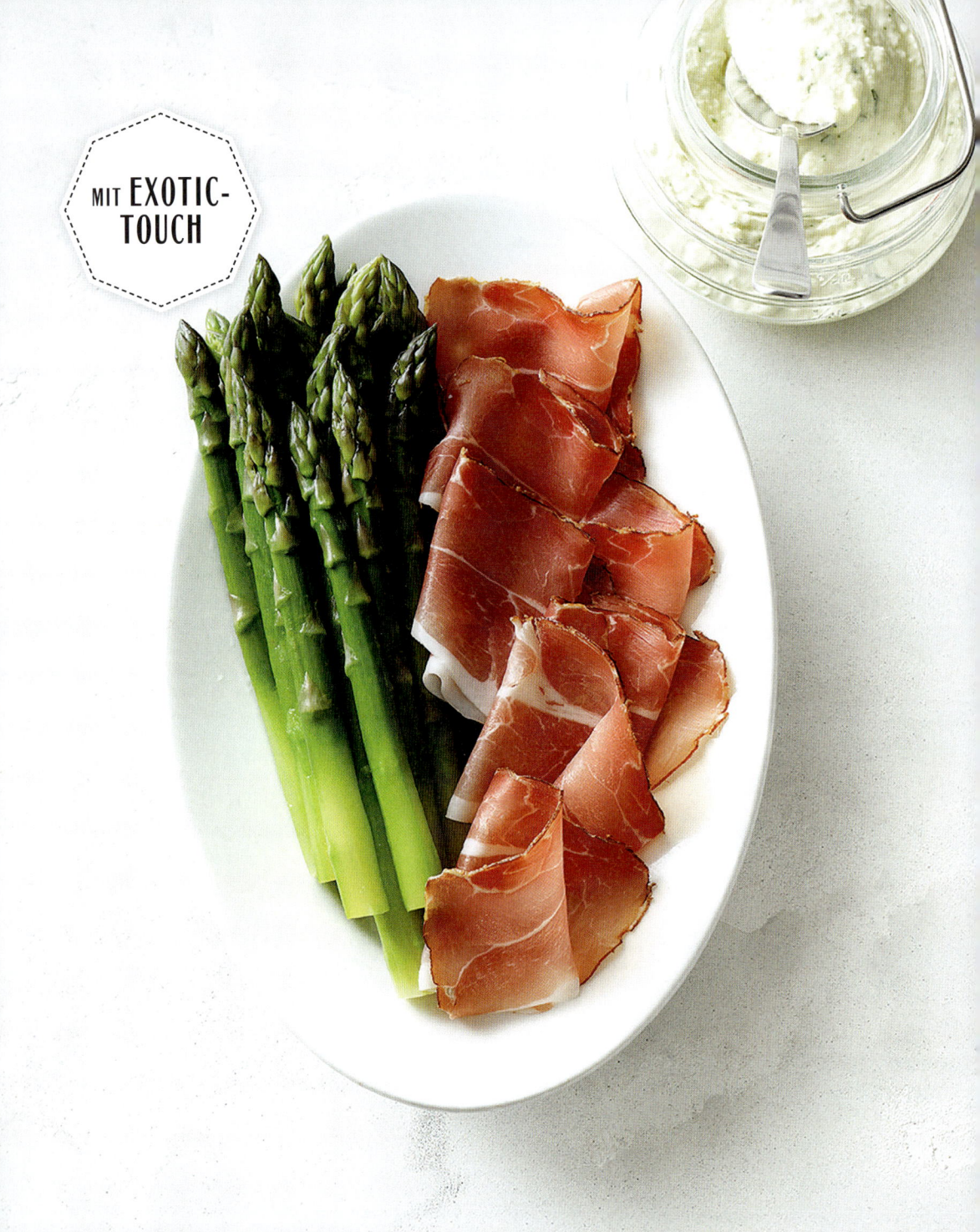

SPARGEL

mit Kokos-Mayonnaise

1,2 kg grüner Spargel
Salz
1 Zweig Estragon
40 ml Sojadrink
2 Eigelb (M)
1 El Erythrit
1 TL mittelscharfer Senf
1 EL Zitronensaft
60 g Kokosöl
2 EL Kokosraspel
Pfeffer
200 g hauchdünne Scheiben
Schwarzwälder Schinken

Für 2 Personen
30 Min. Zubereitung

1 In einem Topf etwa 2 l Wasser mit 2 TL Salz aufkochen. Spargel waschen, holzige Enden abschneiden. Die Stangen im unteren Drittel schälen. Spargelstangen im kochenden Salzwasser in 12–15 Min. wachsweich garen.

2 In der Zwischenzeit den Estragon abbrausen, trocken schütteln. Blätter von den Stängeln zupfen, mit Sojadrink, Eigelben, Erythrit, Senf und Zitronensaft in einen hohen Rührbecher geben und zu einer cremigen Mayonnaise pürieren. Dann das Kokosöl nach und nach untermixen.

3 Kokosraspel, ½ TL Salz und 2 Prisen Pfeffer zugeben und weitere 15 Sek. mixen. Mayonnaise in zwei Dipschalen umfüllen. Spargel mit einer Schaumkelle aus dem Topf heben und abtropfen lassen. Mit dem Schinken auf zwei flachen Tellern anrichten. Die Mayonnaise dazu reichen.

VARIANTE:
Mayonnaise gelingt besonders gut mit zimmerwarmen Zutaten. Für die vegane Variante einfach das Ei weglassen und nur 50 g Kokosöl verwenden. Doch bedenken Sie bitte, dass die Konsistenz dann weniger fest ist und die Bindung nicht so lange anhält. Bereiten Sie vegane Mayonnaise daher immer erst kurz vor dem Verzehr zu. Den Schinken ersetzen Veganer durch scharfen Tofu (> S. 108).

Nährwert pro Portion:

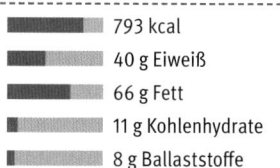

- 793 kcal
- 40 g Eiweiß
- 66 g Fett
- 11 g Kohlenhydrate
- 8 g Ballaststoffe

Topinambur ist die Low-Carb-Alternative zur Kartoffel. Denn das Wurzelgemüse lässt sich ähnlich verwenden, enthält aber keine Stärke, sondern Inulin, einen wasserlöslichen Ballaststoff. Die ideale Zutat für das Kochen nach der neuen Low-Carb-Formel!

TOPINAMBUR-GRATIN
mit Hackfleischbällchen

1 Zitrone
400 g Topinambur
1 Zwiebel
2 Knoblauchzehen
1 EL Butter
150 g Sahne
50 ml Milch (3,5 % Fett)
Salz, Pfeffer
Muskatnuss frisch gerieben
300 g Rinderhackfleisch
1 Ei (M)
1 TL mittelscharfer Senf
2 TL getrockneter Majoran
1 TL Paprikapulver edelsüß
2 g Flohsamenschalen
1 EL Butterschmalz
Außerdem
Auflaufform (ca. 15 × 15 cm)

Für 2 Personen
30 Min. Zubereitung
40 Min. Backen

1 Backofen auf 220° vorheizen. Zitrone halbieren, den Saft auspressen und mit 1 l Wasser in einer Schüssel vermischen. Topinambur schälen, in dünne Scheiben schneiden und in das Zitronenwasser geben. Zwiebel schälen, in feine Streifen schneiden. Knoblauch schälen, fein hacken.

2 Butter in einer Pfanne schmelzen und die Zwiebeln darin bei mittlerer Hitze ca. 3 Min. anbraten. Topinambur durch ein Sieb abgießen und wieder in die Schüssel geben. Zwiebeln, Knoblauch, Sahne, Milch, ½ TL Salz und je 2 Prisen Pfeffer und Muskatnuss hinzufügen und alles gründlich vermischen. Die Masse in die Auflaufform geben und im vorgeheizten Ofen (Mitte) in ca. 40 Min. goldbraun backen.

3 In der Zwischenzeit in einer Schüssel das Hackfleisch mit Ei, Senf, Majoran, Paprikapulver, Flohsamenschalen, ½ TL Salz und 2 Prisen Pfeffer gründlich verkneten. Butterschmalz in einer Pfanne schmelzen. Aus der Hackfleischmasse vier Kugeln formen, in die Pfanne setzen und mit dem Pfannenwender etwas flacher drücken. Abgedeckt ca. 4 Min. bei mittlerer Hitze braten, dann wenden und in weiteren 4 Min. bei aufgelegtem Deckel fertig braten. Gratin aus dem Ofen nehmen und auf zwei Tellern anrichten. Je zwei Hackfleischbällchen dazugeben und servieren.

Nährwert pro Portion:

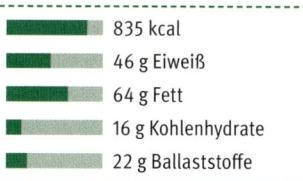

835 kcal
46 g Eiweiß
64 g Fett
16 g Kohlenhydrate
22 g Ballaststoffe

KABELJAU

mit Kräuterkruste

2 Kabeljaufilets (à 180 g)
50 ml trockener Weißwein
(ersatzweise 45 ml Wasser
und 1 TL Zitronensaft)
50 g Pecorino
50 g Parmesan
2 Knoblauchzehen
70 g zimmerwarme Butter
2 EL TK-Petersilie
½ TL getrockneter Thymian
Salz, Pfeffer
500 g Lauch
1 Zwiebel
Muskatnuss frisch gerieben
100 ml Gemüsebrühe
Außerdem
Auflaufform (ca. 15 × 15 cm)

Für 2 Personen
35 Min. Zubereitung
20 Min. Backen

1 Den Backofen auf 220° vorheizen. Kabeljaufilets in die Auflaufform geben und mit Wein übergießen.

2 Pecorino und Parmesan fein reiben. Knoblauch schälen, fein hacken. Käse, Knoblauch, 50 g Butter, Petersilie, Thymian, ½ TL Salz und 2 Prisen Pfeffer in einer Schüssel verrühren. Die Masse zu gleichen Teilen auf den Fischfilets verstreichen. Fisch im Ofen (Mitte) 15–20 Min. backen.

3 Inzwischen die Lauchstangen putzen, längs halbieren und quer in feine Streifen schneiden. Lauchstücke in einem Sieb gründlich abbrausen und abtropfen lassen. Zwiebel schälen, fein würfeln. Übrige Butter in einem Topf erhitzen. Zwiebel und Lauch darin ca. 3 Min. bei mittlerer Hitze dünsten, mit ½ TL Salz und 2 Prisen Muskatnuss würzen. Brühe angießen, aufkochen und den Lauch 3–4 Min. garen.

4 Fisch am Ende der Backzeit aus dem Ofen nehmen. Das Lauchgemüse samt Fond auf zwei Tellern anrichten. Die Kabeljaufilets daraufsetzen und sofort servieren.

Nährwert pro Portion:

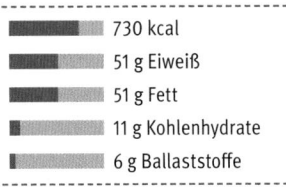

730 kcal
51 g Eiweiß
51 g Fett
11 g Kohlenhydrate
6 g Ballaststoffe

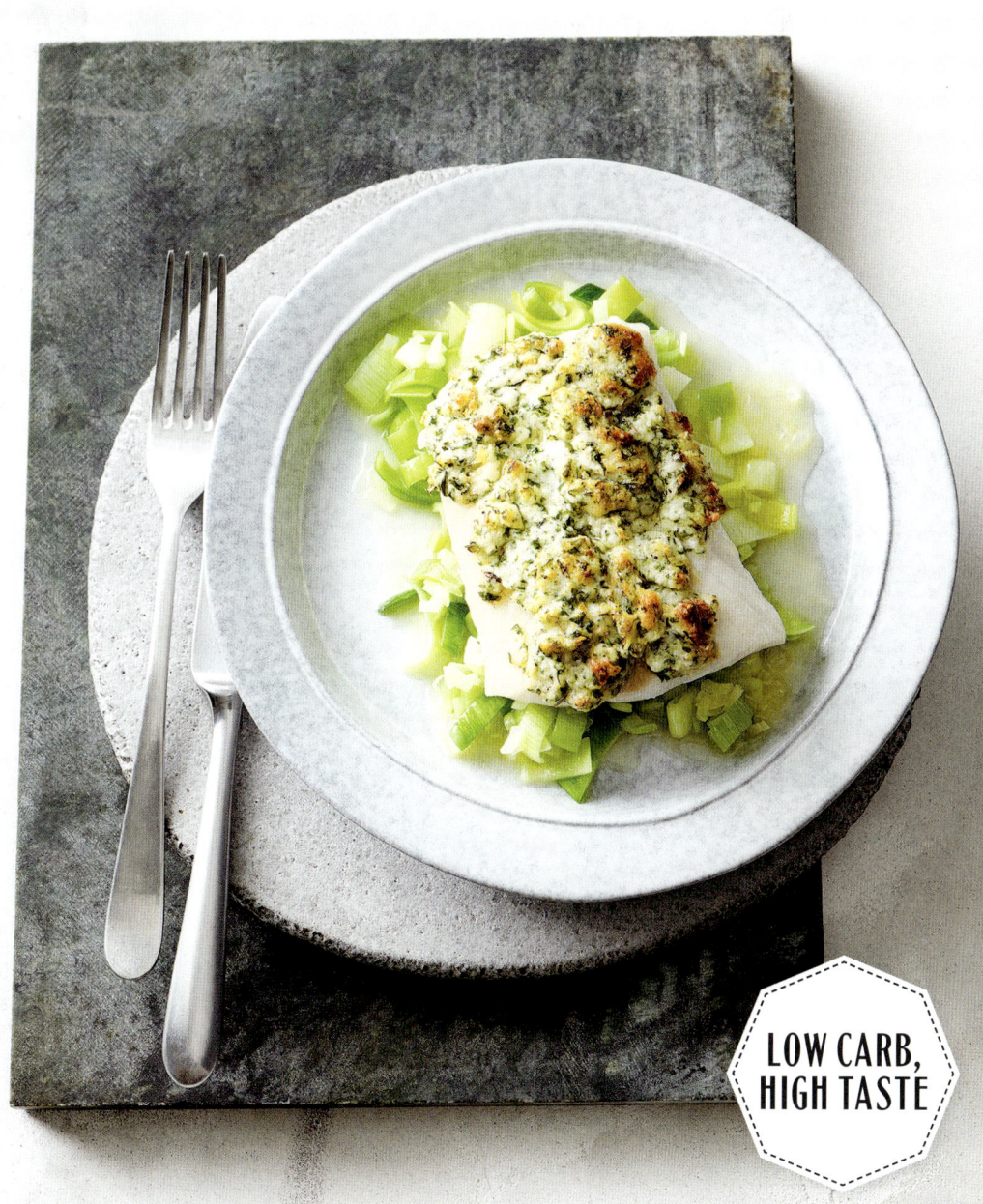

LOW CARB,
HIGH TASTE

KABELJAU

mit gebratenen Tomaten

200 g Kirschtomaten
3 Stängel Basilikum
200 g Rosenkohl (ersatzweise TK-Rosenkohl)
1 Ei (M)
1 EL Mohnsamen
2 EL Leinsamen
2 EL Sesam
2 EL Butter
2 EL Olivenöl
2 Kabeljaufilets (à 180 g)
Salz, Pfeffer

Für 2 Personen
30 Min. Zubereitung

Nährwert pro Portion:

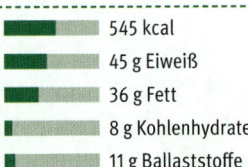

545 kcal
45 g Eiweiß
36 g Fett
8 g Kohlenhydrate
11 g Ballaststoffe

1 Tomaten waschen und halbieren. Basilikum abbrausen, trocken schütteln. Die Blätter von den Stängeln zupfen und in Streifen schneiden. Rosenkohl putzen, äußere Blätter entfernen. Die Röschen waschen und vierteln. TK-Ware auftauen lassen und vierteln. Das Ei in einen tiefen Teller aufschlagen und verquirlen. Mohn-, Leinsamen und Sesam vermischen und auf einem flachen Teller ausstreuen.

2 Butter und Öl in eine beschichtete Pfanne geben und erhitzen. Fisch salzen, pfeffern, erst im Ei, dann in den Saaten wenden und in die Pfanne geben. Auf beiden Seiten 2–3 Min. bei mittlerer Hitze anbraten. Auf einen Teller legen und mit einem weiteren Teller zum Warmhalten abdecken.

3 In der gleichen Pfanne den Rosenkohl ca. 3 Min. anbraten. Tomaten dazugeben und weitere 3 Min. braten. Das Gemüse mit ½ TL Salz und 2 Prisen Pfeffer würzen. Fisch auf das Gemüse setzen, 3 EL Wasser hinzufügen und Basilikum darüberstreuen. Abgedeckt weitere 3 Min. garen.

4 Mit einem Pfannenwender die Fischfilets zusammen mit dem Gemüse aus der Pfanne heben und auf zwei Tellern anrichten. Sofort servieren und genießen.

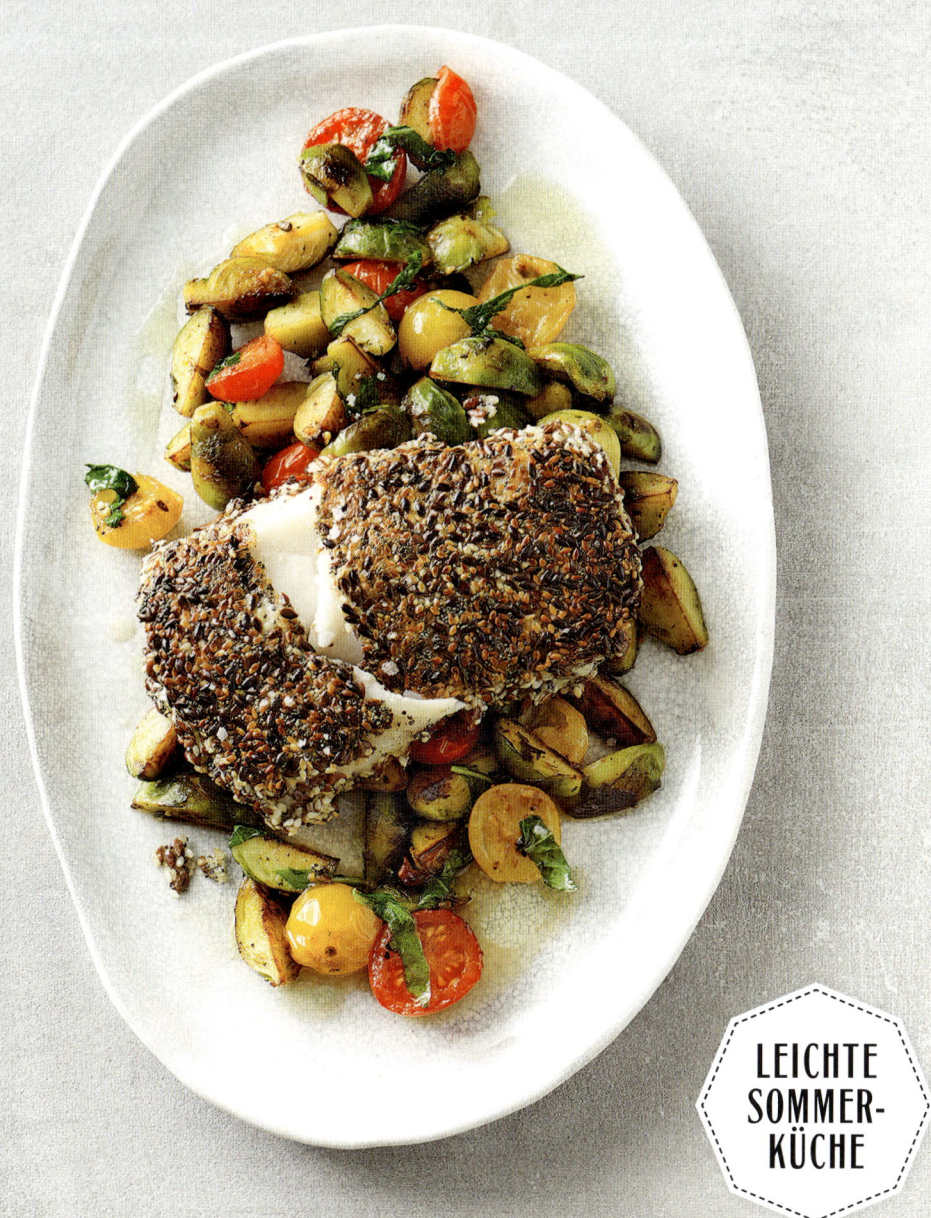

Sie stammt aus Thailand, verdankt ihren Namen der Stadt, in der sie erstmals kreiert wurde und verleiht nicht nur Asia-Gerichten den unverwechselbaren Geschmack – die scharfe Chilisauce Sriracha ist auch der ultimative Würz-Kick für Gemüse und Dips!

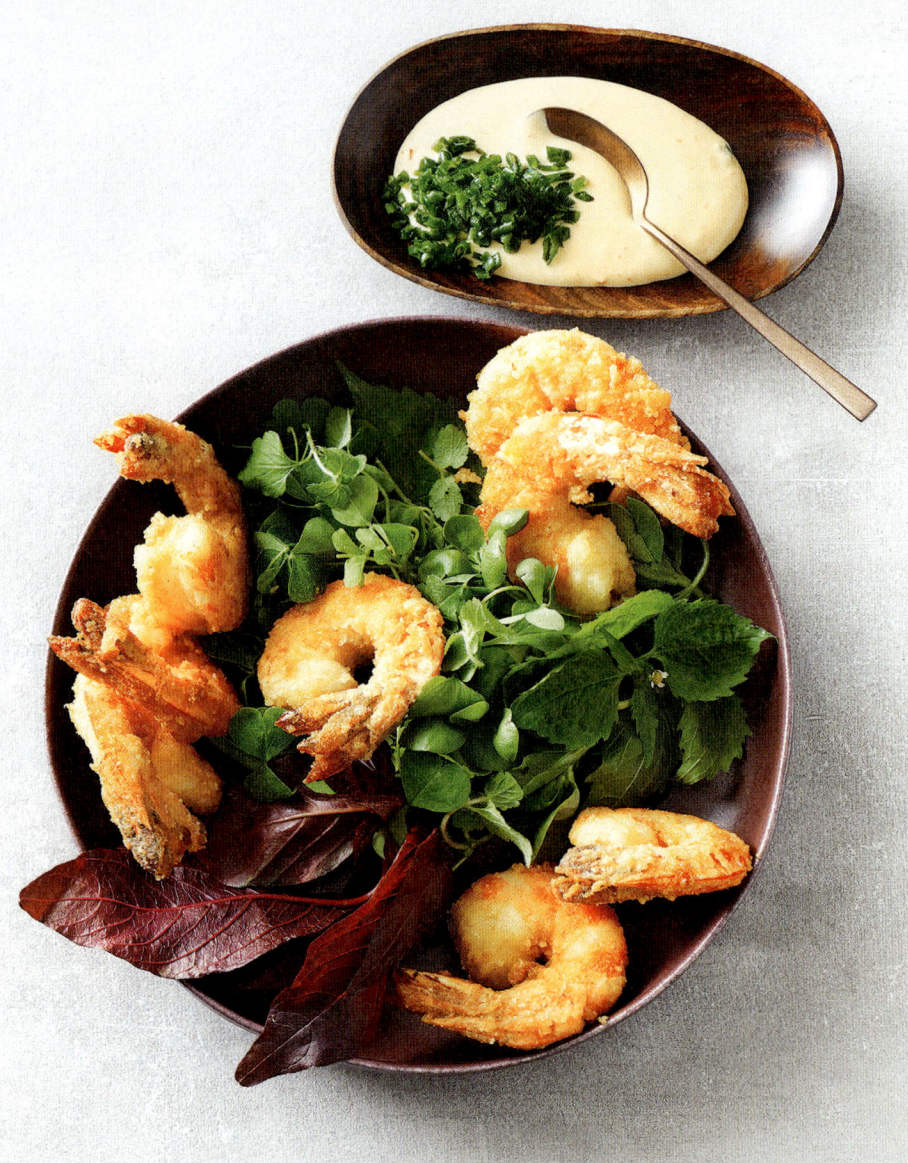

GARNELEN IM TEIGMANTEL
mit spicy Dip

30 g Gouda
1 TL Backpulver
60 g Kokosmehl
Salz, Pfeffer
2 Eier (M)
400 g rohe Riesengarnelen
(küchenfertig)
100 g Wildkräutersalat
1 rote Chilischote
60 g Mayonnaise
60 g griech. Sahne-
joghurt
1 TL Sriracha (Chilisauce,
Asienladen)
1 TL Limettensaft
Salz
1 EL TK-Schnittlauch
4 EL Rapsöl

Für 2 Personen
35 Min. Zubereitung

Nährwert pro Portion:

- ▬▬▬ 860 kcal
- ▬▬▬ 56 g Eiweiß
- ▬▬▬ 62 g Fett
- ▬ 11 g Kohlenhydrate
- ▬ 12 g Ballaststoffe

1 Den Käse grob zerkleinern. Zusammen mit Backpulver, Kokosmehl, ½ TL Salz und 1 Prise Pfeffer in die Küchenmaschine geben und so lange mixen, bis der Käse möglichst fein, ähnlich Grieß, zerkleinert ist.

2 Käse-Mix in eine flache Schüssel geben. Die Eier in einen tiefen Teller aufschlagen und verquirlen. Garnelen erst im Ei, dann im Käse wenden. Ein weiteres Mal panieren und 10 Min. trocknen lassen. In der Zwischenzeit den Wildkräutersalat verlesen, waschen und trocken schleudern.

3 Die Chilischote waschen, den Stielansatz entfernen. Die Chili mit Mayonnaise, Joghurt, Sriracha, Limettensaft und ½ TL Salz in einen hohen Rührbecher geben und mit dem Pürierstab cremig-fein pürieren. Spicy Dip in zwei Schälchen verteilen und mit dem Schnittlauch garnieren.

4 In einer beschichteten Pfanne (Ø 26 cm) 2 EL Öl erhitzen. Die Garnelen darin bei mittlerer Hitze in ca. 3 Min. goldgelb anbraten. Anschließend wenden, restliches Öl (2 EL) in die Pfanne geben und die Garnelen weitere 3 Min. braten.

5 Garnelen herausnehmen und auf Küchenpapier abtropfen lassen. Salatblätter flach auf zwei Tellern auslegen, Garnelen darauf anrichten und mit dem Dip servieren.

ZANDER

auf Blumenkohl-Steinpilz-Risotto

25 g getr. Steinpilze
350 g Blumenkohl
1 Schalotte
40 g Parmesan
40 g Butter
50 ml Weißwein (ersatz-
weise 45 ml Wasser und
1 TL Zitronensaft)
100 ml Gemüsebrühe
Salz, Pfeffer
Muskatnuss frisch gerieben
2 Zanderfilets mit Haut
(à 180 g)
1 TL Limettensaft
2 EL Olivenöl

Für 2 Personen
20 Min. Quellen
30 Min. Zubereitung

Nährwert pro Portion:

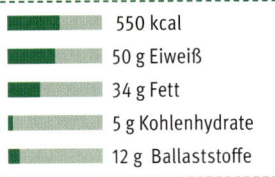

550 kcal
50 g Eiweiß
34 g Fett
5 g Kohlenhydrate
12 g Ballaststoffe

1 Pilze 20 Min. in 150 ml warmem Wasser einweichen. Dann durch ein Sieb abgießen, dabei das Einweichwasser in einer Schüssel auffangen. Pilze fein hacken. Blumenkohl putzen, in Röschen teilen und im Blitzhacker auf etwa Reiskorngrö-ße zerkleinern. In ein feines Sieb geben und kalt abbrausen. Schalotte schälen, fein würfeln. Parmesan fein reiben.

2 Butter in einem Topf schmelzen. Schalotte und Pilze darin 2–3 Min. bei mittlerer Hitze andünsten. Blumenkohl zufügen und weitere 5 Min. mit dünsten. Mit Wein ablöschen und alles so lange einkochen lassen, bis die Flüssigkeit komplett verdampft ist. Nun das Pilzwasser und die Brühe hinzufügen, alles aufkochen und bei mittlerer Hitze unter gelegentlichem Rühren ca. 12 Min. garen. Die Flüssigkeit soll am Ende der Garzeit fast vollständig verdampft sein. Bei zu wenig Flüssigkeit zwischendurch esslöffelweise Wasser nachgeben. Abschließend den Parmesan hinzufügen und unterrühren, bis er geschmolzen ist. Mit ½ TL Salz und je 2 Prisen Pfeffer und Muskatnuss abschmecken. Das Blumenkohl-Risotto soll schön cremig sein.

3 Die Hautseite der Fischfilets mit einem scharfen Messer mehrfach schräg einritzen, aber nicht durchschneiden. Mit Limettensaft beträufeln und diesen mit den Fingern verrei-ben, dann die Filets von beiden Seiten salzen und pfeffern. In einer Pfanne das Öl erhitzen. Den Fisch darin auf der Hautseite bei mittlerer Hitze ca. 3 Min. anbraten, wenden und weitere 2 Min. braten. Blumenkohl-Risotto auf Tellern anrichten, die Zanderfilets obenauf geben und servieren.

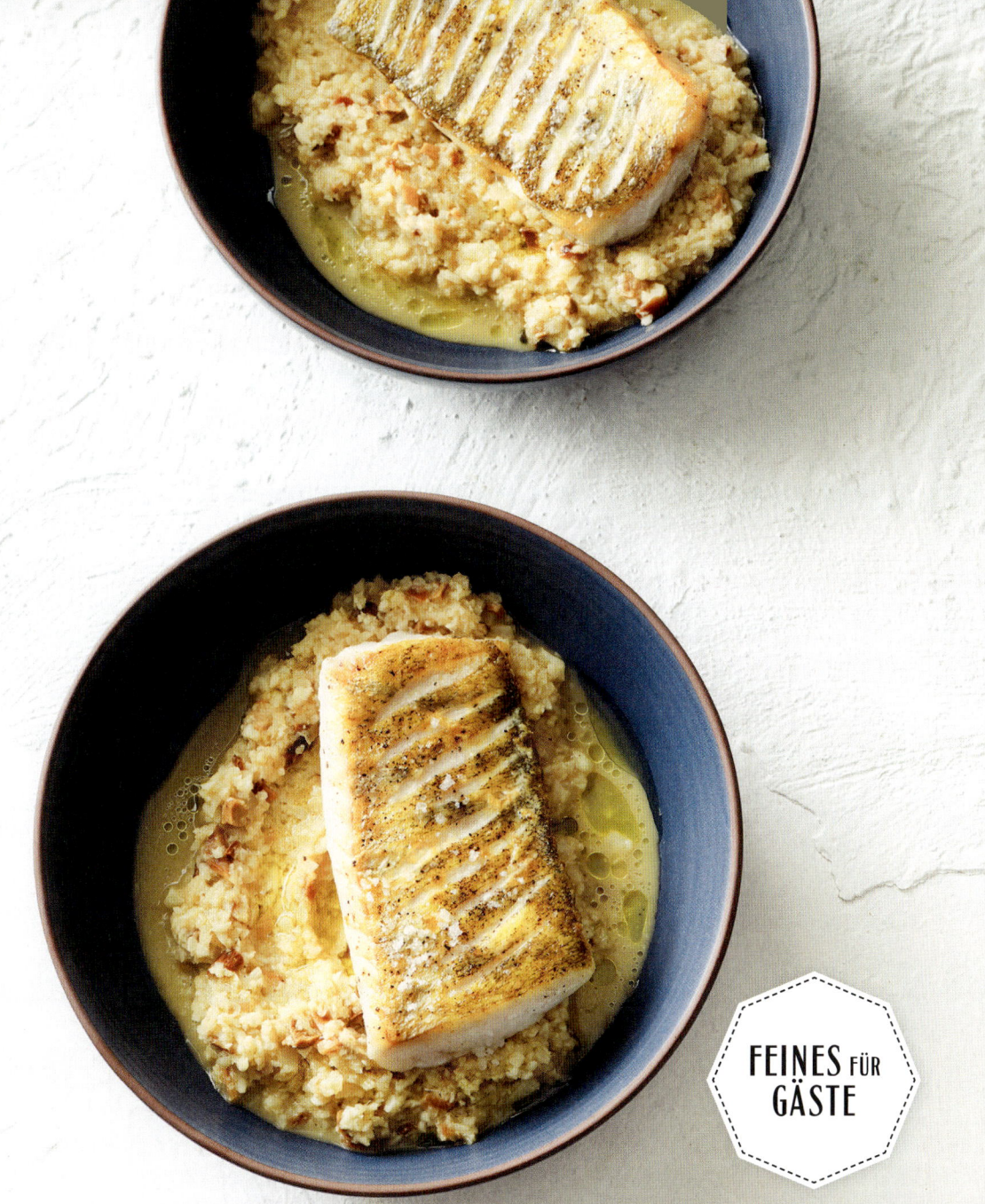

FEINES FÜR
GÄSTE

SCHARFER TOFU

mit Avocado-Salsa

200 g Tofu
2 TL Taco-Gewürz
(z. B. von Fuego)
3 EL Olivenöl
150 g Weißkohl
150 g Rotkohl
1 rote Zwiebel
1 Limette
2 EL Mayonnaise
2 TL grüne Tabasco-Sauce
Salz, Pfeffer
1 grüne Spitzpaprika
½ Bund Koriandergrün
2 TL gehackte Pistazien-
kerne
½ Avocado

Für 2 Personen
35 Min. Zubereitung

Nährwert pro Portion:

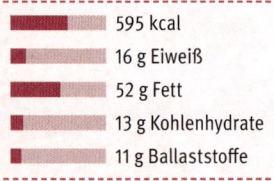

595 kcal
16 g Eiweiß
52 g Fett
13 g Kohlenhydrate
11 g Ballaststoffe

1 Tofu trocken tupfen und ca. 2 cm groß würfeln. In einer Schüssel im Gewürz wenden, bis die Würfel komplett damit überzogen sind. 2 EL Öl in einer beschichteten Pfanne erhitzen. Tofu darin bei mittlerer Hitze ca. 5 Min. anbraten. Pfanne beiseitestellen, Tofu-Würfel abkühlen lassen.

2 Weiß- und Rotkohl in feine Streifen schneiden, in ein Sieb geben, abbrausen und abtropfen lassen. Zwiebel schälen, halbieren und in feine Streifen schneiden. Limettensaft auspressen. Die Hälfte Saft mit Mayonnaise, Tabasco, ½ TL Salz und 2 Prisen Pfeffer in einer Schüssel verrühren. Kohl- und Zwiebelstreifen zugeben und alles gründlich verkneten.

3 Die Paprika waschen, halbieren, Stielansatz, weiße Trennwände und Kerne entfernen. Die Hälften in ca. 1 cm große Würfel schneiden. Koriander abbrausen, trocken schütteln und samt Stängeln mittelfein hacken. Paprikawürfel, übrigen Limettensaft, Koriander, 1 EL Öl, Pistazien, ½ TL Salz und 2 Prisen Pfeffer in einer Schüssel vermischen.

4 Avocado entkernen, das Fruchtfleisch mit einem Esslöffel aus der Schale lösen und in kleine Würfel schneiden. Avocadowürfel zur Salsa hinzufügen und alles mit einer Gabel durchmischen, dabei die Avocado etwas zerdrücken.

5 Den Krautsalat auf zwei Teller verteilen, mit jeweils der halben Menge Tofu anrichten und mit der Salsa beträufeln. Zum Mitnehmen den Salat samt Tofu und Salsa in eine dicht schließende Box füllen und bis zum Verzehr kühl lagern.

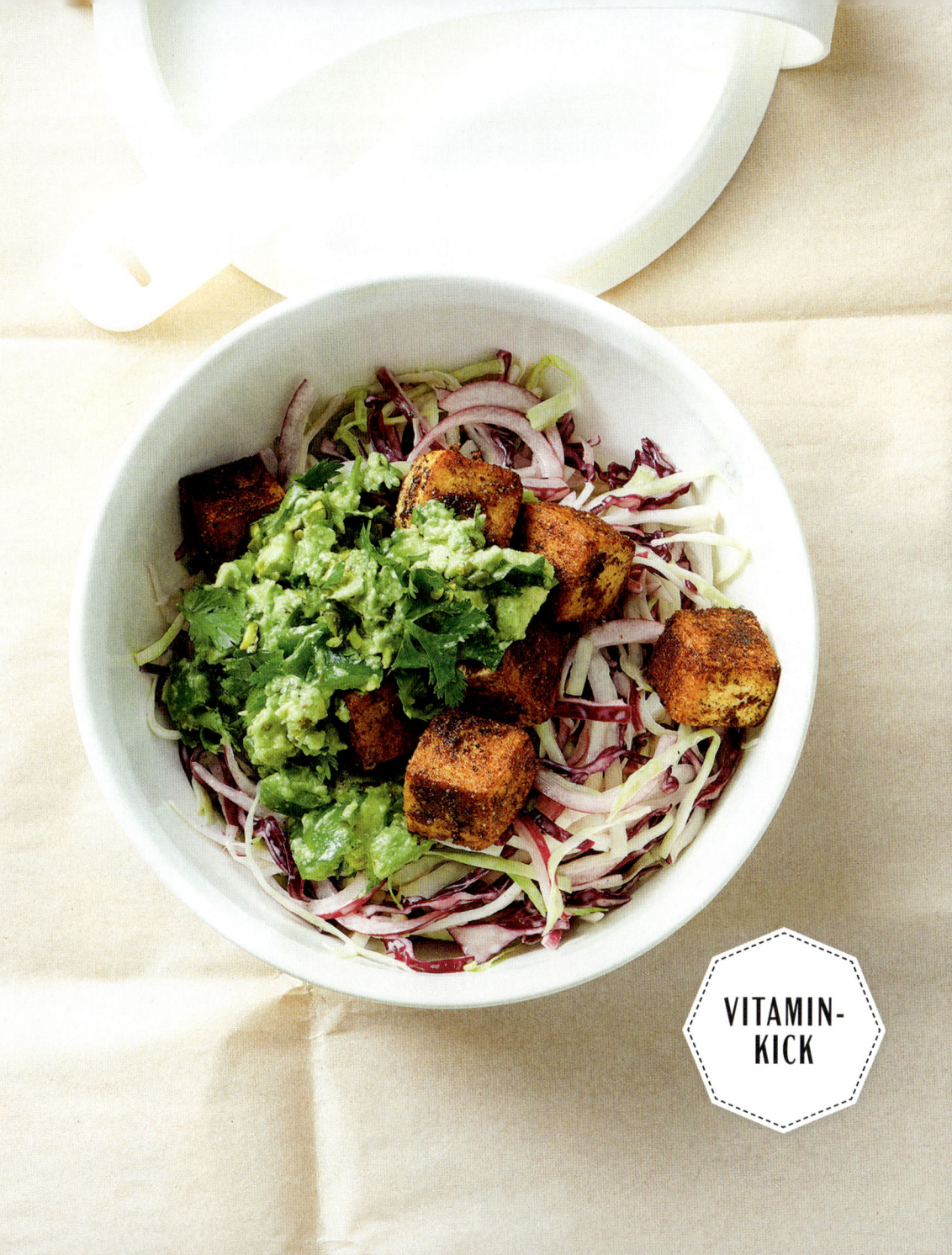

VITAMIN-
KICK

Gelungenes Crossover – Poke, das hawaiianische Nationalgericht, verdankt seinen Ursprung japanischen Gastarbeitern, die Anfang des 20. Jh. auf den Zuckerrohr- und Ananasplantagen Hawaiis ihr Geld verdienten. Das schlichte Originalrezept ist vielseitig variierbar und hat sich inzwischen zur Trendspeise entwickelt.

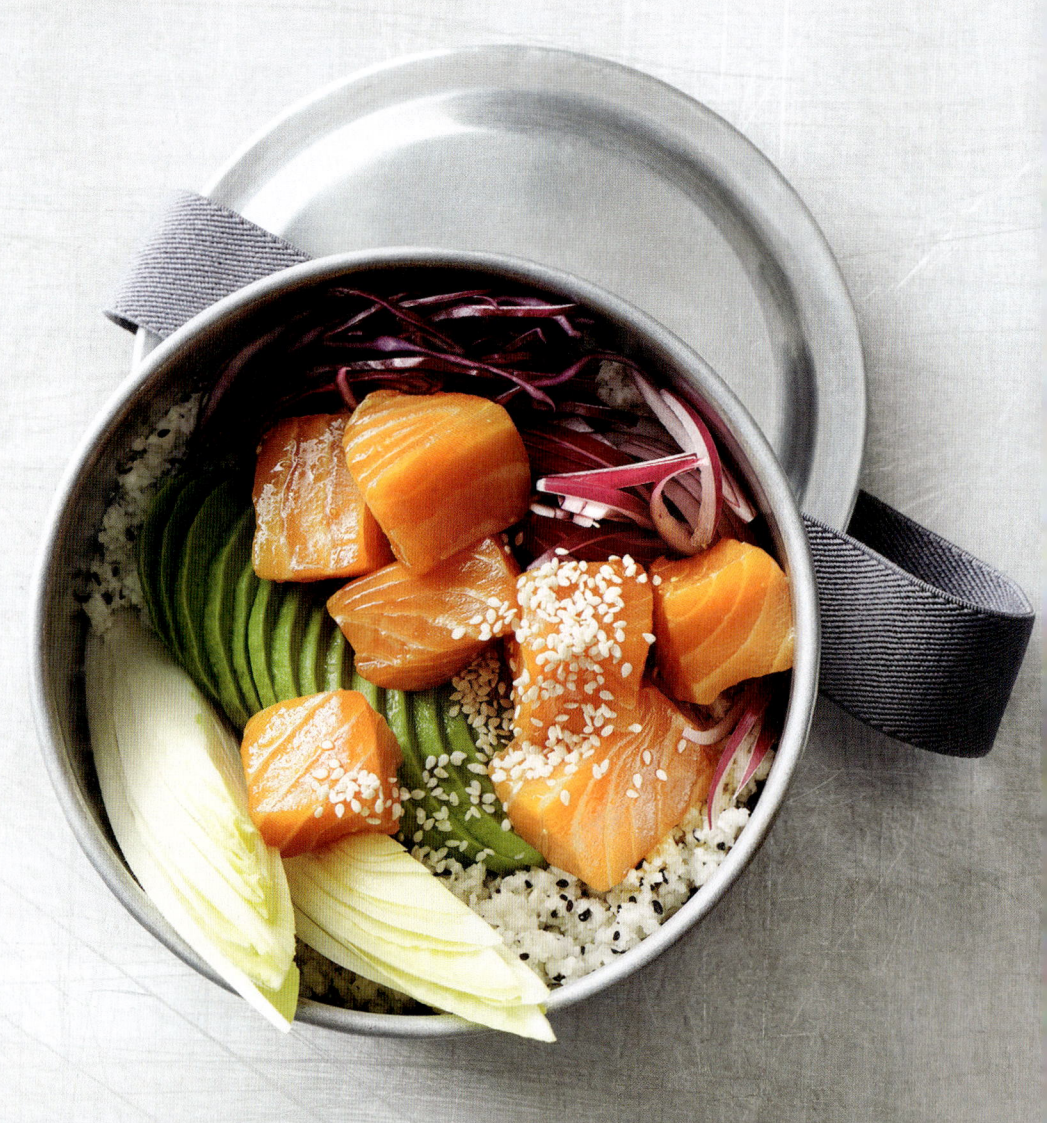

POKE BOWL MIT LACHS

300 g Blumenkohl
1 EL Kokosöl
3 EL Reisessig (ersatzweise Apfelessig)
1 EL schwarzer Sesam
Salz
300 g Lachsfilet (extrafrische Sushi-Qualität)
8 EL Tamari (glutenfreie Sojasauce, Asienladen)
2 TL Wasabipaste
2 EL Erythrit
1 rote Zwiebel
1 Avocado
2 TL Limettensaft
1 Chicorée (ca. 100 g)
50 g Rotkohl
1 TL heller Sesam

Für 2 Personen
35 Min. Zubereitung

Nährwert pro Portion:

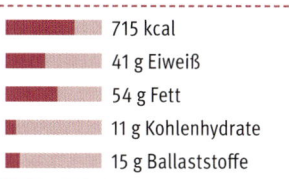

715 kcal
41 g Eiweiß
54 g Fett
11 g Kohlenhydrate
15 g Ballaststoffe

1 Blumenkohl putzen, in Röschen teilen und im Blitzhacker auf Reiskorngröße zerkleinern. In ein Sieb geben und kalt abbrausen. Kokosöl in einem Topf erhitzen. Den tropfnassen Blumenkohl darin ca. 10 Min. bei mittlerer bis schwacher Hitze unter gelegentlichem Rühren dünsten. 1 EL Essig und schwarzen Sesam untermischen, mit ½ TL Salz würzen. Das Gemüse auf Schalen verteilen und auskühlen lassen.

2 Lachs trocken tupfen und 2 cm groß würfeln. Tamari, Wasabipaste, Erythrit und restlichen Essig (2 EL) in einer Schüssel verrühren. Die Fischwürfel untermischen und abgedeckt ca. 15 Min. im Kühlschrank marinieren.

3 Die Zwiebel schälen, halbieren, in Streifen schneiden und auf die Salatschalen verteilen. Avocado halbieren und entkernen. Das Fruchtfleisch mit einem Esslöffel aus der Schale heben und quer in dünne Scheiben schneiden. Avocadoscheiben zu gleichen Teilen in die Salatschalen geben und mit je 1 TL Limettensaft beträufeln.

4 Chicorée waschen, längs vierteln und den Strunk so entfernen, dass die Blätter zusammenhalten. Je 2 Viertel am Rand der Schalen in den Blumenkohl stecken. Rotkohl in feine Streifen schneiden, in einem Sieb kalt abbrausen und abtropfen lassen. Auf die Schalen verteilen. Die Lachswürfel je zur Hälfte obenauf setzen, die Marinade darüberträufeln und alles mit je 1 TL hellem Sesam bestreuen. Sofort genießen. Für die To-go-Variante sämtliche Zutaten in zwei dicht schließende Boxen (à 1 l Fassungsvermögen) verpacken und mitnehmen. Bis zum Verzehr kühl stellen.

BUNTE GEMÜSE-POKE-BOWL

200 g Tofu
2 EL Kokosöl
3 TL Sesamöl
1 Stück Ingwer (ca. 3 cm)
3 EL Tamari (glutenfreie
Sojasauce, Asienladen)
3 EL Erythrit
1½ TL Sriracha (Chilisauce,
Asienladen)
2 EL Reisessig
2 EL Olivenöl
Salz, Pfeffer
150 g Rote Bete
150 g Möhren
1 grüner Apfel
1 kleiner Wassermelonen-
rettich (ersatzweise 100 g
weißer Rettich)
100 g Rotkohl
2 TL Chia-Samen

Für 2 Personen
35 Min. Zubereitung

Nährwert pro Portion:

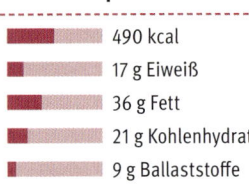

490 kcal
17 g Eiweiß
36 g Fett
21 g Kohlenhydrate
9 g Ballaststoffe

1 Tofu trocken tupfen und ca. 2 cm groß würfeln. Kokos- und 1 TL Sesamöl in einer beschichteten Pfanne erhitzen. Tofuwürfel darin bei mittlerer Hitze ca. 5 Min. anbraten.

2 Inzwischen den Ingwer schälen, fein reiben und mit je 1 EL Tamari und Erythrit sowie 1 TL Sriracha in einer weiten, flachen Schüssel mischen. Tofu hinzufügen und mit der Marinade benetzen, dann weitere 2–3 Min. rührbraten, indem nach und nach von der Marinade dazugegeben wird, bis die Würfel von einer sirupartigen Schicht umgeben sind. Pfanne dann beiseitestellen und den Tofu abkühlen lassen.

3 Essig, Olivenöl und 2 TL Sesamöl, je 2 EL Tamari und Erythrit, übriges Sriracha, 1 TL Salz sowie 2 Prisen Pfeffer in eine kleine Schüssel geben und gut verrühren.

4 Rote Bete und Möhren putzen, schälen und grob reiben. Dabei am besten Einweghandschuhe tragen, da die Roten Beten stark färben. Den Apfel waschen, vierteln und das Kerngehäuse entfernen. Die Apfelviertel in dünne Spalten schneiden. Rettich putzen, schälen, halbieren und in dünne Scheiben schneiden. Rotkohl in feine Streifen schneiden. In ein Sieb geben, abbrausen und abtropfen lassen.

5 Das Gemüse in kleinen Portionen kreisförmig an den Rand von zwei Tellern setzen und mit Dressing beträufeln. Tofu-Würfel in die Mitte geben. Alles mit je 1 TL Chia-Samen bestreuen und sofort genießen. Alternativ in gleicher Weise in zwei dicht schließende Boxen (à 1 l Fassungsvermögen) verpacken und mitnehmen. Gekühlt aufbewahren.

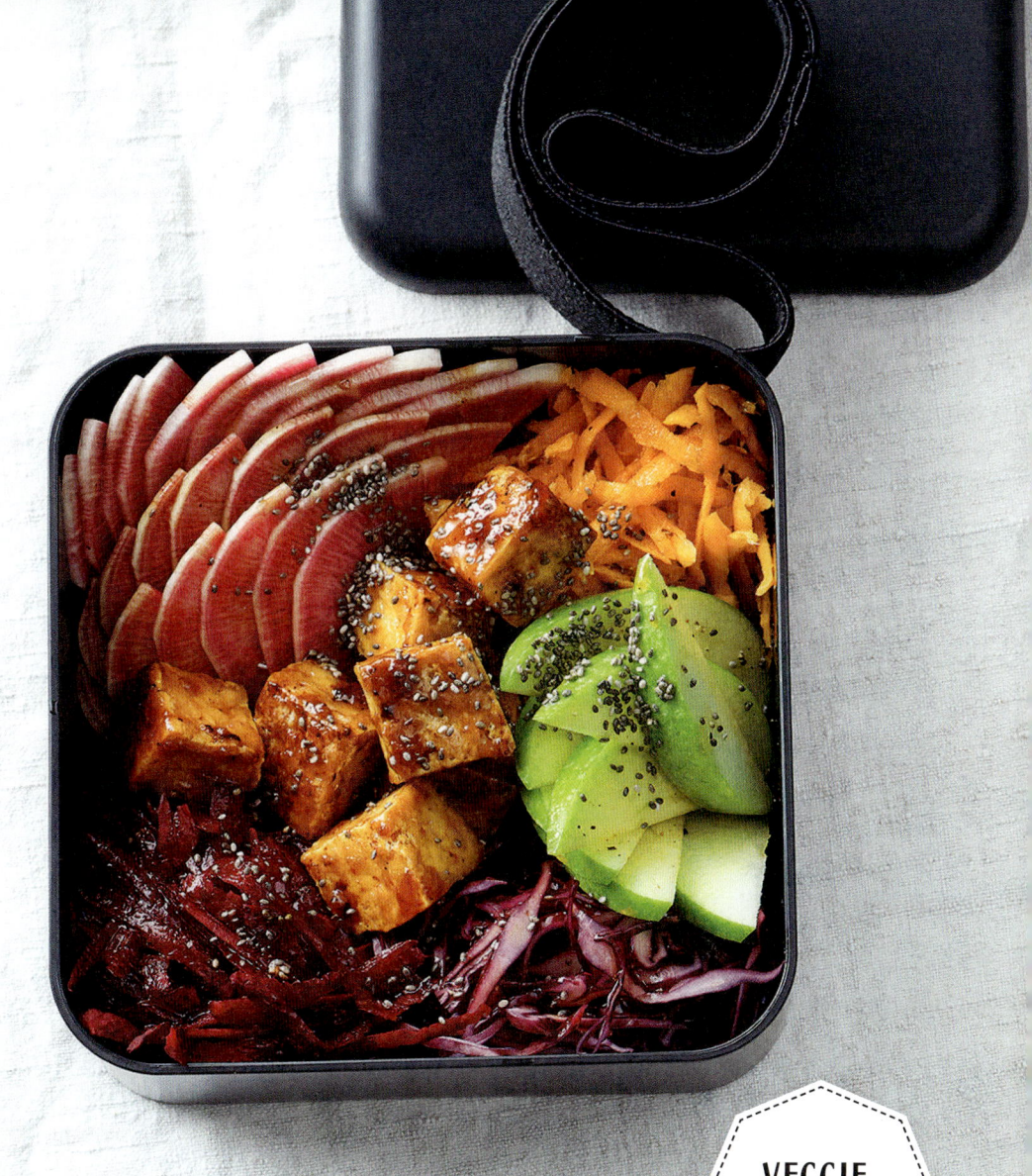

VEGGIE-
VARIANTE

PILZSALAT AUS YUNNAN

500 g Austernpilze
100 g Baby-Blattspinat
5 Stängel Koriandergrün
1 rote Chilischote
2 Knoblauchzehen
2 EL geröstetes Sesamöl
150 g Walnusskerne
½ Limette
2 EL Sojasauce
2 TL Sesam
Salz

Für 2 Personen
35 Min. Zubereitung

Nährwert pro Portion:

685 kcal
20 g Eiweiß
60 g Fett
12 g Kohlenhydrate
22 g Ballaststoffe

1 Die Austernpilze trocken mit einem Pinsel säubern, die Stielenden abschneiden. Pilze in 1 cm breite Streifen schneiden. Spinat verlesen, waschen und trocken schleudern.

2 Koriander abbrausen, trocken schütteln und mitsamt den Stängeln fein schneiden. Chilischote waschen, halbieren, Stielansatz, weiße Trennwände und Kerne entfernen. Knoblauch schälen. Chilihälften und Knoblauch fein hacken.

3 1 EL Öl in einer größeren Pfanne erhitzen. Die Walnüsse grob hacken und im heißen Öl rösten, bis sie anfangen zu duften. In eine Schüssel geben. In der gleichen Pfanne restliches Öl erhitzen und die Pilze darin bei starker Hitze ca. 2 Min. rührbraten. Pilze zu den Walnüssen geben.

4 Limettensaft auspressen. Koriander, Chili, Knoblauch, Limettensaft, Sojasoße, Sesam und 1 TL Salz zur Pilzmischung geben und alles gut miteinander vermischen.

5 Salat mit dem Spinat auf Tellern anrichten und sofort genießen. Zum Mitnehmen den Salat in dicht schließende Boxen (à 1 l Fassungsvermögen) geben, den Spinat darüberschichten und die Boxen verschließen. Bis zum Verzehr gekühlt aufbewahren. Zum Servieren je eine Salatportion auf einen Teller stürzen oder direkt aus der Box genießen.

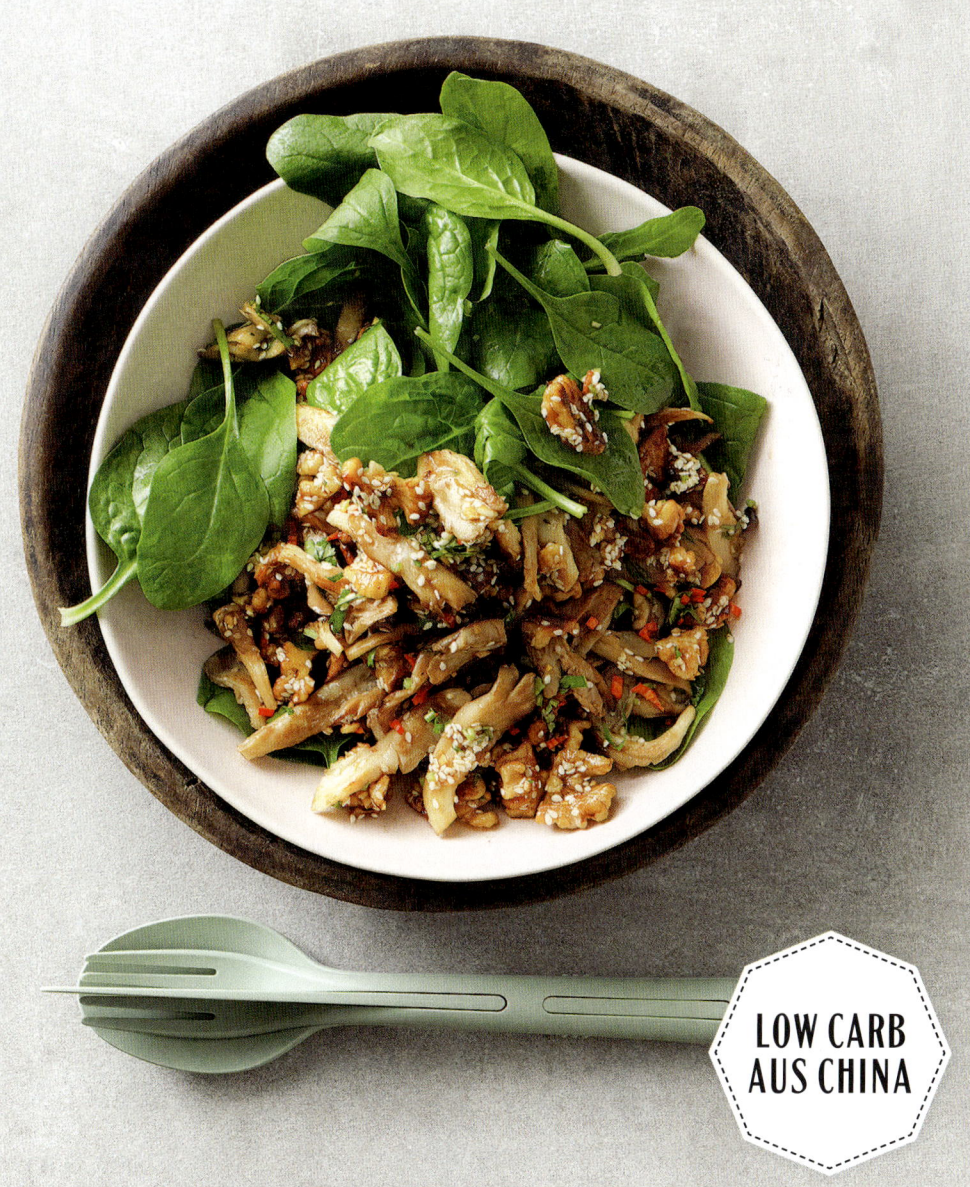

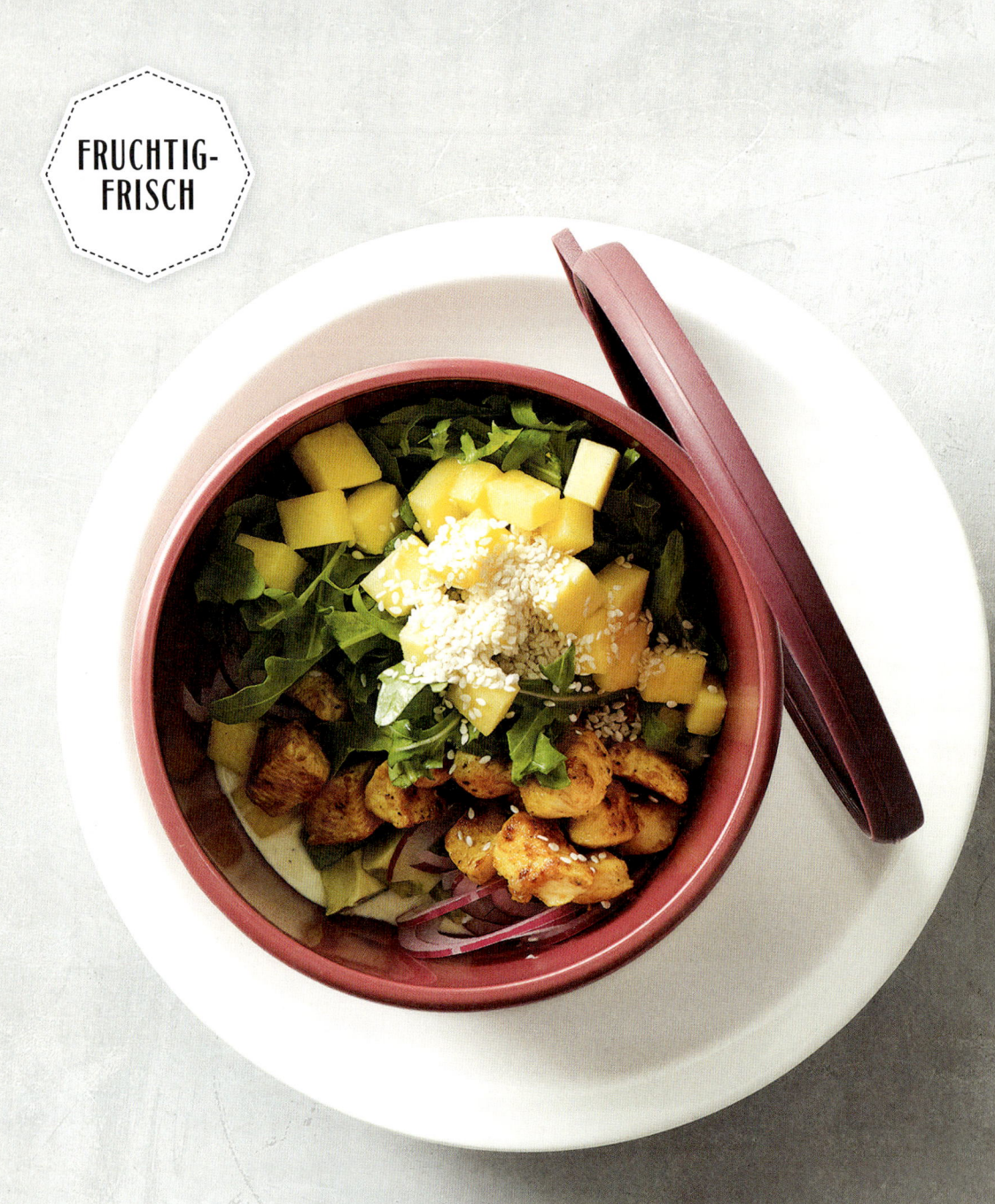

GEFLÜGELSALAT

mit Mango

300 g Hähnchenbrustfilet
1 TL Currypulver
Salz, Pfeffer
1 EL Rapsöl
½ Mango
1 rote Zwiebel
50 g Rucola
2 Avocados
60 g griech. Sahne-
joghurt
1 TL mittelscharfer Senf
2 EL Apfelessig
1 EL Erythrit
2 TL Sesam

Für 2 Personen
20 Min. Zubereitung

Nährwert pro Portion:

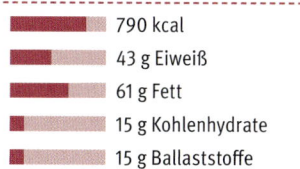

790 kcal
43 g Eiweiß
61 g Fett
15 g Kohlenhydrate
15 g Ballaststoffe

1 Hähnchenbrust trocken tupfen und ca. 1 cm groß würfeln. Mit Currypulver, ½ TL Salz und 2 Prisen Pfeffer würzen. Das Öl in einer Pfanne erhitzen. Fleischwürfel darin unter ständigem Rühren bei starker Hitze 5 Min. anbraten. Die Pfanne beiseitestellen und das Fleisch abkühlen lassen.

2 Mango schälen, das Fruchtfleisch möglichst nah vom Kern und in ca. 1 cm große Würfel schneiden. Die Zwiebel schälen, in feine Ringe schneiden. Rucola in ca. 3 cm lange Stücke schneiden, waschen und trocken schleudern. Avocados halbieren, entkernen, das Fruchtfleisch mit einem Esslöffel aus der Schale heben und ca. 1 cm groß würfeln.

3 Sahnejoghurt, Senf, Essig, Erythrit, 1 TL Salz und 2 Prisen Pfeffer in eine Schüssel geben und verrühren. Die vorbereiteten Zutaten in Salatschalen verteilen und das Dressing darüber geben. Mit je 1 TL Sesam bestreuen und servieren.

TIPP

Für die To-go-Variante zuerst das Dressing auf zwei dicht schließende Frischhalteboxen (à 1 l Fassungsvermögen) verteilen. Nacheinander jeweils die Hälfte Avocadowürfel, Zwiebeln, Fleisch, Mango und Salat einschichten und die Boxen verschließen. Bis zum Verzehr gekühlt aufbewahren. Zum Servieren jeweils eine Salatportion auf einen Teller stürzen oder direkt aus der Salatbox genießen.

KNUSPRIGE KÄSEHAPPEN
mit Brokkolisalat

60 g Cheddar
30 g Mozzarella
20 g Parmesan
1 Ei (M)
20 g Frischkäse
(Doppelrahmstufe)
25 g Kokosmehl
½ TL Backpulver
500 g Brokkoli
1 Tomate
30 g Cashewkerne
2 EL Apfelessig
2 EL Erythrit
½ TL mittelscharfer Senf
Salz, Pfeffer
3 EL Olivenöl

Für 2 Personen
35 Min. Zubereitung
10 Min. Quellen
12 Min. Backen

1 Backofen auf 200° vorheizen. Ein Backblech mit Backpapier auslegen. Cheddar, Mozzarella und Parmesan grob reiben. Das Ei in einer Schüssel verquirlen. Geriebenen Käse, Frischkäse, Kokosmehl und Backpulver hinzufügen und alles gut vermischen. Etwa 10 Min. quellen lassen.

2 Anschließend die Masse zu 8 Kugeln formen und auf das Backblech legen. Im heißen Ofen (Mitte) in ca. 10−12 Min. goldbraun und knusprig backen. Aus dem Ofen nehmen und auf einem Kuchengitter abkühlen lassen.

3 Inzwischen den Brokkoli in Röschen teilen und diese klein schneiden, waschen und abtropfen lassen. Tomate waschen, vierteln, dabei Stielansatz und Kerne entfernen. Die Viertel in kleine Würfel schneiden. Nüsse grob hacken.

4 Essig, Erythrit, Senf, ½ TL Salz und 2 Prisen Pfeffer in einer Schüssel vermischen, dann das Öl hinzufügen und unterrühren. Brokkoli und Tomate dazugeben und alles gut mischen. Salat auf Teller verteilen und mit den Nüssen bestreuen. Mit den Käsehappen servieren. Alternativ den Salat und die Käsehappen separat in dicht schließende Boxen verpacken und mitnehmen. Gekühlt aufbewahren.

Nährwert pro Portion:

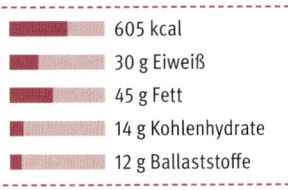

605 kcal
30 g Eiweiß
45 g Fett
14 g Kohlenhydrate
12 g Ballaststoffe

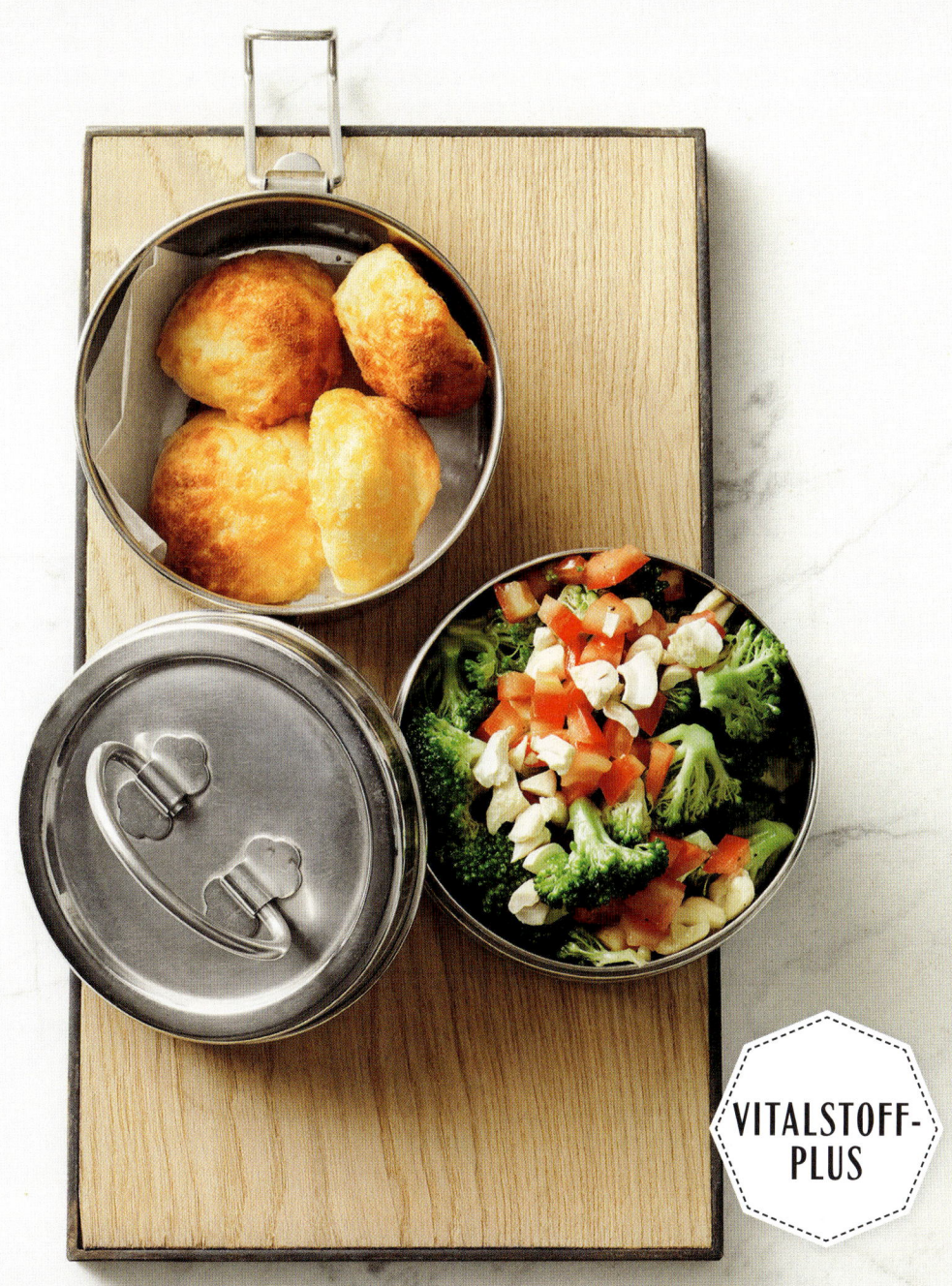

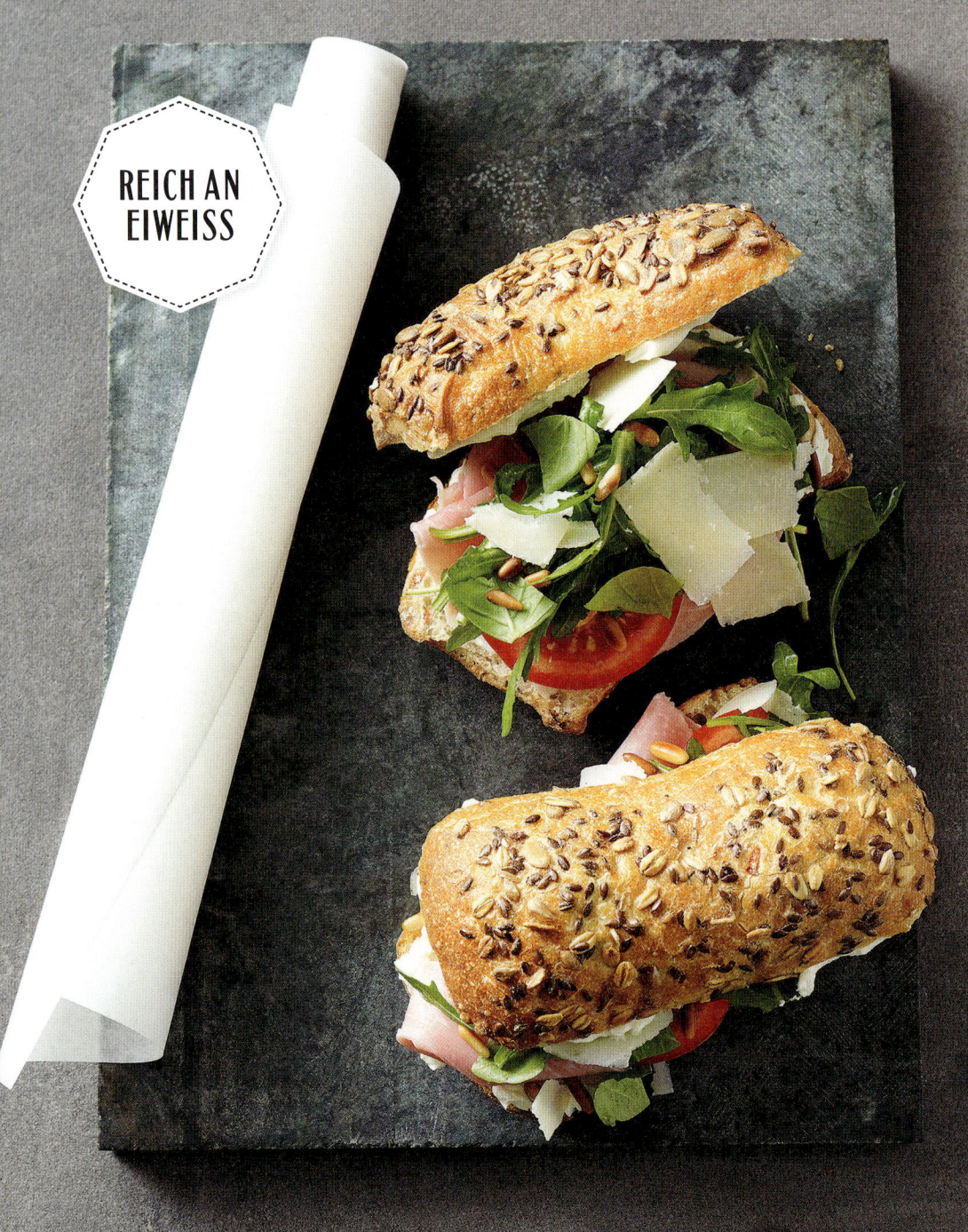

FITNESS-BAGUETTE

1 EL Pinienkerne
25 g Parmesan
25 g Rucola
1 Tomate
2 Stängel Basilikum
1 EL Aceto balsamico
1 EL Olivenöl
Salz
¼ TL schwarzer Pfeffer
2 körnige Low-Carb-
Brötchen
50 g Frischkäse
(Doppelrahmstufe)
2 große Scheiben Koch-
schinken

Für 2 Personen
20 Min. Zubereitung

Nährwert pro Portion:

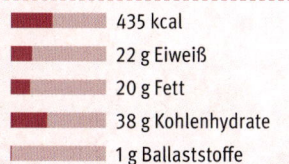

435 kcal
22 g Eiweiß
20 g Fett
38 g Kohlenhydrate
1 g Ballaststoffe

1 Pinienkerne in einer Pfanne ohne Fett ca. 1 Min. rösten, bis sie anfangen zu duften. Herausnehmen und beiseitestellen. Parmesan in dünne Scheiben schneiden oder hobeln.

2 Rucola putzen, waschen und trocken schleudern. Tomate waschen, Stielansatz entfernen. Die Tomate in 4 Scheiben schneiden. Basilikum kalt abbrausen, trocken schütteln und die Blätter von den Stängeln zupfen.

3 Balsamico, Öl, ½ TL Salz und Pfeffer in einer Schale verrühren. Rucola dazugeben und mit dem Dressing benetzen.

4 Brötchen aufschneiden, die Ober- und Unterseite mit Frischkäse bestreichen. Die unteren Hälften mit je 1 Scheibe Schinken belegen. Darauf 2 Scheiben Tomaten verteilen, dann jeweils die Hälfte Rucola, Pinienkerne, Parmesan und Basilikumblätter obenauf schichten. Zuletzt die oberen Brötchenhälften auflegen und leicht andrücken.

5 Die Fitness-Baguettes auf zwei Teller geben und sofort genießen. Alternativ fest in Butterbrotpapier einwickeln und in einer Frischhaltebox mitnehmen. Gekühlt aufbewahren.

TIPP:

Alles aus einer Hand: Wer die Baguette-Brötchen nicht kaufen, sondern selber machen will, findet dazu ein Rezept auf › S. 156. Oder statt der Baguette-Brötchen 4 Scheiben selbst gebackenes Eiweiß-Toastbrot (› S. 149) verwenden!

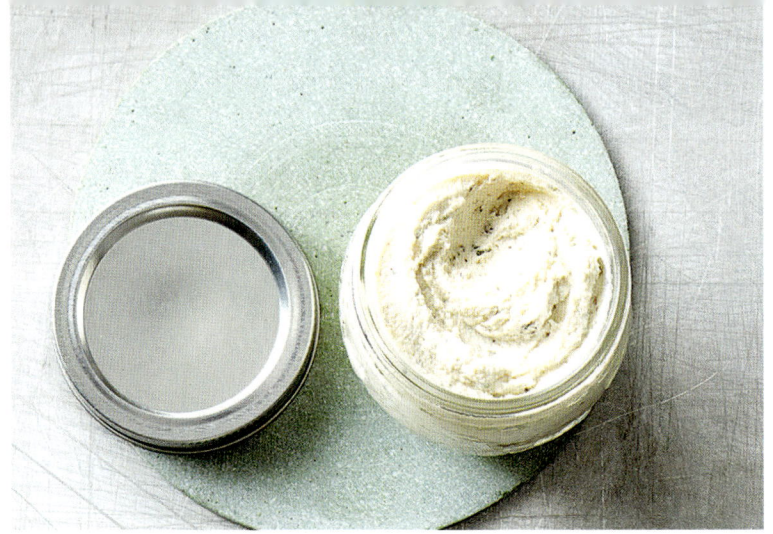

TOFU-KRÄUTERCREME

50 g gehäutete Mandeln | 30 ml Kokosöl |
100 g Tofu | 1 Knoblauchzehe | Salz | ½ TL
getrockneter Thymian | 1 TL getrockneter
Oregano | 1 Twist-off-Glas für 250 ml
**Für 4 Portionen | 8 Std. Einweichen |
35 Min. Zubereitung | 8 Std. Ruhen**

1 Die Mandeln mindestens 8 Std. (oder
über Nacht) in 500 ml Wasser einweichen.
Anschließend die Mandeln in ein Sieb abgießen und gut abtropfen lassen.

2 Das Kokosöl schmelzen. Ein Geschirrtuch
auf der Arbeitsfläche ausbreiten. Den Tofu
vierteln. Jedes Stück in der Hand zerdrücken
und die Bröckchen mittig auf das Tuch
geben. Die Ecken zusammenfassen und
das Tuch so lange kräftig eindrehen, bis die
Flüssigkeit aus dem Tofu gedrückt wird.

3 Knoblauch schälen. Mandeln, weiches
Kokosöl, Tofu, Knoblauch, ½ TL Salz und
50 ml Wasser in einem leistungsstarken
Mixer in 2–3 Min. zu einer feinen Creme
pürieren. Kräuter ca. ½ Min. untermixen.

4 Die Creme in das Glas geben und etwas
andrücken. Abgedeckt in ca. 8 Std. fest
werden lassen. Im Kühlschrank hält sie sich
bis zu zwei Wochen. Sie passt prima auf
Low-Carb-Brot und -Brötchen oder zu
Gemüsesticks, wer mag, auch zu beidem.

Nährwert pro Portion:

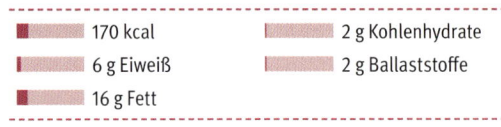

170 kcal   2 g Kohlenhydrate

6 g Eiweiß   2 g Ballaststoffe

16 g Fett

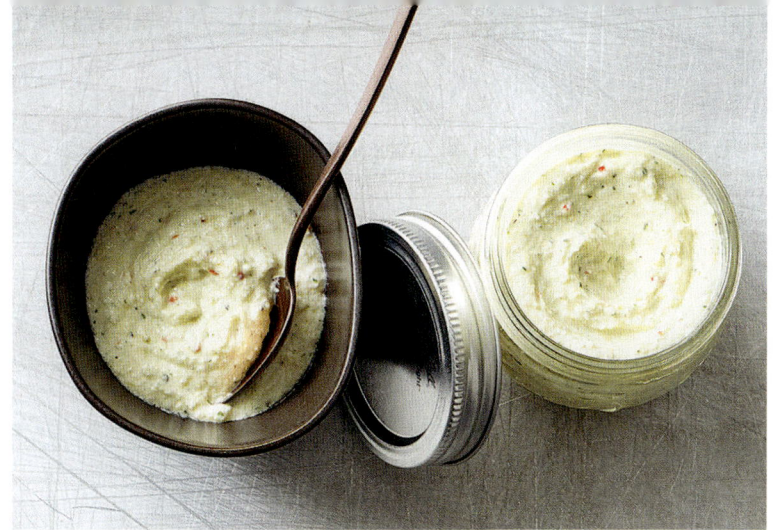

MEDITERRANER KÄSEAUFSTRICH

5 grüne Oliven (entsteint) | 1 Glas Artischockenherzen (100 g Abtropfgewicht) | 1 Knoblauchzehe | 1 rote Chilischote | ½ Limette | 100 g Schafskäse (Feta) | 4 EL griech. Sahnejoghurt | 1 EL TK-italienische-Kräuter | 1 EL Olivenöl | Salz | ½ TL schwarzer Pfeffer | 20 g gehackte Mandeln
Für 4 Portionen | 35 Min. Zubereitung

1 Oliven und Artischocken in ein Sieb geben, abbrausen und abtropfen lassen. Knoblauch schälen. Chili waschen, den Stielansatz entfernen. Limette auspressen.

2 Feta etwas klein schneiden oder zerbröckeln und mit Oliven, Artischocken, Knoblauch, Chili, Limettensaft, Joghurt und Kräutern in einen hohen Rührbecher oder den Mixbehälter geben. Öl, ½ TL Salz und

Pfeffer hinzufügen und alles mit dem Pürierstab oder im Mixer cremig-fein pürieren.

3 Zuletzt die Mandeln unterheben. Den Aufstrich in eine Frischhaltedose oder ein Schraubglas umfüllen und verschließen. Gekühlt ist er bis zu einer Woche haltbar.

Nährwert pro Portion:

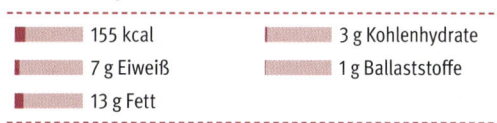

155 kcal	3 g Kohlenhydrate
7 g Eiweiß	1 g Ballaststoffe
13 g Fett	

SANDWICH

im New-York-Club-Style

2 Eier (M)
6 Scheiben Frühstücksspeck
1 Hähnchenbrustfilet (200 g;
ersatzweise 6 Scheiben
Hähnchenbrust-Aufschnitt)
Salz, Pfeffer
4 Blätter Kopfsalat
1 Tomate
50 g Mayonnaise
1 TL Senf
6 Scheiben Eiweiß-Toastbrot
(Fertigprodukt)

Für 2 Personen
30 Min. Zubereitung

Nährwert pro Portion:

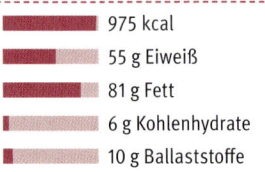

975 kcal
55 g Eiweiß
81 g Fett
6 g Kohlenhydrate
10 g Ballaststoffe

1 Eier in kochendem Wasser in ca. 10 Min. hart kochen, abschrecken und pellen. Speck in einer beschichteten Pfanne ohne Fett bei mittlerer Hitze ca. 4 Min. braten. Herausnehmen und auf Küchenpapier abtropfen lassen.

2 Das Hähnchenbrustfilet waagrecht in zwei etwa gleich dicke Scheiben schneiden. Mit Salz und Pfeffer würzen. Im ausgelassenen Fett ca. 3 Min. von jeder Seite bei mittlerer Hitze braten. Zum Speck legen und abkühlen lassen.

3 Salatblätter abbrausen, trocken tupfen. Tomate waschen, den Stielansatz entfernen. Eier und Tomate in 6 Scheiben schneiden. Das Fleisch jeweils in 4 Stücke schneiden.

4 Mayonnaise und Senf mit ¼ TL Salz und 2 Prisen Pfeffer verrühren. 2 Brotscheiben dünn mit Senf-Mayonnaise bestreichen und jeweils mit der Hälfte Hähnchen- und Tomatenscheiben belegen. 2 weitere Brotscheiben mit der Senf-Mayonnaise bestreichen und darauflegen. Dann nacheinander Salat, Ei und Speck zu gleichen Teilen darauf verteilen. Übrige Brote mit Senf-Mayonnaise bestreichen und mit der bestrichenen Seite nach unten darauflegen.

TIPP

Eiweiß-Toastbrot ist nicht überall gleich gut im Handel erhältlich. Ein Rezept zum Selbermachen steht auf ›S. 149.

Seinen Namen verdankt der US-Klassiker den noblen Privatclubs, in denen er früher serviert wurde. Nach Originalrezept steckt man die Sandwiches an den Ecken mit Holzspießchen fest und schneidet sie diagonal in Dreiecke.

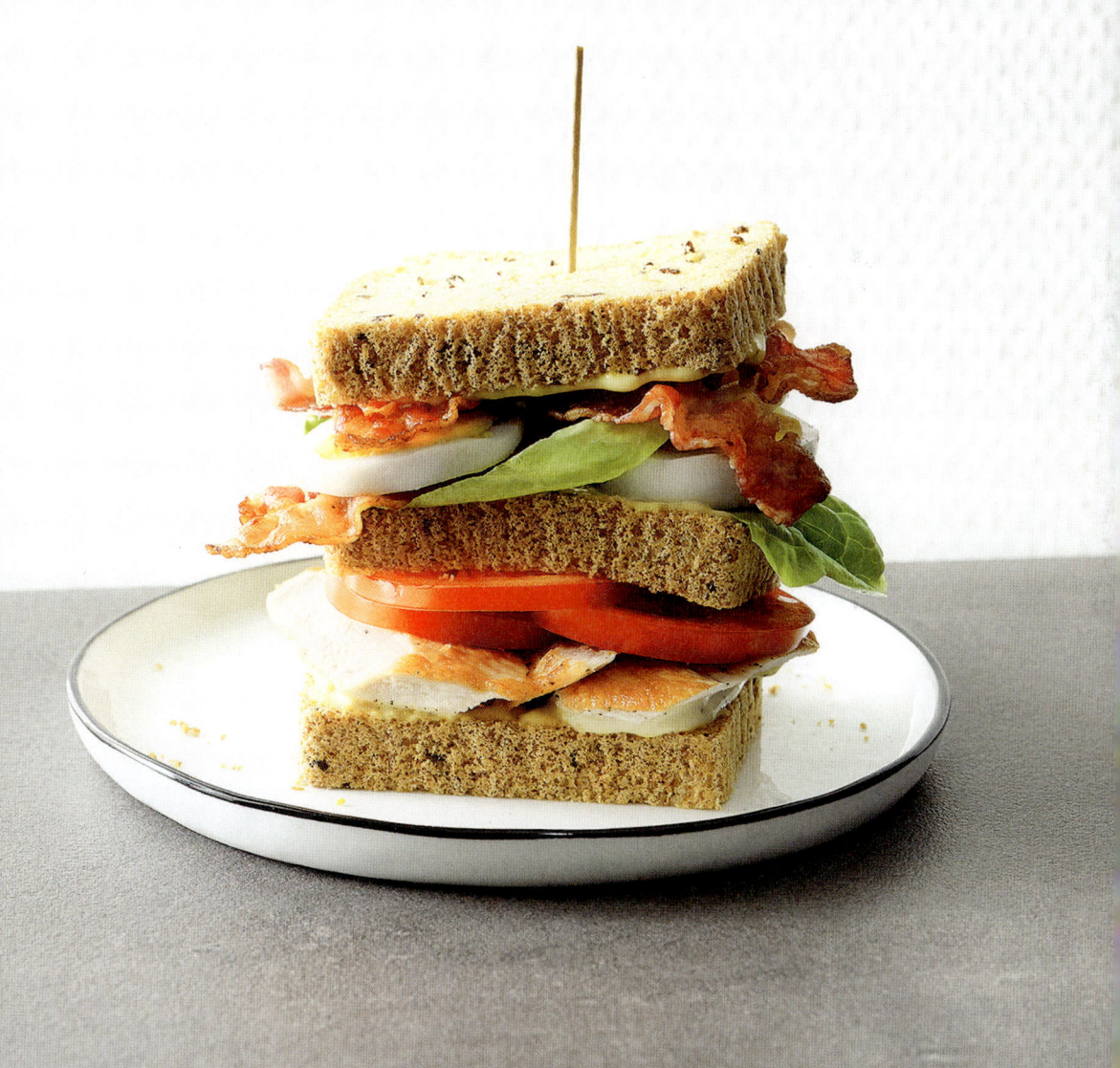

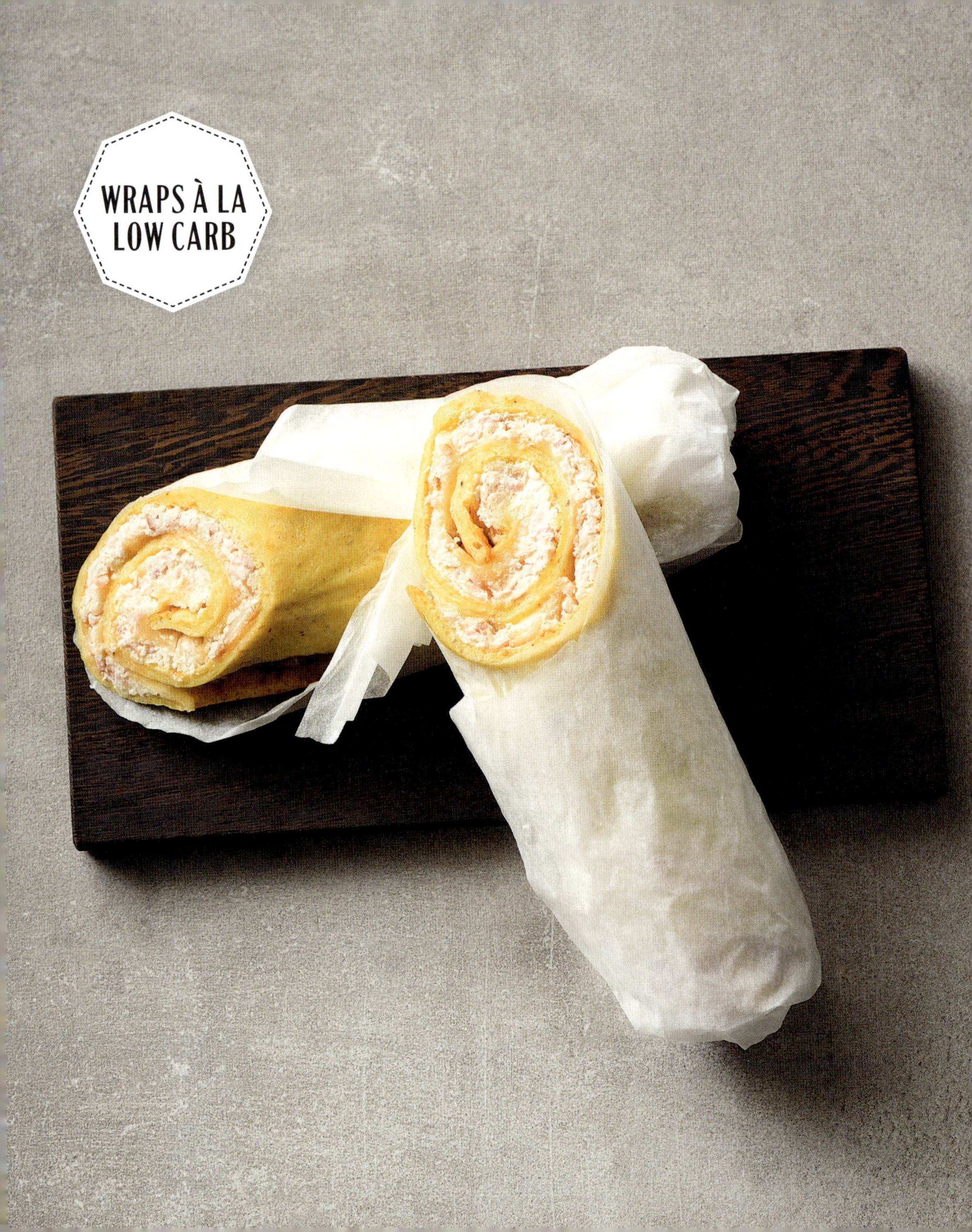

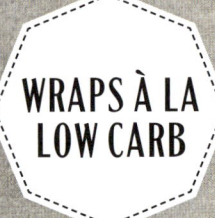

KRAUTROLLEN TO GO

100 g Kassler-Aufschnitt
200 g Sauerkraut
180 g Gouda
100 g Frischkäse
(Doppelrahmstufe)
20 g Kokosmehl
1 TL Zwiebelpulver
120 g Quark (20 % Fett)
3 Eier (M)
10 g Flohsamenschalen
Salz, Pfeffer
Außerdem
2 Stück Butterbrotpapier à
20 × 30 cm

Für 2 Personen
35 Min. Zubereitung
20 Min. Backen

Nährwert pro Portion:

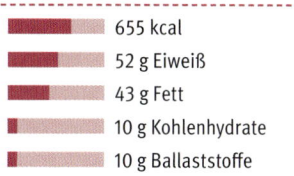

655 kcal
52 g Eiweiß
43 g Fett
10 g Kohlenhydrate
10 g Ballaststoffe

1 Kassler in kleine Würfel schneiden. Das Sauerkraut fein hacken, den Käse grob reiben. Frischkäse in einen Topf geben und bei schwacher Hitze unter Rühren schmelzen. Zuerst Kokosmehl und Zwiebelpulver einrühren, dann das Sauerkraut und Kassler dazugeben und unterrühren. Den Sauerkraut-Mix vom Herd nehmen und abkühlen lassen.

2 Backofen auf 170° vorheizen. Ein Backblech mit Backpapier auslegen. 120 g geriebenen Gouda mit Quark, Eiern, Flohsamenschalen, ½ TL Salz und 2 Prisen Pfeffer in einer Schüssel verrühren. Die Masse auf das Backpapier geben und zu einem Rechteck (ca. 25 × 30 cm) verstreichen.

3 Den Teig im Ofen (Mitte) ca. 15 Min. backen. Dann herausnehmen, den Sauerkraut-Mix gleichmäßig darauf verteilen und mit dem restlichen Gouda bestreuen. Weitere 5 Min. backen, bis der Käse verlaufen ist.

4 Fladen herausnehmen und ca. 5 Min. abkühlen lassen. Anschließend mithilfe des Backpapiers zu einer Rolle formen. Dabei mit etwas Druck arbeiten, damit die Rolle gut zusammenhält. Der Käse wirkt dabei wie ein Kleber.

5 Nun die Krautrolle mittig teilen. Die Stücke jeweils mit der Schnittfläche abgewandten Seite auf ein Stück Butterbrotpapier legen. Das Papier aufrollen und an den Enden einschlagen. Zum Mitnehmen die Wraps zusätzlich in eine Box verpacken und bis zum Verzehr kühl aufbewahren.

GEFLÜGELSUPPE IM GLAS

50 g TK-Blattspinat
200 g Hähnchenbrustfilet
Salz, Pfeffer
1 EL Rapsöl
50 g kleine Pfifferlinge
(ersatzweise Champignons)
100 g Möhren
100 g Sellerie
2 Frühlingszwiebeln
10 g getr. Steinpilze
2 EL Sojasauce
2 TL geröstetes Sesamöl
2 TL Geflügelbrühe (Instant)
100 g TK-grüne-Erbsen
Außerdem
2 Twist-off-Gläser à
ca. 500 ml

Für 2 Personen
20 Min. Zubereitung

Nährwert pro Portion:

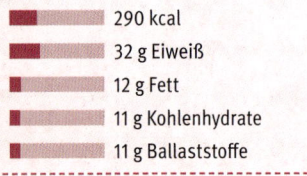

290 kcal
32 g Eiweiß
12 g Fett
11 g Kohlenhydrate
11 g Ballaststoffe

1 Spinat in ein Sieb geben und ca. 30 Min. auftauen lassen. Das Fleisch mit Küchenpapier trocken tupfen und in ca. 1 cm große Würfel schneiden. Mit ½ TL Salz und 2 Prisen Pfeffer würzen. Das Öl in einer Pfanne erhitzen. Das Fleisch darin unter ständigem Wenden ca. 5 Min. bei starker Hitze kräftig anbraten. Vom Herd nehmen und abkühlen lassen.

2 Die Pfifferlinge putzen und bei Bedarf mit Küchenpapier abreiben. Möhren und Sellerie putzen, schälen und grob raspeln. Frühlingszwiebeln putzen, waschen und mitsamt dem Grün in feine Ringe schneiden. Spinat in feine Streifen schneiden oder grob hacken. Getrocknete Pilze im Mörser oder im Blitzhacker zu einem feinen Pulver zermahlen.

3 In jedes Glas 1 EL Sojasauce, 1 TL Sesamöl, 1 TL Brühe, die Hälfte vom Steinpilzpulver und ½ TL Salz geben. Darauf jeweils die halbe Menge Möhren, Pfifferlinge, Spinat, Frühlingszwiebeln, Erbsen und Hähnchenbrust schichten.

4 Vor dem Servieren 250 ml kochendes Wasser in jedes Glas gießen. Das Glas wieder fest verschließen und einige Male schwenken, bis sich die Brühe komplett aufgelöst hat. Dann die Suppe noch 5 Min. ziehen lassen und genießen.

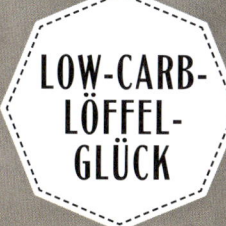

LOW-CARB-
LÖFFEL-
GLÜCK

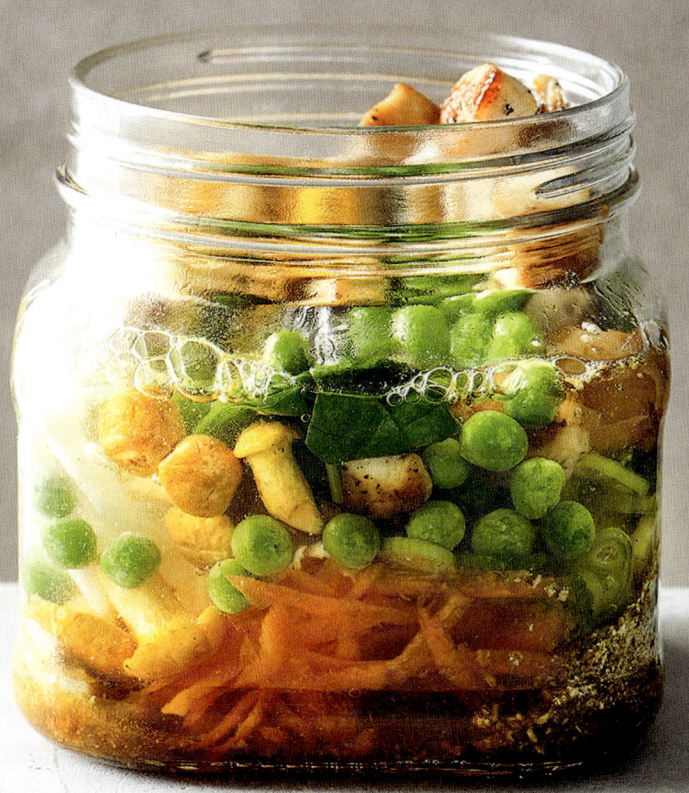

KÄSESUPPE

250 g TK-Brokkoli
150 g Sellerie
1 Zwiebel
2 Knoblauchzehen
50 g Walnusskerne
2 EL Butter
250 ml Gemüsebrühe
25 g Parmesan
100 g Frischkäse
(Doppelrahmstufe)
1 TL Paprikapulver edelsüß
Salz, Pfeffer

Für 2 Personen
2 Std. Auftauen
20 Min. Zubereitung

Nährwert pro Portion:

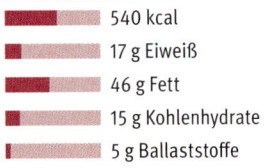

540 kcal
17 g Eiweiß
46 g Fett
15 g Kohlenhydrate
5 g Ballaststoffe

1 Brokkoli ca. 2 Std. bei Raumtemperatur oder über Nacht im Kühlschrank auftauen lassen. In ca. 2 cm große Stücke schneiden. Sellerie und Zwiebel schälen, klein würfeln. Knoblauch schälen, fein hacken, Nüsse mittelfein hacken.

2 Butter in einem Topf schmelzen. Vorbereitete Zutaten darin bei mittlerer Hitze ca. 5 Min. anschwitzen. Mit Brühe aufgießen, aufkochen und etwa 10 Min. köcheln lassen.

3 Parmesan grob reiben. Mit Frischkäse, Paprikapulver und Nüssen in die Suppe geben und verrühren, bis sich der Käse aufgelöst hat. Mit ¼ TL Salz und 2 Prisen Pfeffer würzen.

4 Käsesuppe in Teller verteilen und noch heiß genießen. Zum Mitnehmen abgekühlt in Twist-off-Gläser (à 400 ml) füllen. Vor dem Verzehr in der Mikrowelle erhitzen. Alternativ in einen Topf umfüllen und auf dem Herd erwärmen.

TIPP:

Für selbst gemachte Gemüsebrühe 1 Stange Lauch putzen, längs aufschneiden, waschen und in feine Ringe schneiden. ½ Sellerie, 1 große Möhre und 2 Zwiebeln schälen, grob würfeln. 3 Knoblauchzehen abziehen. ½ Bund Petersilie, ½ Bund Schnittlauch und 4 Zweige Thymian abbrausen, trocken schütteln, grob schneiden. Alle Zutaten mit 5 EL Salz in einer Schüssel vermischen. 15 Min. ziehen lassen, dann im Mixer fein pürieren. In zwei mit heißem Wasser ausgekochte Twist-off-Gläser (à 400 ml) füllen. Kühl und luftdicht aufbewahrt ist die Paste bis zu einem Jahr haltbar. Für 500 ml Brühe 1 TL Paste in 500 ml heißes Wasser einrühren!

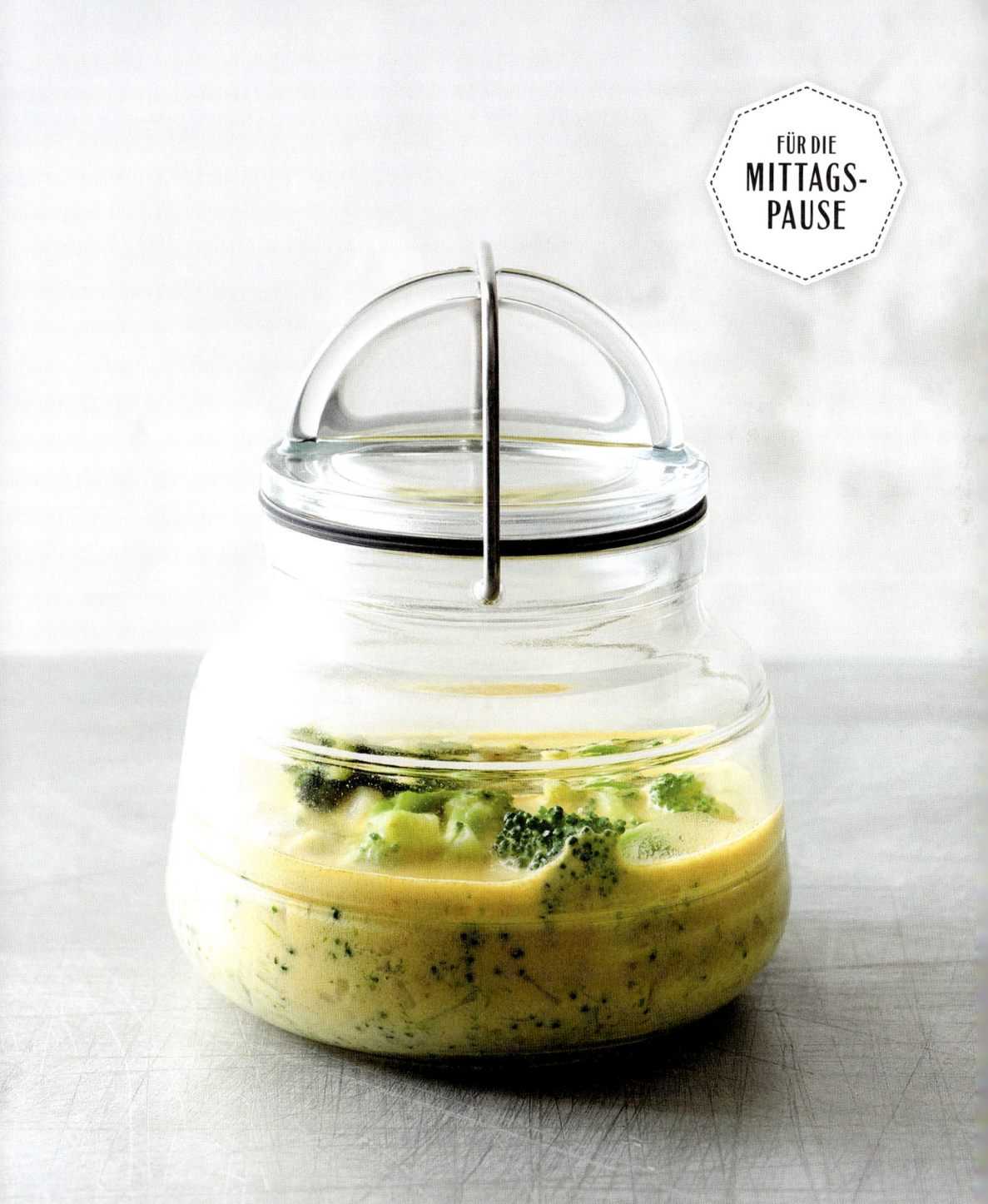

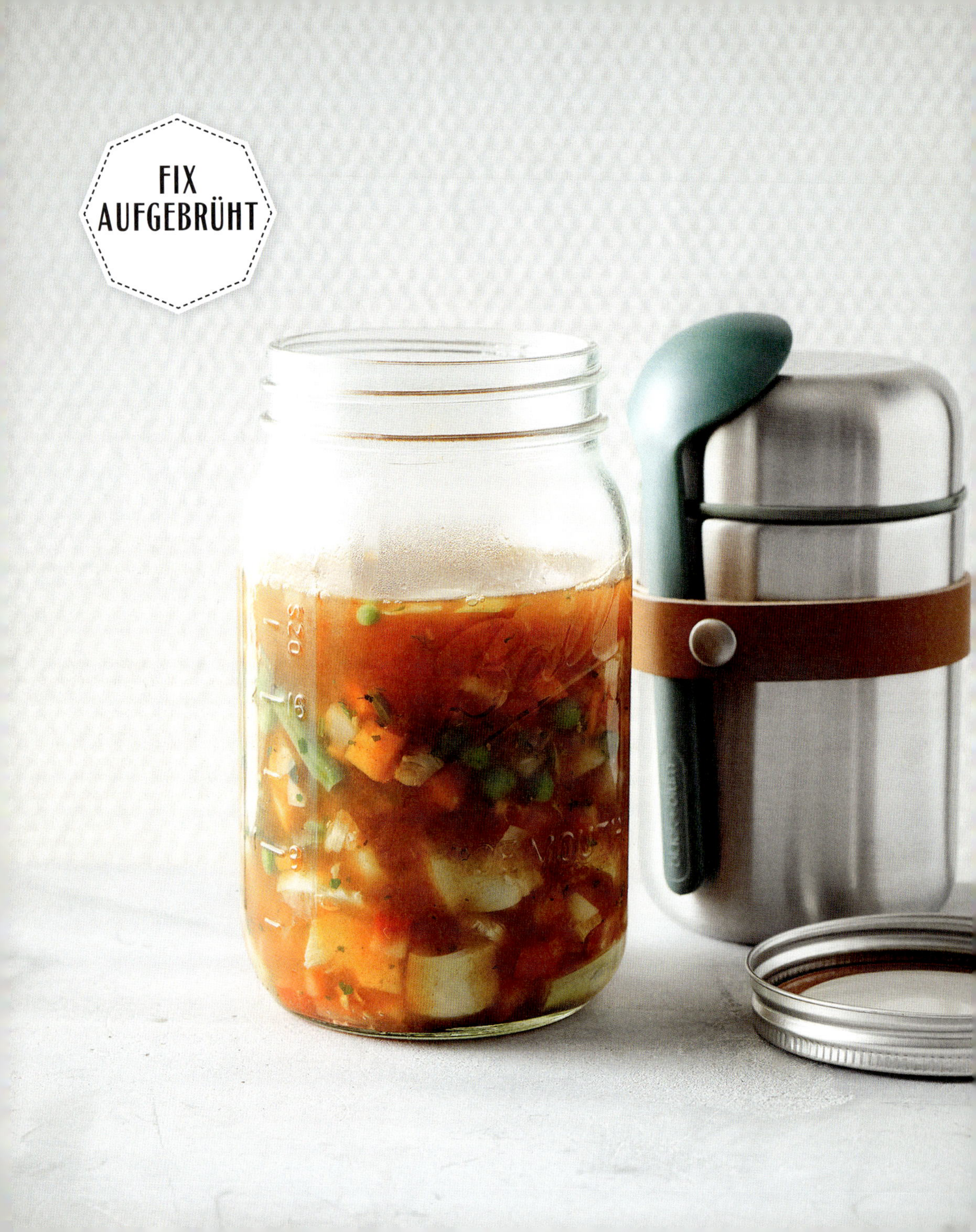

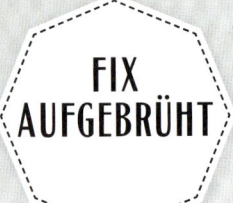

FIX
AUFGEBRÜHT

ARTISCHOCKEN-MINESTRONE

1 EL Butter
500 g TK-Suppengemüse
1 Glas Artischockenherzen
(100 g Abtropfgewicht)
2 Tomaten
1 TL Tomatenmark
2 TL Paprikapulver edelsüß
2 TL TK-italienische-Kräuter
Salz, Pfeffer
2 TL Gemüsebrühe (Instant)
Außerdem
2 Twist-off-Gläser à
ca. 800 ml

Für 2 Personen
35 Min. Zubereitung

Nährwert pro Portion:

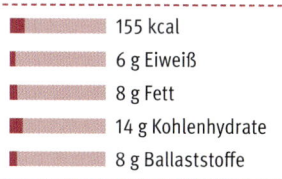

155 kcal
6 g Eiweiß
8 g Fett
14 g Kohlenhydrate
8 g Ballaststoffe

1 Butter in einem Topf bei mittlerer Hitze schmelzen. TK-Suppengemüse dazugeben und ca. 10 Min. abgedeckt garen. Dabei gelegentlich umrühren. Gemüse anschließend in ein Sieb abgießen, abtropfen und abkühlen lassen.

2 Inzwischen die Artischockenherzen in ein Sieb geben und unter fließendem Wasser abspülen, dann in etwa 1 cm große Würfel schneiden. Tomaten waschen, vierteln und den Stielansatz entfernen. Die Tomatenviertel fein würfeln.

3 In jedes Glas jeweils die Hälfte der Artischocken- und Tomatenwürfel geben, dazu je ½ TL Tomatenmark sowie 1 TL Paprikapulver und 1 TL italienische Kräuter. Mit je ½ TL Salz, ¼ TL Pfeffer und 1 TL Brühe würzen.

4 Das Suppengemüse auf die Gläser verteilen und diese fest verschließen. Vor dem Genießen 300 ml kochendes Wasser in jedes Glas gießen. Das Glas wieder verschließen und ein paarmal schwenken, bis sich die Brühe komplett aufgelöst hat. Die Minestrone noch ca. 5 Min. ziehen lassen.

Mexiko lässt grüßen! Quesadillas sind u. a. mit Käse (queso) gefüllte, geviertelte Fladenbrote (tortillas), die mittig zusammengeklappt werden. Nimmt man statt Weizenmehl Kokos- und Johannisbrotkernmehl, dann klappt's auch Low Carb!

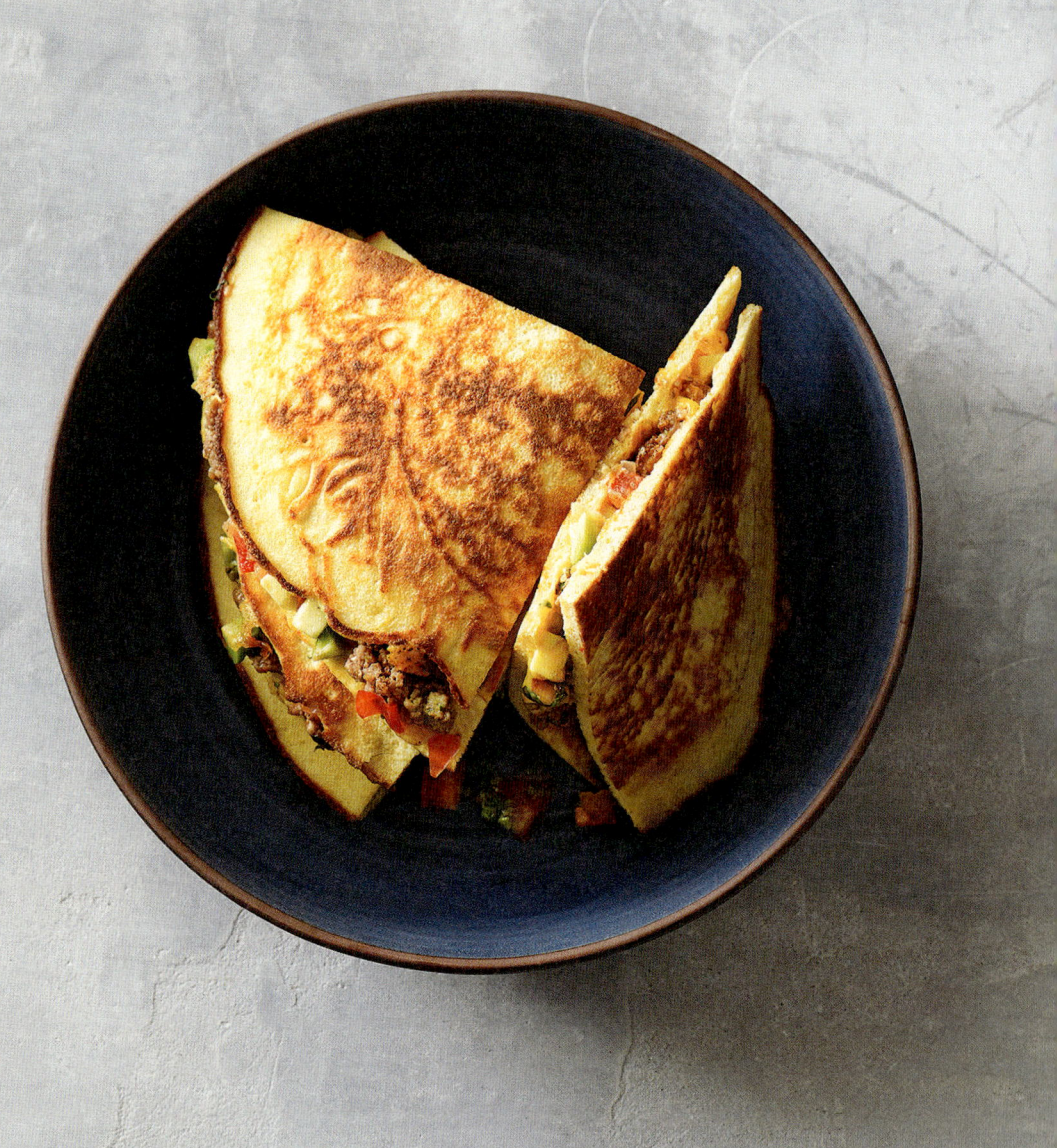

QUESADILLA

4 Eier (M)
50 g Kokosmehl
60 ml Milch (3,5 % Fett)
2 g Johannisbrotkernmehl
(ca. ½ TL)
Salz
2 Tomaten
1 rote Zwiebel
½ Bund Koriandergrün
100 g Cheddar
6 TL Olivenöl
100 g Rinderhackfleisch
½ TL Chiliflocken
1 Avocado
½ Limette

**Für 2 Personen
35 Min. Zubereitung**

Nährwert pro Portion:

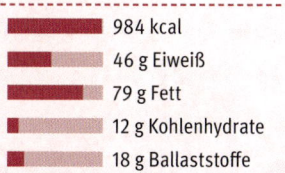

984 kcal
46 g Eiweiß
79 g Fett
12 g Kohlenhydrate
18 g Ballaststoffe

1 Eier, Kokosmehl, Milch, Johannisbrotkernmehl und ½ TL Salz in einen hohen Rührbecher geben und mit dem Pürierstab mixen. 15 Min. quellen lassen. Tomaten waschen, halbieren und den Stielansatz entfernen. Die Tomatenhälften in kleine Würfel schneiden. Zwiebel schälen, fein würfeln. Das Koriandergrün abbrausen, trocken schütteln und mitsamt den Stängeln fein hacken. Käse grob reiben.

2 In einer beschichteten Pfanne etwa 1 TL Öl erhitzen. Ein Viertel vom Teig in die Pfanne geben und durch Schwenken darin verteilen. Tortilla von beiden Seiten ca. 2 Min. bei mittlerer Hitze backen. Auf einen Teller gleiten lassen. Aus dem übrigen Teig drei weitere Tortillas in der Weise backen.

3 Nun 1 EL Öl erhitzen. Hackfleisch und Zwiebeln darin bei starker Hitze ca. 5 Min. braten. Tomaten, Koriander, ½ TL Salz und Chiliflocken hinzufügen und etwa 2 Min. mitbraten. Pfanne vom Herd nehmen. Avocado halbieren, entkernen, das Fruchtfleisch mit einem Löffel aus der Schale heben und fein würfeln. Limettensaft auspressen. Avocadowürfel und Limettensaft in einer Schale vermischen.

4 Eine Tortilla in einer beschichteten Pfanne ohne Fett bei schwacher Hitze erwärmen. Mit einem Viertel vom Käse sowie je der halben Menge Hackfleisch und Avocado belegen. Mit einem weiteren Viertel vom Käse und einer Tortilla abschließen. Quesadilla abgedeckt ca. 3 Min. backen. Mithilfe von zwei Pfannenwendern umdrehen und weitere 3 Min. offen backen. Auf ein Schneidebrett gleiten lassen und vierteln. Aus den restlichen Zutaten in gleicher Weise eine zweite Quesadilla backen. Schmeckt warm und kalt.

ROTE-BETE-PFANNKUCHEN

mit Avocado-Salsa

50 g Pistazienkerne
(geröstet)
1 rote Zwiebel
1 Avocado
1 rote Chilischote
½ Bund Koriandergrün
2 EL Sonnenblumenkerne
2 EL Zitronensaft
3 EL Olivenöl
30 g Erythrit
Salz, Pfeffer
150 g Rote Bete
100 g Apfel
5 Eier (M)
20 g Kokosmehl
10 g Flohsamenschalen
½ TL Backpulver
2 TL Rapsöl

Für 2 Personen
35 Min. Zubereitung
15 Min. Quellen

Nährwert pro Portion:

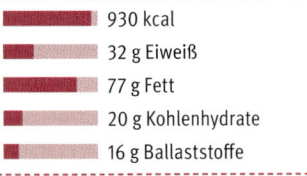

930 kcal
32 g Eiweiß
77 g Fett
20 g Kohlenhydrate
16 g Ballaststoffe

1 Pistazien schälen, fein hacken. Zwiebel schälen, fein würfeln. Avocado halbieren, entkernen, das Fruchtfleisch mit einem Löffel aus der Schale heben und fein hacken.

2 Chilischote waschen, halbieren, Stielansatz, weiße Trennwände und Kerne entfernen. Die Chilihälften fein schneiden. Koriandergrün abbrausen, gut trocken schütteln und mitsamt den Stängeln fein hacken. Die vorbereiteten Zutaten mit Sonnenblumenkernen, Zitronensaft, Olivenöl, 10 g Erythrit, ½ TL Salz und Pfeffer zu einer Salsa verrühren.

3 Rote Bete schälen und in ca. 1 cm große Würfel schneiden. Apfel waschen, abtrocknen, vierteln und entkernen. Die Viertel in kleine Stücke schneiden. Rote Bete, Apfelstücke, Eier, Kokosmehl, Flohsamenschalen, Backpulver, restlichen Erythrit, ½ TL Salz und ¼ TL Pfeffer zu einem glatten Teig pürieren. Etwa 15 Min. quellen lassen.

4 In einer beschichteten Pfanne (Ø 24 cm) ½ TL Rapsöl erhitzen. Ein Viertel vom Teig hineingeben, auf dem Pfannenboden verstreichen und abgedeckt ca. 2 Min. bei schwacher Hitze backen. Mithilfe zweier Küchenspatel wenden, abdecken und weitere 2 Min. backen. Auf einen Teller gleiten lassen und nach Belieben warm halten. Aus dem übrigen Teig in gleicher Weise drei weitere Pfannkuchen backen.

5 Pfannkuchen aufrollen, mit der Salsa anrichten. Zum Mitnehmen Pfannkuchen in Butterbrotpapier wickeln und in eine Box geben. Salsa separat verpacken. Unterwegs Stück für Stück aus dem Papier wickeln und in die Salsa dippen.

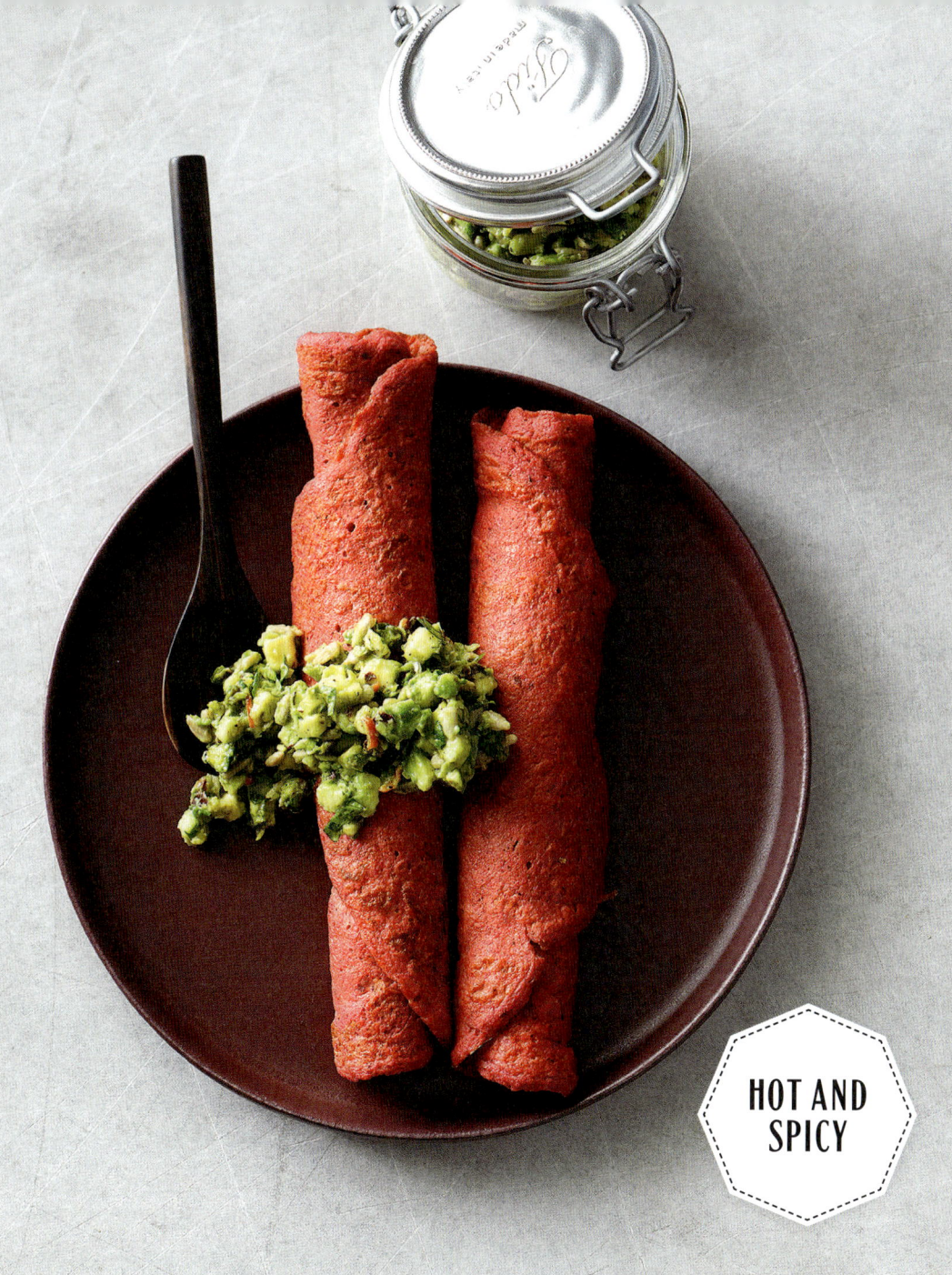

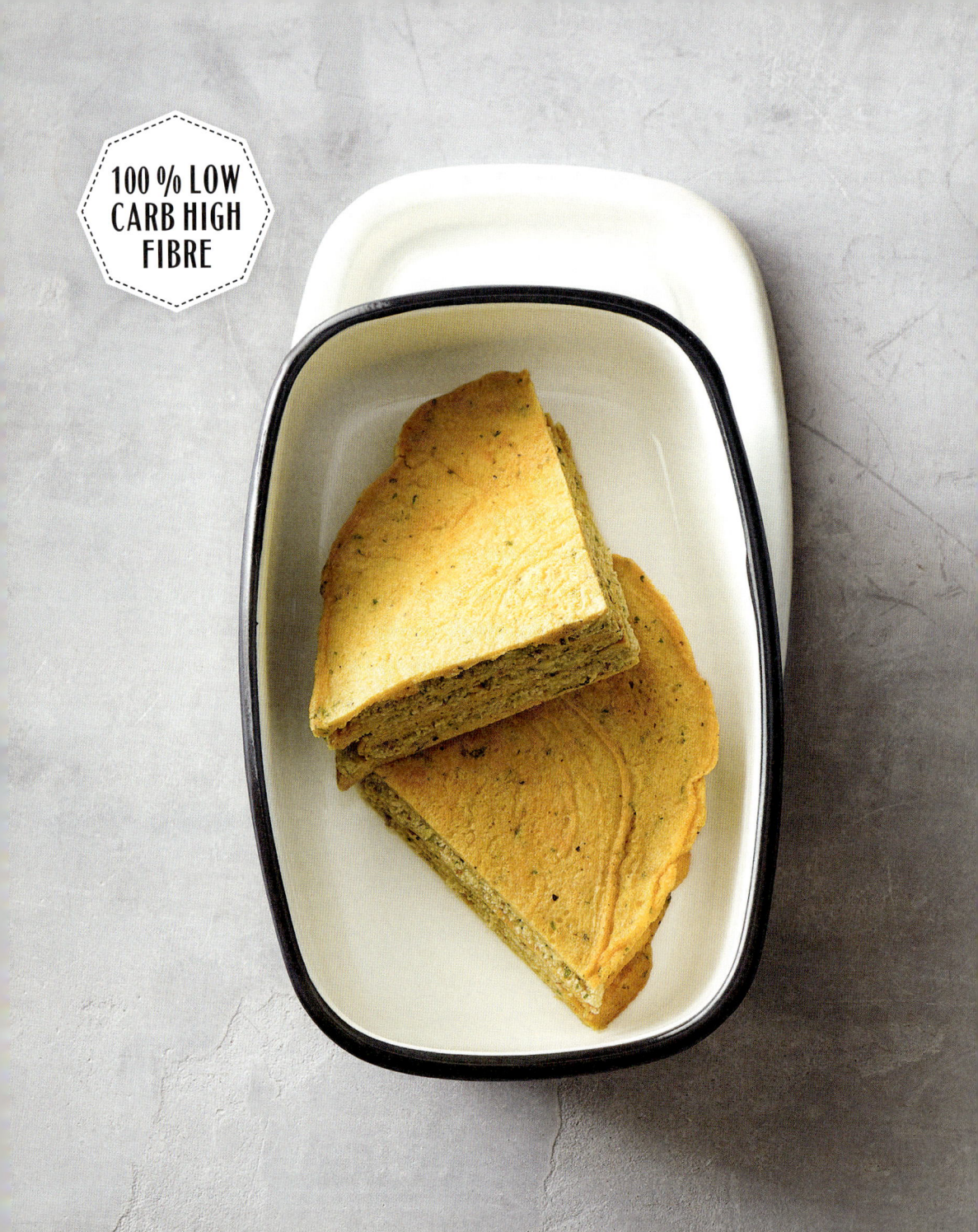

100 % LOW CARB HIGH FIBRE

KICHERERBSEN-CRÊPES

50 g getr. Kichererbsen
15 g Kokosmehl
2 Eier (M)
½ TL Zwiebelpulver
½ TL gem. Kreuzkümmel
½ TL gem. Koriander
½ TL gem. Kurkuma
1 TL TK-Petersilie
½ TL Backpulver
Salz, Pfeffer
4 TL Butterschmalz
1 Avocado
100 g geräucherter Tofu
2 Stängel Koriandergrün
½ Limette

Für 2 Personen
35 Min. Zubereitung

Nährwert pro Portion:

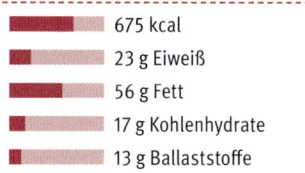

675 kcal
23 g Eiweiß
56 g Fett
17 g Kohlenhydrate
13 g Ballaststoffe

1 Kichererbsen im Blitzhacker fein pulverisieren. Kichererbsenmehl, Kokosmehl, Eier, Zwiebelpulver, Kreuzkümmel, Koriander, Kurkuma, Petersilie und Backpulver in einer Schüssel vermischen. 100 ml Wasser zugeben und alle Zutaten mit dem Rührbesen zu einem glatten Teig verarbeiten. Mit ½ TL Salz und 2 Prisen Pfeffer würzen.

2 In einer beschichteten Pfanne (Ø 24 cm) 1 TL Butterschmalz erhitzen. 4 EL Teig in das heiße Fett geben und durch Schwenken in der Pfanne verteilen. Evtl. mit dem Löffel etwas nachhelfen und verstreichen. Die Crêpe von beiden Seiten 2–3 Min. bei mittlerer Hitze goldgelb braten. Auf einen Teller gleiten lassen und warm halten. Aus dem übrigen Teig in gleicher Weise drei weitere Crêpes backen.

3 Die Avocado halbieren, entkernen, das Fruchtfleisch mit einem Löffel aus der Schale heben und grob würfeln. Tofu in Würfel schneiden. Koriander abbrausen, trocken schütteln und mitsamt den Stängeln grob hacken. Limettensaft auspressen. Mit Avocado, Tofu, Koriander und ½ TL Salz in einen hohen Rührbecher geben und cremig-fein pürieren.

4 Drei Crêpes mit je einem Drittel der Creme bestreichen und aufeinanderstapeln. Mit der letzten Crêpe abschließen. Mit einem scharfen Messer in 4 Tortenstücke schneiden. Kichererbsen-Crêpes sofort genießen. Alternativ in eine Box verpacken und mitnehmen. Bis zum Verzehr kühl stellen.

GEBRATENER BLUMENKOHL

600 g TK-Blumenkohl
1 Zwiebel
1 Knoblauchzehe
6 Scheiben Frühstücksspeck
2 Eier (M)
Salz
Muskatnuss frisch gerieben
2 EL TK-Petersilie

Für 2 Personen
2 Std. Auftauen
20 Min. Zubereitung

Nährwert pro Portion:

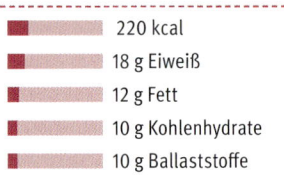

220 kcal
18 g Eiweiß
12 g Fett
10 g Kohlenhydrate
10 g Ballaststoffe

1 Blumenkohl ca. 2 Std. bei Raumtemperatur oder über Nacht im Kühlschrank auftauen lassen. In ca. 2 cm große Stücke schneiden. Zwiebel schälen und in dünne Ringe schneiden. Knoblauch schälen, fein hacken.

2 Eine beschichtete Pfanne (Ø 26 cm) ohne Fett erhitzen. Speck von beiden Seiten bei mittlerer Hitze ca. 2 Min. braten. Auf Küchenpapier abtropfen lassen. Kohl, Zwiebeln und Knoblauch im ausgelassenen Fett ca. 5 Min. dünsten.

3 Eier in eine Schale aufschlagen und verquirlen. Mit ¼ TL Salz, 2 Prisen Muskat und Petersilie würzen. Eier-Mix zum Blumenkohl in die Pfanne gießen und etwa 3 Min. mitbraten, dabei gelegentlich umrühren. Den ausgelassenen Speck auf ein Schneidebrett legen, mit einem Messer in grobe Stücke schneiden und unter das Gemüse rühren.

4 Blumenkohl auf Tellern anrichten und servieren. Für die To-go-Variante etwas abkühlen lassen und in Boxen verpacken. Bei Bedarf wieder erwärmen oder kalt genießen.

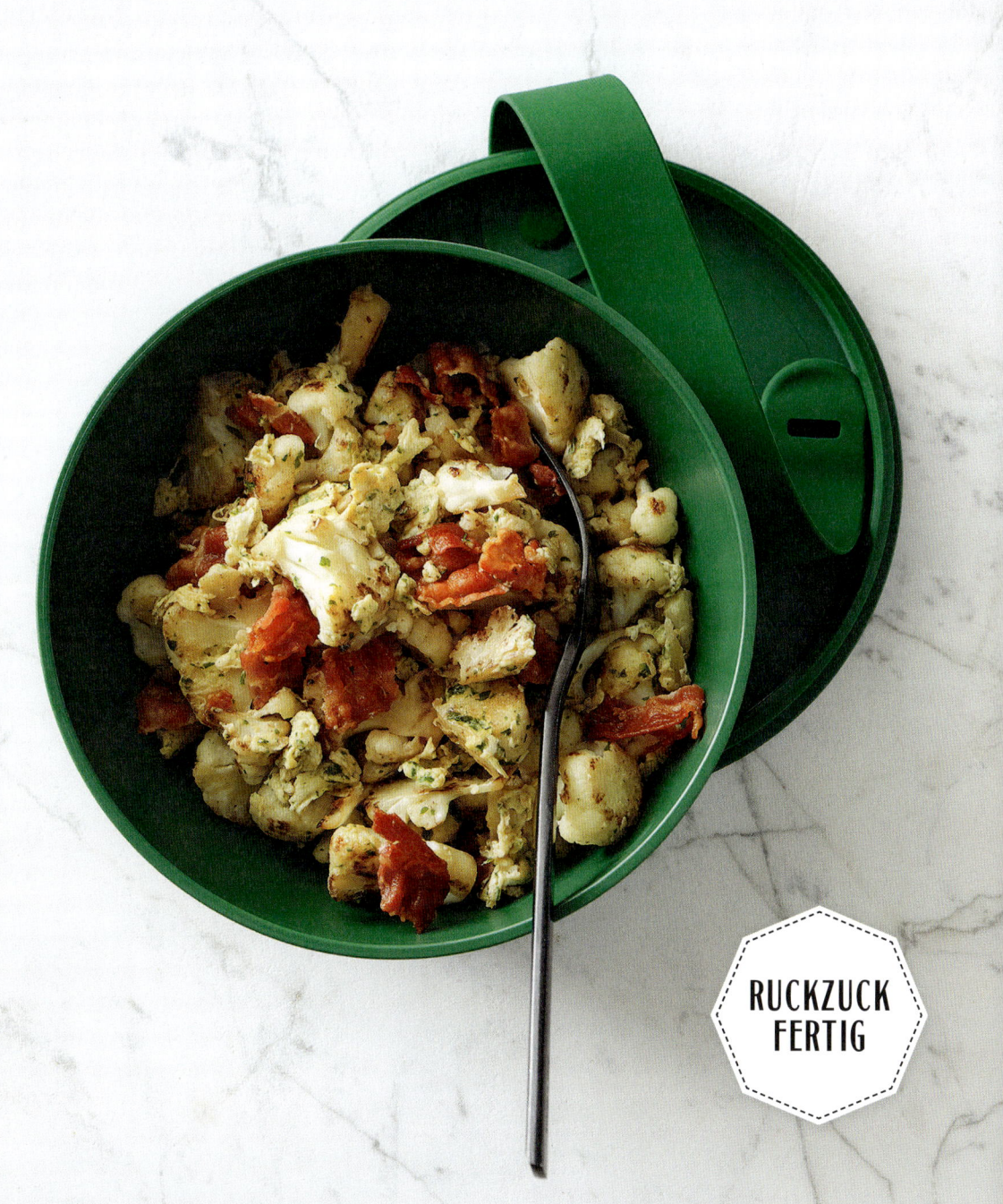

RUCKZUCK
FERTIG

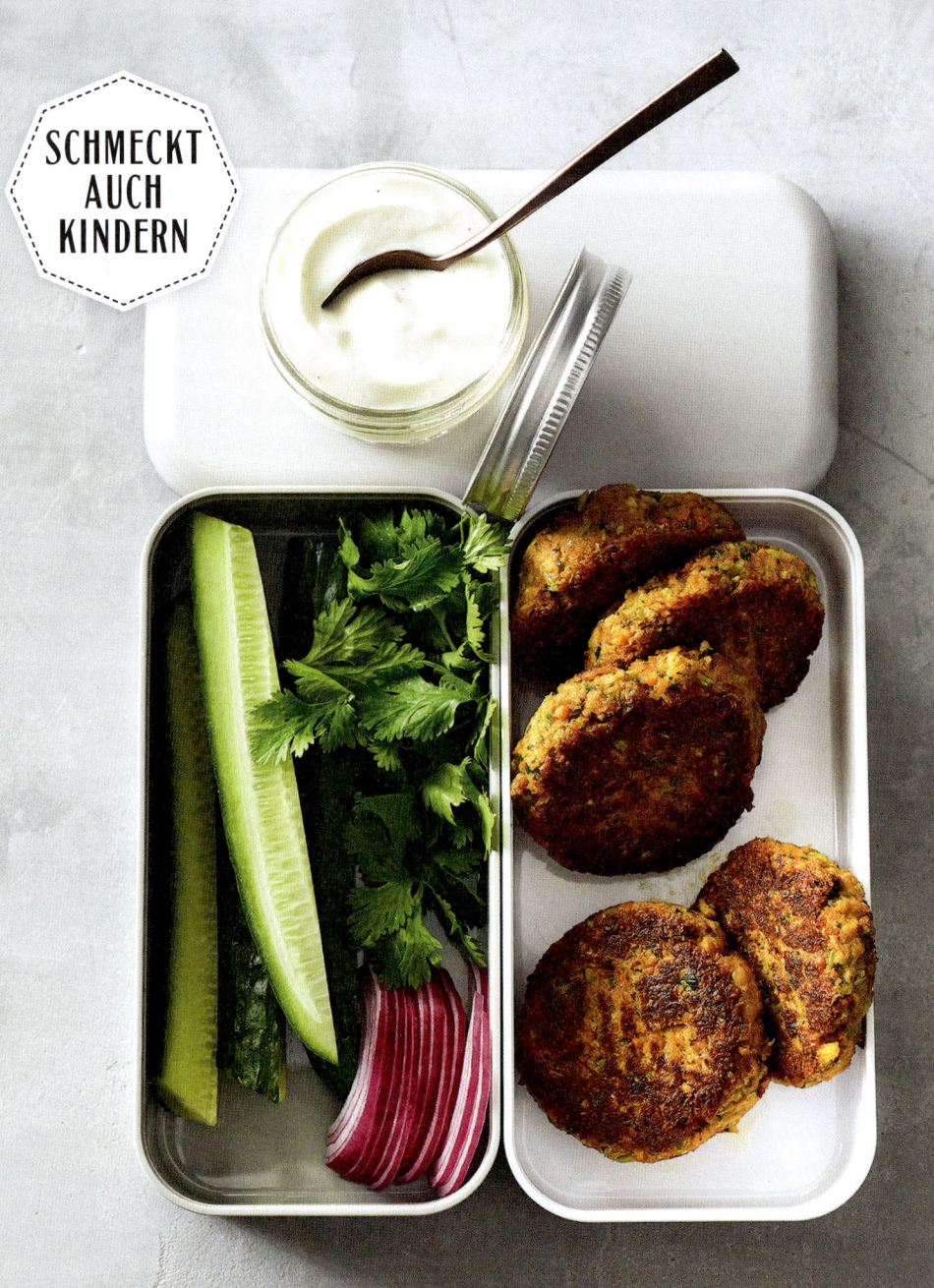

SCHMECKT
AUCH
KINDERN

GEMÜSEFRIKADELLEN

50 g getr. Kichererbsen
150 g Möhren
150 g Staudensellerie
2 rote Zwiebeln
4 Knoblauchzehen
½ Bund glatte Petersilie
2 Zweige Minze
2 Eier (M)
10 g Kokosmehl
10 g Flohsamenschalen
1 EL Tomatenmark
½ TL Zimt
½ TL gem. Kreuzkümmel
Salz, Pfeffer
250 g griech. Sahnejoghurt
4 EL Olivenöl
½ Bund Koriandergrün
½ Salatgurke

Für 2 Personen
8 Std. Einweichen
35 Min. Zubereitung
20 Min. Quellen

Nährwert pro Portion:

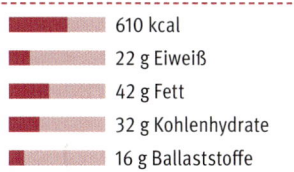

610 kcal
22 g Eiweiß
42 g Fett
32 g Kohlenhydrate
16 g Ballaststoffe

1 Kichererbsen über Nacht in 500 ml Wasser einweichen. Am nächsten Tag in ein Sieb abgießen, abbrausen und abtropfen lassen. Möhren und Staudensellerie putzen, die Möhren schälen, den Sellerie waschen. Beides grob zerkleinern. Eine Zwiebel schälen, in grobe Würfel schneiden. 3 Knoblauchzehen schälen. Frische Kräuter abbrausen, trocken schütteln und mitsamt den Stängeln grob hacken.

2 Die vorbereiteten Zutaten in den Mixbehälter geben und bis auf etwa Grießkorngröße hacken, dann auf ein sauberes Geschirrtuch geben und kräftig ausdrücken. Danach mit Eiern, Kokosmehl, Flohsamenschalen, Tomatenmark, Zimt, Kümmel, 1 TL Salz und 2 Prisen Pfeffer in einer Schüssel vermischen. Den Teig etwa 20 Min. quellen lassen.

3 Übrige Knoblauchzehe schälen, fein hacken. Mit Joghurt, 2 EL Öl, ½ TL Salz und 2 Prisen Pfeffer zu einem Dip verrühren. Koriander abbrausen, trocken schütteln. Die Blättchen von den Stängeln zupfen. Gurke putzen, waschen und der Länge nach vierteln. Gurkenviertel jeweils halbieren. Zweite Zwiebel schälen und in feine Ringe schneiden.

4 Übriges Öl in einer beschichteten Pfanne erhitzen. Aus der Gemüsemasse mit angefeuchteten Händen 10 kleine, flache Frikadellen formen, in die Pfanne setzen und bei schwacher Hitze ca. 5 Min. von jeder Seite goldbraun braten. Mit Dip, Gurken, Zwiebelringen und Korianderblättern anrichten und sofort genießen. Alternativ die Bratlinge mit der Garnierung in dicht schließende Boxen füllen und mitnehmen. Den Dip separat in Schraubgläser verpacken.

OFENGEMÜSE

200 g Möhren
200 g Brokkoli
1 gelbe Paprika
1 rote Zwiebel
4 Knoblauchzehen
200 g Schwarzwurzeln
3 EL Olivenöl
1 EL TK-italienische-Kräuter
Salz, Pfeffer
100 g Kirschtomaten
150 g Schafskäse (Feta)
2 EL TK-Gartenkräuter
100 g griech. Sahnejoghurt

Für 2 Personen
20 Min. Zubereitung
25 Min. Backen

Nährwert pro Portion:

500 kcal
24 g Eiweiß
36 g Fett
19 g Kohlenhydrate
24 g Ballaststoffe

1 Backofen auf 200° vorheizen. Ein Backblech mit Backpapier auslegen. Möhren putzen, schälen und in ca. 0,5 cm dicke Scheiben schneiden. Brokkoli waschen, putzen und in kleine Röschen zerteilen. Die Stiele schälen und klein schneiden. Die Paprika waschen, halbieren, Stielansatz, weiße Trennwände und Kerne entfernen. Die Paprikahälften in etwa 1 cm breite Streifen schneiden. Zwiebel schälen, in Spalten schneiden. 3 Knoblauchzehen schälen, fein hacken.

2 Schwarzwurzeln gründlich reinigen, abschrubben und schälen. Dabei am besten mit Einweghandschuhen arbeiten, da Schwarzwurzeln die Haut verfärben und kleben. Die Stangen schräg in 4–5 cm lange Stücke schneiden.

3 Das vorbereitete Gemüse in eine große Schüssel geben und mit 2 EL Öl, Kräutern, 1 TL Salz und 2 Prisen Pfeffer vermischen. Anschließend flach auf dem Backblech verteilen und im vorgeheizten Ofen (Mitte) etwa 15 Min. backen.

4 Kirschtomaten waschen. Feta in 1 cm große Würfel schneiden. Übrige Knoblauchzehe schälen und fein hacken. Mit Kräutern, Öl, Joghurt, ½ TL Salz und 2 Prisen Pfeffer zu einem Dip verrühren. In 2 Schälchen umfüllen.

5 Nach 15 Min. Backzeit Tomaten und Feta auf dem Gemüse verteilen und alles weitere 10 Min. backen. Gemüse aus dem Ofen nehmen und sofort servieren. Den Dip dazu reichen. Zum Mitnehmen das Gemüse abkühlen lassen und in Frischhalteboxen umfüllen. Bei Bedarf wieder aufwärmen oder kalt genießen. Den Dip separat verpacken.

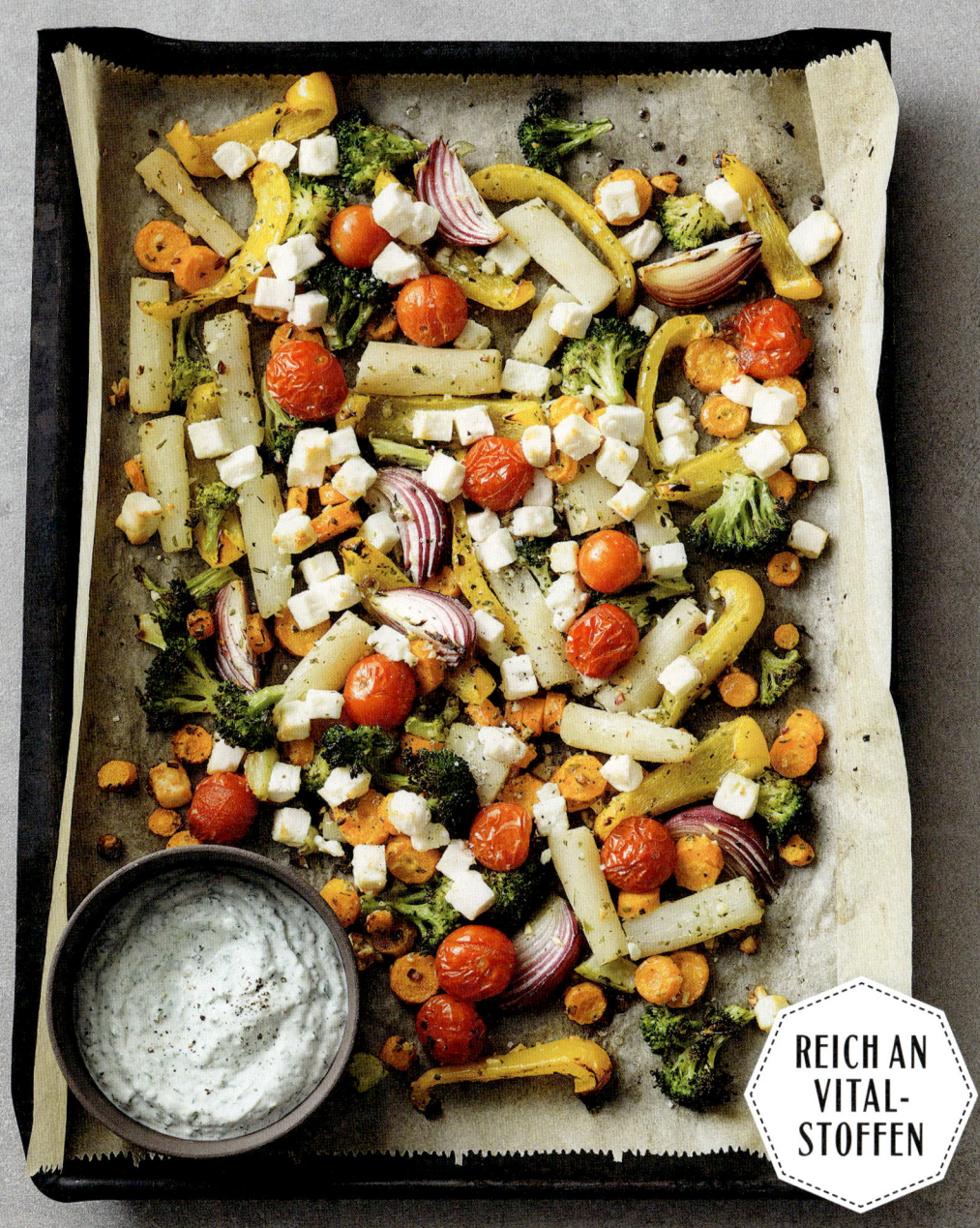

REICH AN
VITAL-
STOFFEN

LACHS-GEMÜSE-AUFLAUF

150 g Möhren
150 g Brokkoli
150 g Fenchel
2 EL Butter
Salz
200 ml Mandeldrink
(ungesüßt)
5 g Flohsamenschalen (3 TL)
10 g Kokosmehl
Muskatnuss frisch gerieben
50 g Frischkäse
(Doppelrahmstufe)
80 g Emmentaler
2 Lachsfilets ohne Haut
(à 180 g)
Pfeffer
Außerdem
Auflaufform (ca. 15 × 15 cm)

Für 2 Personen
30 Min. Zubereitung
30 Min. Backen

1 Gemüse putzen und waschen. Die Möhren schälen und in ca. 0,5 cm dicke Scheiben schneiden. Brokkoli in kleine Röschen zerteilen. Die Stiele schälen und klein schneiden. Den Fenchel halbieren, den Strunk herausschneiden. Die Hälften quer in feine Streifen schneiden.

2 In einem weiten, flachen Topf die Butter schmelzen. Das Gemüse dazugeben, mit ½ TL Salz würzen und bei mittlerer Hitze unter Rühren ca. 5 Min. dünsten. Anschließend in die Auflaufform umfüllen und gleichmäßig darin verteilen.

3 Ofen auf 175° vorheizen. Mandeldrink, Flohsamenschalen, Kokosmehl, ½ TL Salz und 2 Prisen Muskatnuss in einen Topf geben und bei schwacher Hitze aufkochen. Frischkäse zügig einrühren und die Sauce sofort über das Gemüse geben. Bei Bedarf noch etwas verstreichen.

4 Den Käse grob reiben. Fisch mit Küchenpapier trocken tupfen, salzen und pfeffern. Die Lachsfilets nebeneinander auf das Gemüse setzen und alles mit Käse bestreuen. Im Ofen (Mitte) weitere 25 Min. backen. Danach auf Tellern anrichten und sofort genießen oder den Auflauf abkühlen lassen, in zwei Frischhalteboxen verpacken und bis zum Verzehr gekühlt aufbewahren. Vor dem Essen erwärmen.

Nährwert pro Portion:

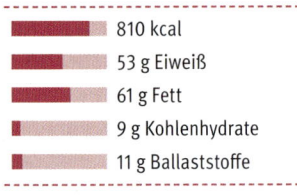

810 kcal
53 g Eiweiß
61 g Fett
9 g Kohlenhydrate
11 g Ballaststoffe

Lachs ist reich an Omega-3-Fettsäuren, denen entzündungshemmende und blutgefäßerweiternde Wirkungen zugeschrieben werden. Zusammen mit frischem, vitalstoffreichem Gemüse wird daraus ein Superfood-Lunch für alle Tage!

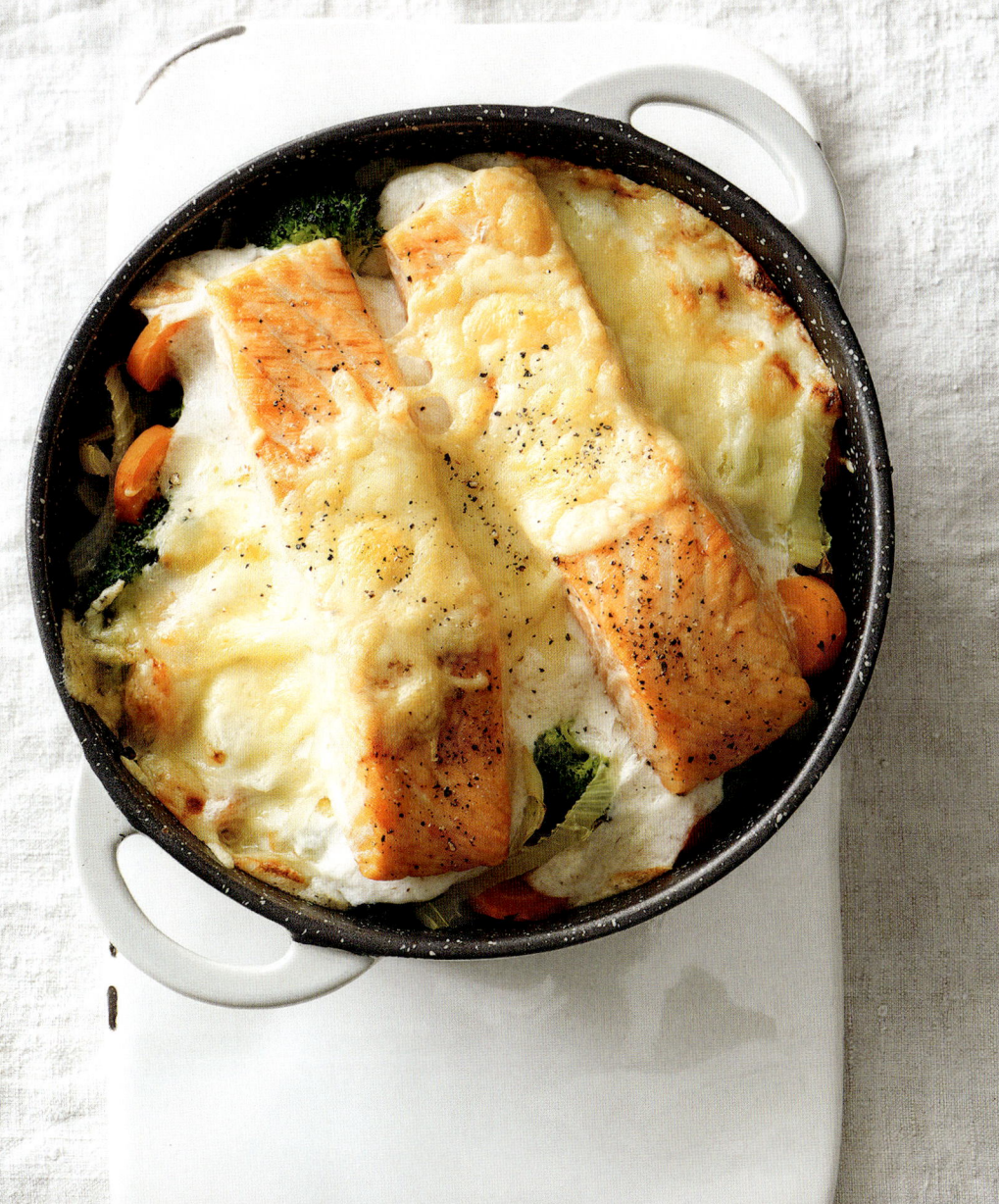

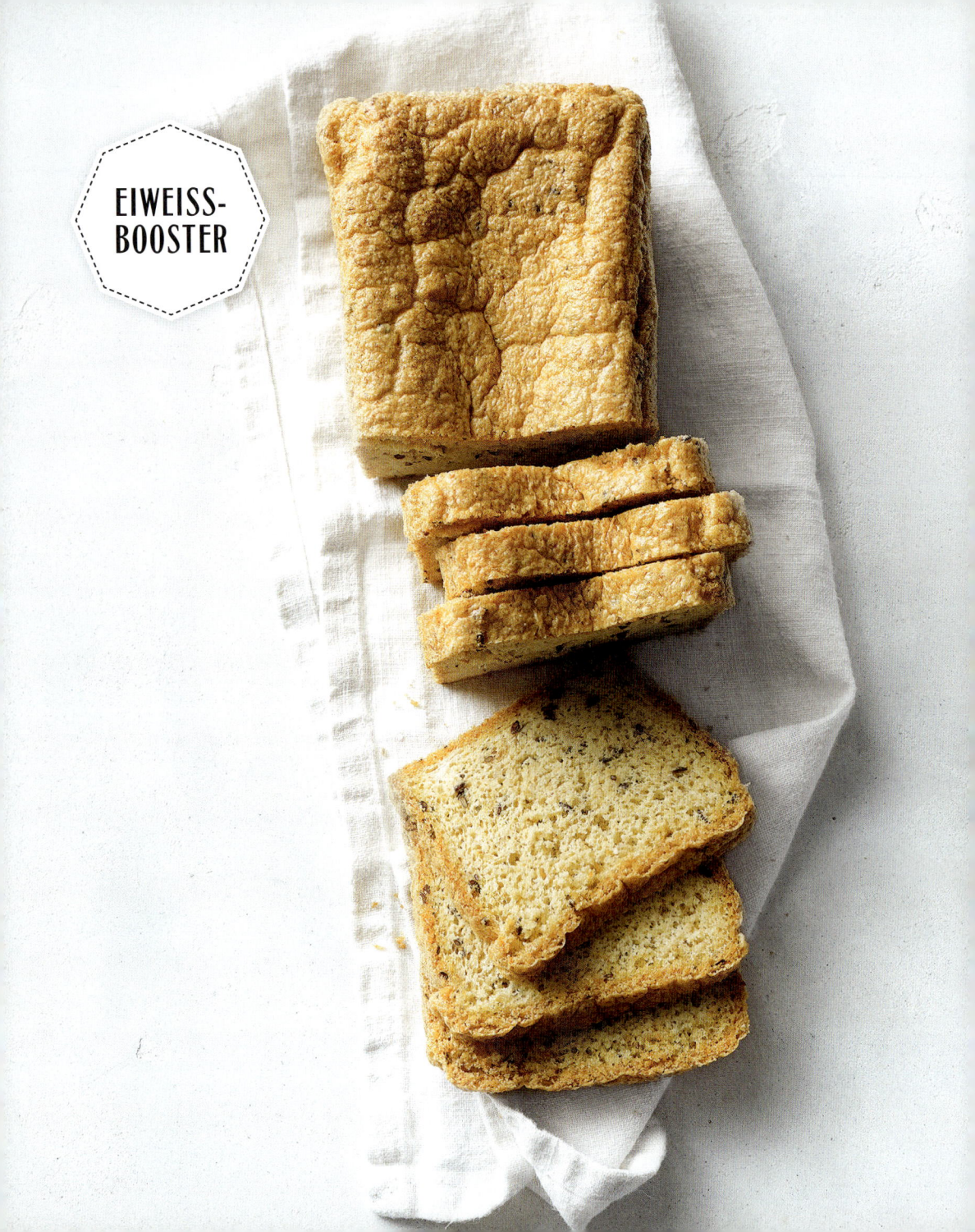

EIWEISS-
BOOSTER

EIWEISS-TOASTBROT

8 Eier (M)
Salz
80 ml Rapsöl
200 g blanchierte gem. Mandeln
10 g Flohsamenschalen
20 g Leinsamen
1 EL Backpulver
Außerdem
Kastenform
(ca. 30 cm Länge)

Für ca. 15 Scheiben
20 Min. Zubereitung
40 Min. Backen

Nährwert pro Portion:

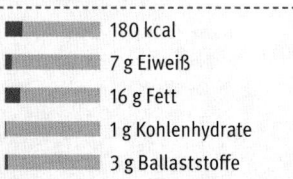

180 kcal
7 g Eiweiß
16 g Fett
1 g Kohlenhydrate
3 g Ballaststoffe

1 Den Backofen auf 190° vorheizen. Die Kastenform mit Backpapier auslegen. Hierzu einen Bogen Backpapier kräftig zusammenknüllen und dann wieder auseinanderfalten. So lässt er sich leichter in die Form einpassen.

2 6 Eier trennen, die Eigelbe in eine große Schüssel geben, die Eiweiße in einen hohen Rührbecher. Die Eiweiße mit den Rührbesen des Handrührgeräts steif schlagen, dabei nach und nach ½ TL Salz einrieseln lassen. Die verbleibenden Eier und das Öl zu den Eigelben geben und glatt rühren.

3 Mandeln, Flohsamenschalen, Leinsamen und Backpulver in einer separaten Schüssel vermischen, dann zum Eigelb geben und alles zügig mit den Rührbesen des Handrührgeräts zu einem glatten Teig verrühren. Den Eischnee mit dem Küchenspatel in drei Portionen vorsichtig unterheben.

4 Teig in die Form füllen und im Ofen (Mitte) in ca. 40 Min. goldgelb backen. Herausnehmen, 20 Min. abkühlen lassen, dann mithilfe des Backpapiers aus der Form heben und auf einem Kuchengitter vollständig auskühlen lassen.

5 Das Toastbrot frühestens nach 1 Std. anschneiden. Gut verpackt und kühl gelagert ist es eine Woche haltbar.

KERNIGES ZUCCHINIBROT

150 g Zucchini
1 Knoblauchzehe
100 g Cheddar
3 Eier (M)
160 g Quark (20 % Fett)
Salz, Pfeffer
1 TL gem. Kurkuma
20 ml Olivenöl
100 g gem. Mandeln
45 g Kokosmehl
45 g Leinsamen
40 g Sonnenblumenkerne
2 TL Backpulver
Außerdem
Kastenform
(ca. 30 cm Länge)

Für ca. 15 Scheiben
30 Min. Zubereitung
45 Min. Backen

Nährwert pro Portion:

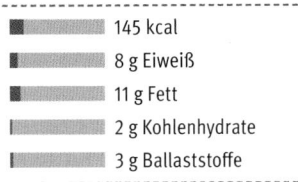

145 kcal
8 g Eiweiß
11 g Fett
2 g Kohlenhydrate
3 g Ballaststoffe

1 Zucchini putzen, waschen, abtrocknen und fein reiben. Die Raspel mittig auf ein sauberes Geschirrtuch geben. Die Ecken zusammenfassen und das Tuch so lange eindrehen, bis die Flüssigkeit aus den Zucchiniraspeln gedrückt wird. Knoblauch schälen, fein hacken. Käse grob reiben.

2 Den Backofen auf 200° vorheizen. Die Kastenform mit Backpapier auslegen. Hierzu einen Bogen Backpapier kräftig zusammenknüllen und dann wieder auseinanderfalten. So lässt er sich leichter in die Form einpassen.

3 Eier, Quark, ½ TL Salz, 2 Prisen Pfeffer und Kurkuma in eine Schüssel geben und mit den Rührbesen des Handrührgerätes glatt rühren. Knoblauch, Käse, Öl, Mandeln, Kokosmehl, Leinsamen, Sonnenblumenkerne, Backpulver und die ausgedrückten Zucchiniraspel dazugeben und alles in ca. ½ Min. zu einem geschmeidigen Teig verrühren.

4 Teig in die vorbereitete Form füllen und im Ofen (Mitte) ca. 45 Min. backen. Herausnehmen und kurz abkühlen lassen, dann mithilfe des Backpapiers aus der Form heben, auf ein Kuchengitter stürzen und vollständig abkühlen lassen.

5 Gut verpackt und im Kühlschrank gelagert ist das kernige Zucchinibrot etwa eine Woche lang haltbar.

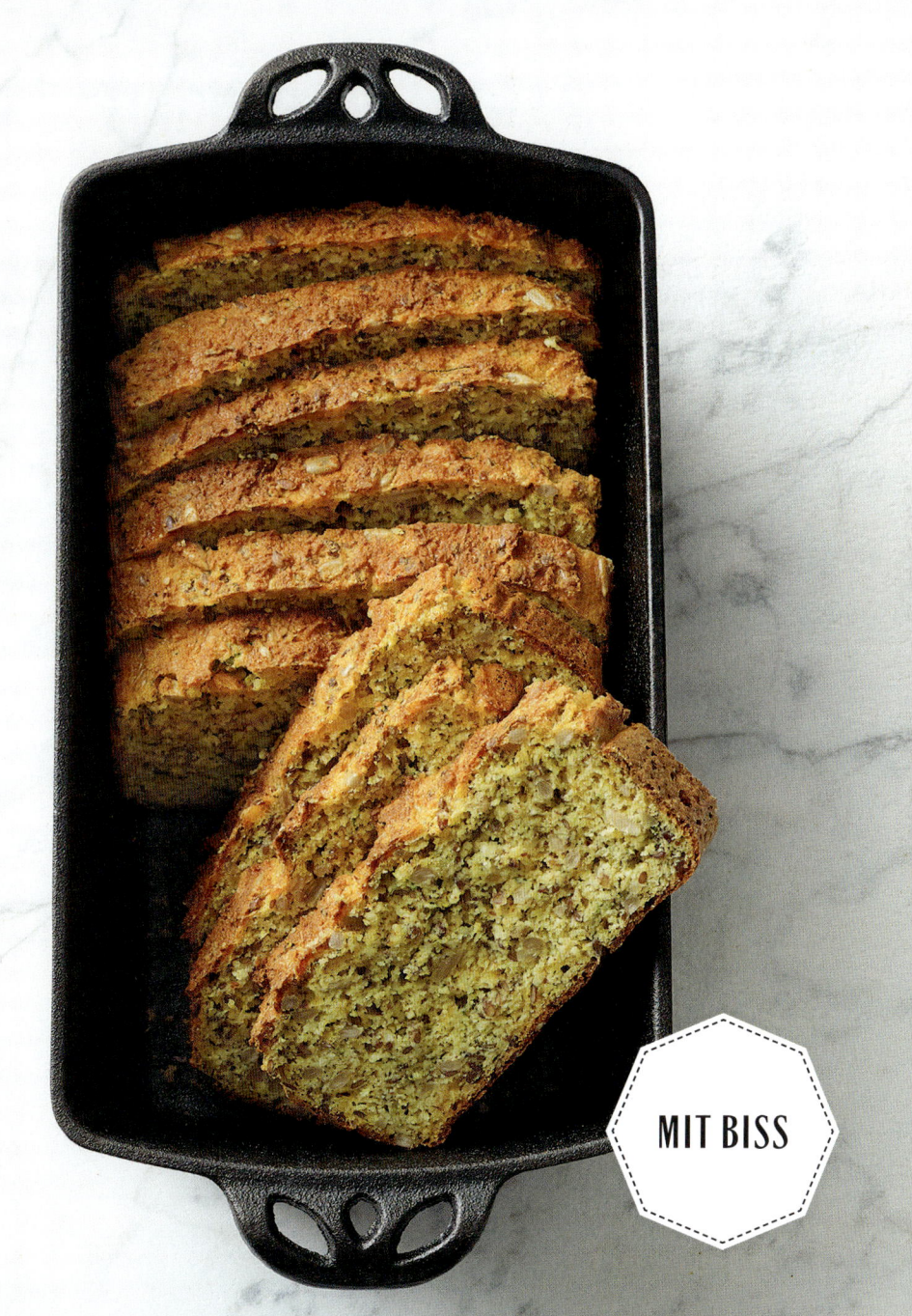

MIT BISS

MANDEL-WEISSBROT

55 g Kokosöl
225 g blanchierte gem. Mandeln
30 g Flohsamenschalen
1 Pck. Backpulver
Salz
4 Eier (M)
Außerdem
Kastenform
(ca. 30 cm Länge)

Für ca. 15 Scheiben
20 Min. Zubereitung
1 Std. Backen

Nährwert pro Portion:

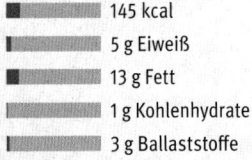

145 kcal
5 g Eiweiß
13 g Fett
1 g Kohlenhydrate
3 g Ballaststoffe

1 Den Backofen auf 175° vorheizen. Die Kastenform mit Backpapier auslegen. Hierzu einen Bogen Backpapier kräftig zusammenknüllen und dann wieder auseinander-falten. So lässt er sich leichter in die Form einpassen.

2 Kokosöl erwärmen, bis es flüssig ist. Mandeln, Floh-samenschalen, Backpulver und ½ TL Salz in einer großen Schüssel vermischen. Eier und Kokosöl dazugeben und mit den Rührbesen des Handrührgeräts unterrühren, dann 125 ml heißes Wasser zufügen und alles auf höchster Stufe in ca. 3 Min. zu einem geschmeidigen Teig verarbeiten.

3 Den Teig zu drei gleich großen Kugeln formen und neben-einander in die vorbereitete Backform geben. Die Form in den Ofen (Mitte) schieben und den Teig ca. 1 Std. backen. Nach 1 Std. die Stäbchenprobe machen. Hierzu mit einem Holzstäbchen in den Teig stechen. Erst wenn kein Teig mehr daran hängen bleibt, ist das Brot fertig gebacken. Heraus-nehmen und in der Form vollständig auskühlen lassen.

4 Das Mandel-Weißbrot ist in Frischhaltefolie verpackt und im Kühlschrank aufbewahrt etwa eine Woche lang haltbar.

INFO:

Die Liste der Vorzüge von Mandeln ist lang. Laut wissen-schaftlichen Studien können Mandeln vor Diabetes schüt-zen, den Cholesterinspiegel senken, die Knochen stärken und beim Abnehmen helfen. Neuesten Forschungsergeb-nissen zufolge haben Mandeln zudem eine präbiotische Wirkung (> S. 19). Damit liefern sie solchen Darmbakterien Nahrung, die unsere Darmgesundheit unterstützen.

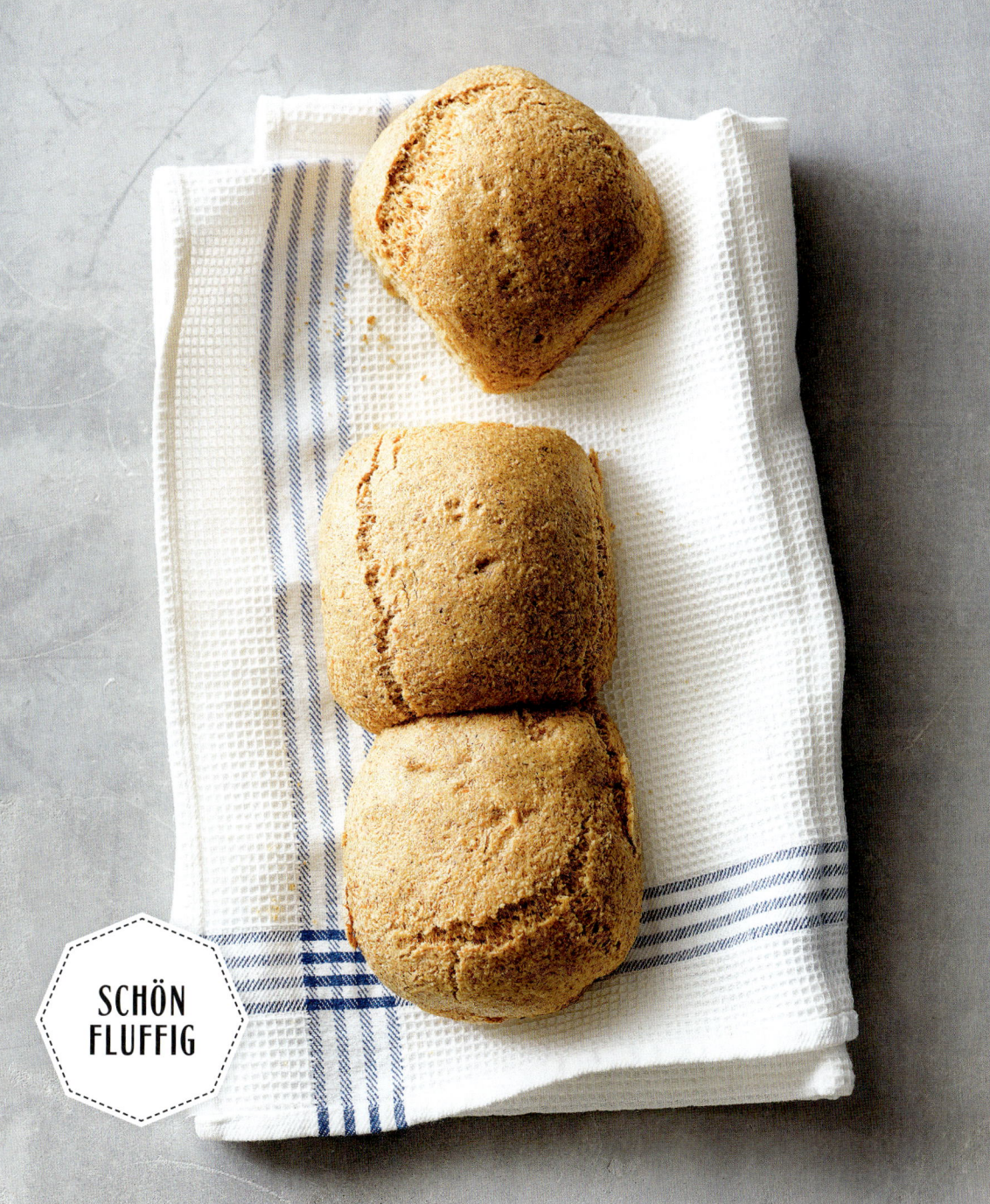

SCHÖN
FLUFFIG

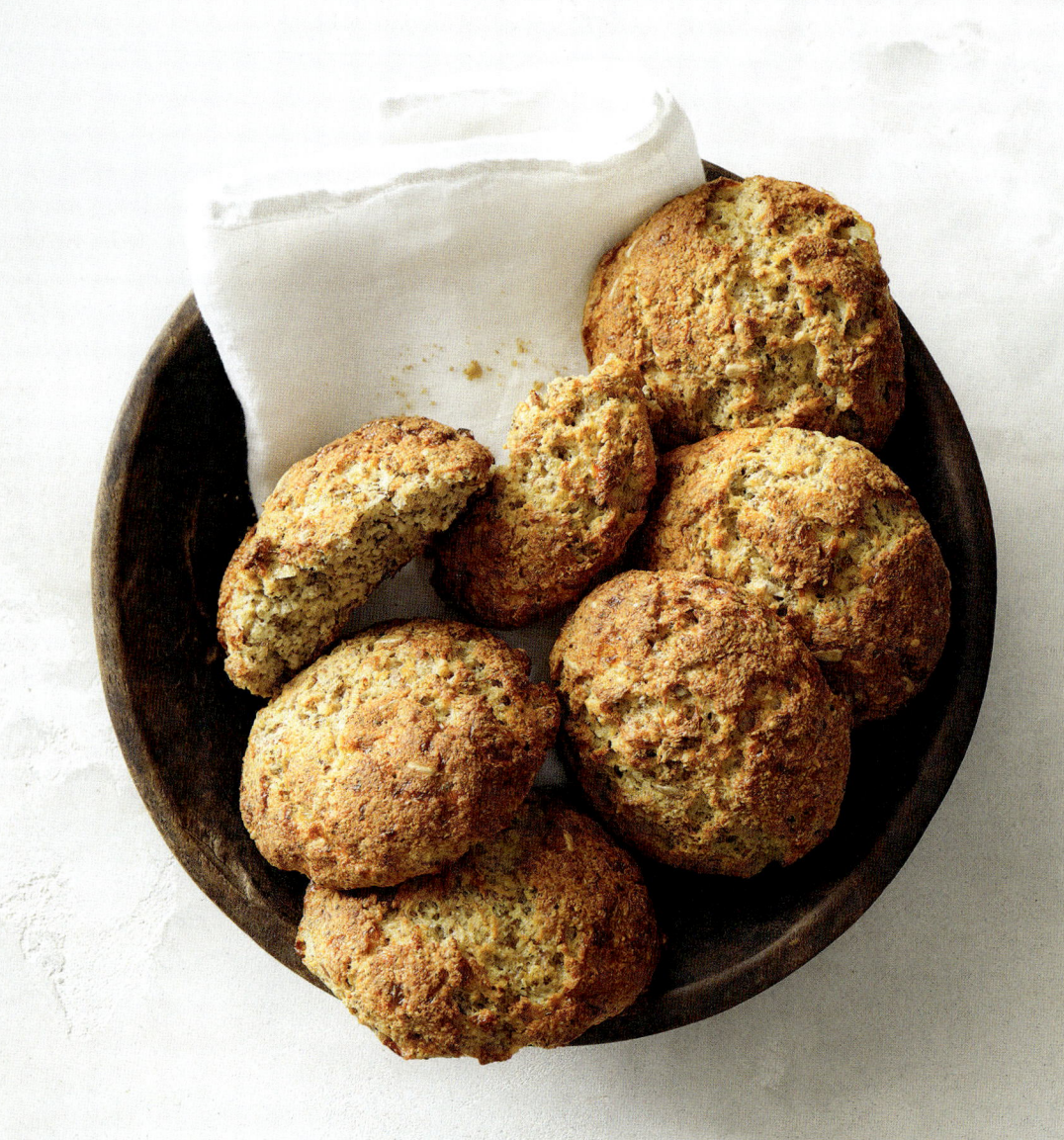

LOW-CARB-BRÖTCHEN

120 g gem. Mandeln
50 g Sonnenblumenkerne
30 g Kokosmehl
40 g Chia-Samen
20 g Flohsamenschalen
1 Pck. Backpulver
4 Eier (M)
200 g Hüttenkäse
150 g Quark (40 % Fett)
Salz

Für 6 Stück
15 Min. Zubereitung
30 Min. Quellen
20 Min. Backen

1 Mandeln, Kerne, Kokosmehl, Chia-Samen, Flohsamen-schalen und Backpulver in einer Schüssel vermischen.

2 Eier, Hüttenkäse, Quark und 1 TL Salz in eine Schüssel geben und glatt verrühren. Die Mandelmischung hinzu-fügen und alles mit den Rührbesen des Handrührgeräts bei mittlerer Geschwindigkeit in ca. 1 Min. zu einem glatten Teig verkneten. Etwa 30 Min. abgedeckt quellen lassen.

3 Den Backofen auf 175° vorheizen. Ein Backblech mit Backpapier auslegen. Den Teig mit angefeuchteten Händen zu 6 gleich großen Kugeln formen und auf das Blech setzen.

4 Das Blech in den vorgeheizten Ofen (Mitte) schieben und die Brötchen in 18–20 Min. knusprig backen. Heraus-nehmen und auf einem Kuchengitter abkühlen lassen.

Nährwert pro Portion:

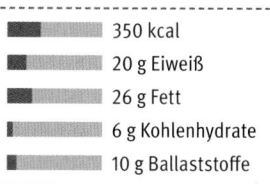

- 350 kcal
- 20 g Eiweiß
- 26 g Fett
- 6 g Kohlenhydrate
- 10 g Ballaststoffe

KÖRNIGE BAGUETTEBRÖTCHEN

70 g gem. Mandeln
30 g Flohsamenschalen
10 g Kokosmehl
1 Pck. Backpulver
4 Eier (M)
150 g Hüttenkäse
1 TL Apfelessig
Salz
30 g Leinsamen
30 g geschälte Hanfsamen
(ersatzweise Sesam)
3 EL Sonnenblumenkerne

Für 4 Stück
20 Min. Zubereitung
30 Min. Backen

1 Den Backofen auf 200° vorheizen. Ein Backblech mit Backpapier auslegen. Mandeln, Flohsamenschalen, Kokosmehl und Backpulver in einer Schüssel vermischen.

2 Eier, Hüttenkäse, Essig und 1 TL Salz in einer Schüssel glatt verrühren. Die Mandelmischung zufügen und alles mit den Rührbesen des Handrührgeräts bei mittlerer Geschwindigkeit in ca. 1 Min. zu einem glatten Teig verkneten.

3 Leinsamen, Hanfsamen und Sonnenblumenkerne zum Teig geben und ca. 1 Min. einarbeiten. Teig in vier Portionen teilen. Diese mit nassen Händen zu vier ca. 15 cm langen Baguettebrötchen formen und auf das Blech setzen.

4 Brötchen im vorgeheizten Ofen (Mitte) in 25–30 Min. goldbraun backen. Am Ende der Backzeit herausnehmen und auf einem Kuchengitter auskühlen lassen.

Nährwert pro Portion:

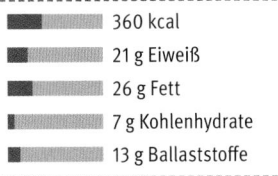

360 kcal
21 g Eiweiß
26 g Fett
7 g Kohlenhydrate
13 g Ballaststoffe

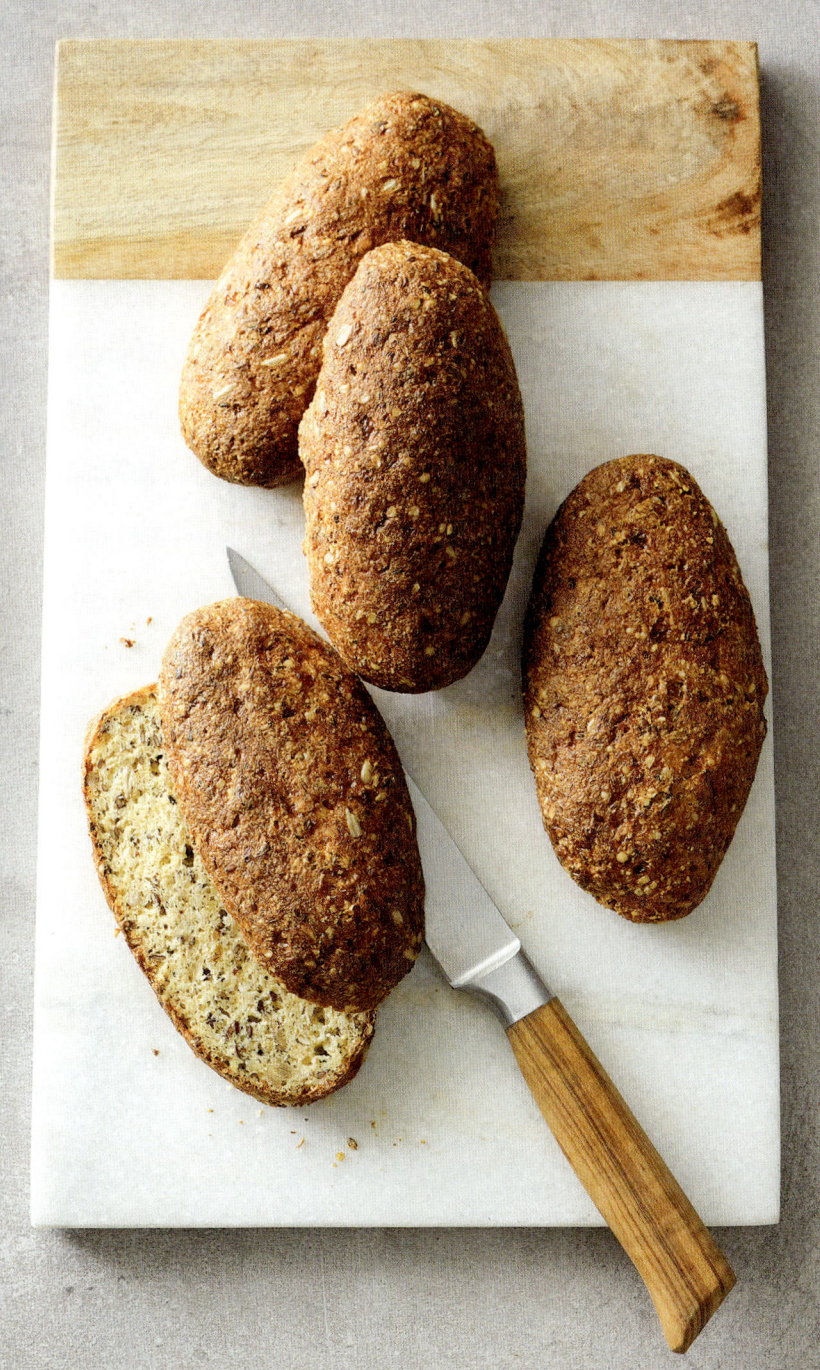

MÖHRENKUCHEN

200 g Möhren
2 Eier (M)
100 g Erythrit
75 g gem. Haselnusskerne
100 g gem. Mandeln
1 TL Backpulver
4 g Johannisbrotkernmehl
(ca. 1 TL)
½ TL Zimtpulver
¼ TL gem. Vanille
1 Tropfen Bittermandelöl
Außerdem
Springform (20 cm Ø)
Fett für die Form

Für ca. 8 Stücke
20 Min. Zubereitung
35 Min. Backen

1 Ofen auf 175° vorheizen. In den Boden der Springform Backpapier einspannen, den Rand der Form fetten.

2 Die Möhren putzen, schälen und fein raspeln. Die Eier trennen, dabei die Eigelbe in eine Rührschüssel geben, die Eiweiße in einen hohen Rührbecher. Eiweiße mit den Rührbesen des Handrührgeräts sehr steif schlagen.

3 Eigelbe mit Erythrit und 3 EL warmem Wasser mit den Rührbesen des Handrührgeräts in ca. 3 Min. hellcremig aufschlagen. Möhren hinzufügen und unterrühren.

4 Nüsse, Backpulver, Johannisbrotkernmehl, Zimt und Vanille vermischen und mit dem Bittermandelöl in die Rührschüssel geben. Alles zu einem glatten Teig verrühren.

5 Den Teig in die Form geben und glatt verstreichen. Im Ofen (Mitte) ca. 35 Min. backen. Herausnehmen und auf einem Kuchengitter abkühlen lassen. Zum Servieren den Kuchen aus der Form lösen und in Stücke schneiden.

Nährwert pro Portion:
- 185 kcal
- 6 g Eiweiß
- 17 g Fett
- 3 g Kohlenhydrate
- 3 g Ballaststoffe

Ob Carrot Cake, Möhrenkuchen oder Rüblitorte – egal wie man es nennt, das saftig-nussige Gebäck kommt immer gut an. Besonders lecker schmeckt der Kuchen gut durchgezogen, weshalb er sich auch prima vorbereiten lässt.

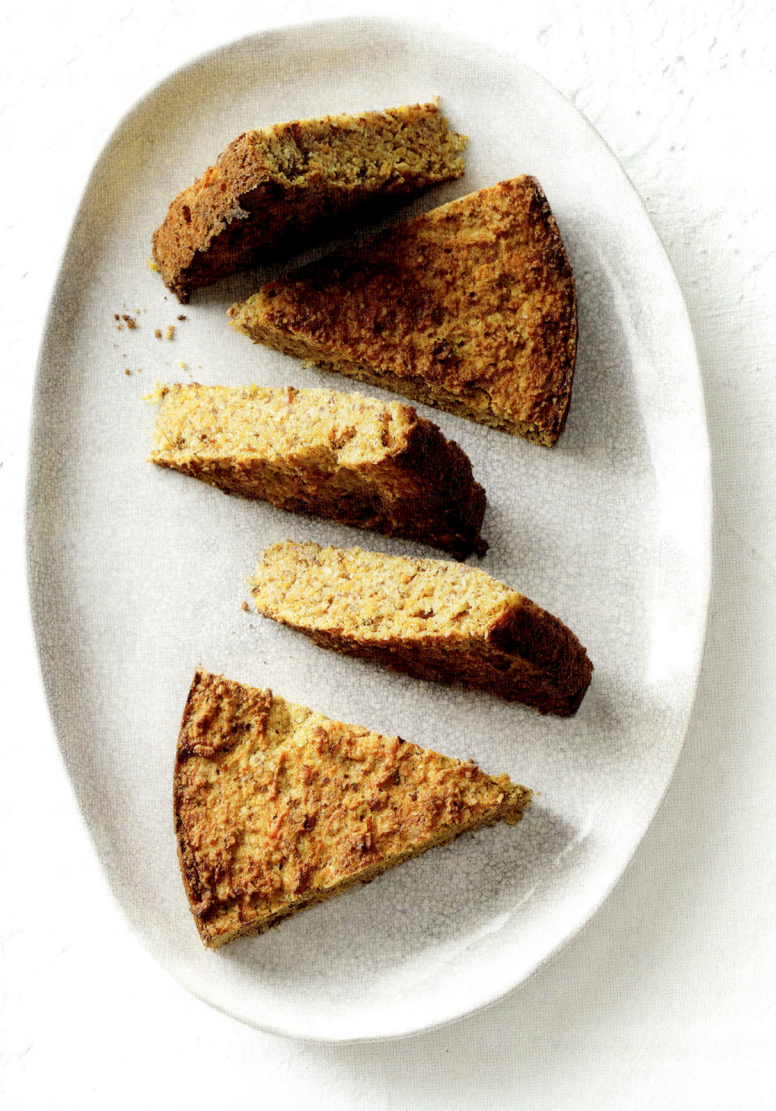

ZIMTKUCHEN

2 TL Zimtpulver
240 g Erythrit
130 g Butter
260 g gem. Mandeln
30 g Kokosmehl
4 g Johannisbrotkernmehl
(ca. 1 TL)
2 TL Backpulver
Salz
4 Eier (M)
1 TL gem. Vanille
160 ml Mandeldrink
(ungesüßt)
100 g Frischkäse
(Doppelrahmstufe)
Außerdem
Springform (20 cm Ø)
Fett für die Form

Für ca. 8 Stücke
30 Min. Zubereitung
50 Min. Backen
1 Std. kühlen

Nährwert pro Portion:

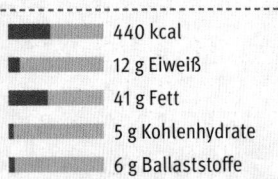

440 kcal
12 g Eiweiß
41 g Fett
5 g Kohlenhydrate
6 g Ballaststoffe

1 Zimt und 30 g Erythrit in einer Schale vermischen. Die Butter in einen kleinen Topf geben und schmelzen. Den Backofen auf 160° vorheizen, die Springform fetten.

2 Mandeln, 170 g Erythrit, Kokos-, Johannisbrotkernmehl, Backpulver und ½ TL Salz in einer Schüssel mischen.

3 Eier, Butter (bis auf einen EL), ½ TL Vanille und 100 ml Mandeldrink in einer Schüssel glatt rühren, zur Mehlmischung hinzufügen und alles mit den Rührbesen des Handrührgeräts zu einem cremigen Teig verarbeiten.

4 Die Hälfte des Teigs gleichmäßig in der Form verstreichen und mit zwei Dritteln der Zimtmischung bestreuen. Den restlichen Teig darüber verteilen und glatt streichen.

5 Die Form in den Ofen (Mitte) schieben und den Teig ca. 50 Min. backen, bis die Oberseite goldbraun ist. Nach 50 Min. die Stäbchenprobe machen. Hierzu mit einem Holzstäbchen in den Kuchen stechen. Erst wenn kein Teig mehr daran hängen bleibt, ist der Kuchen fertig.

6 Am Ende der Backzeit den Zimtkuchen aus dem Ofen nehmen, mit restlicher Butter bestreichen und übriger Zimtfüllung bestreuen. In der Form abkühlen lassen.

7 Frischkäse, 40 g Erythrit, 60 ml (4 EL) Mandeldrink und übrige Vanille in einer Schüssel glatt rühren. Über den abgekühlten Kuchen geben, dann mindestens 1 Std. kühl stellen. Kuchen in 6 Stücke schneiden und servieren.

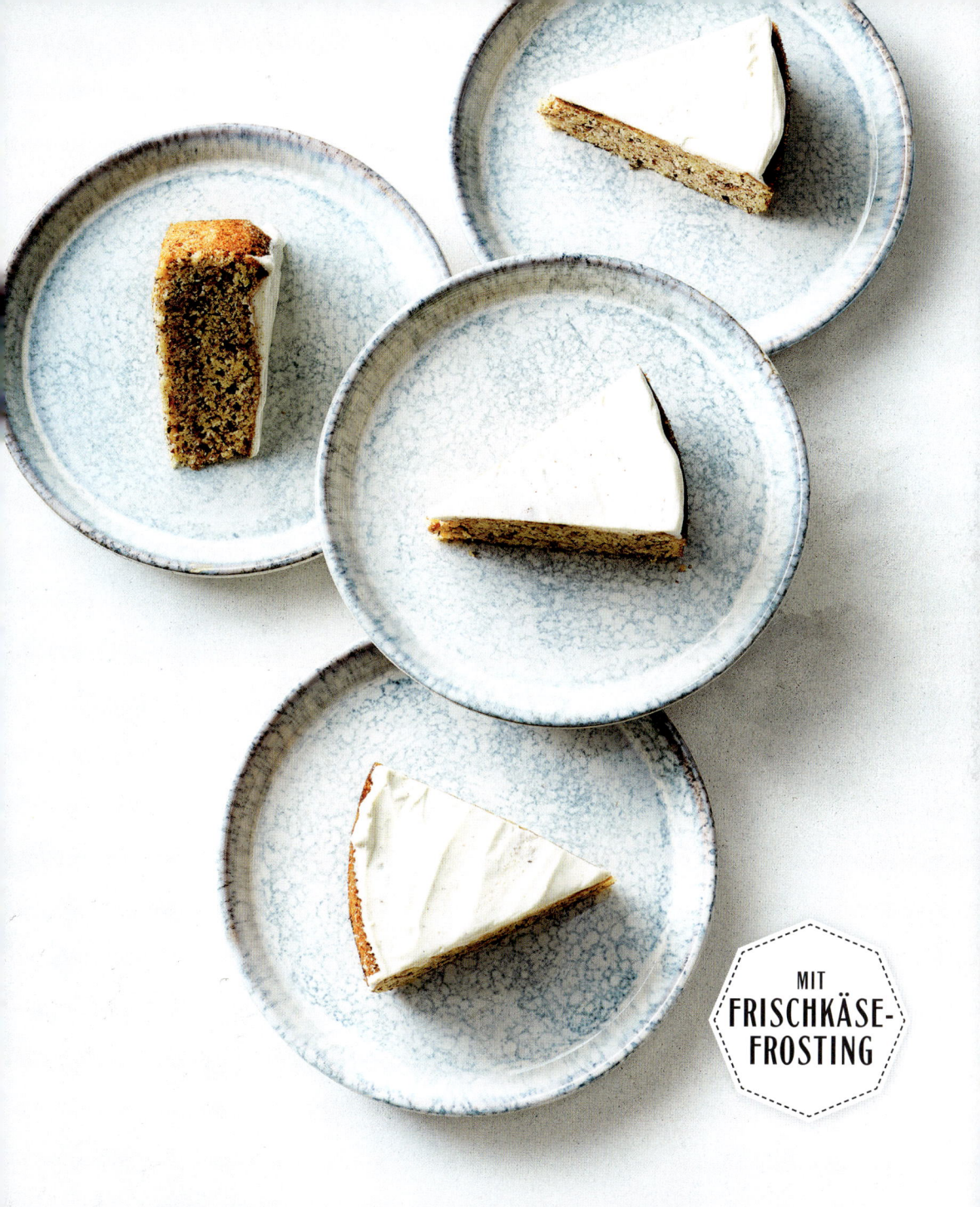

MIT
FRISCHKÄSE-
FROSTING

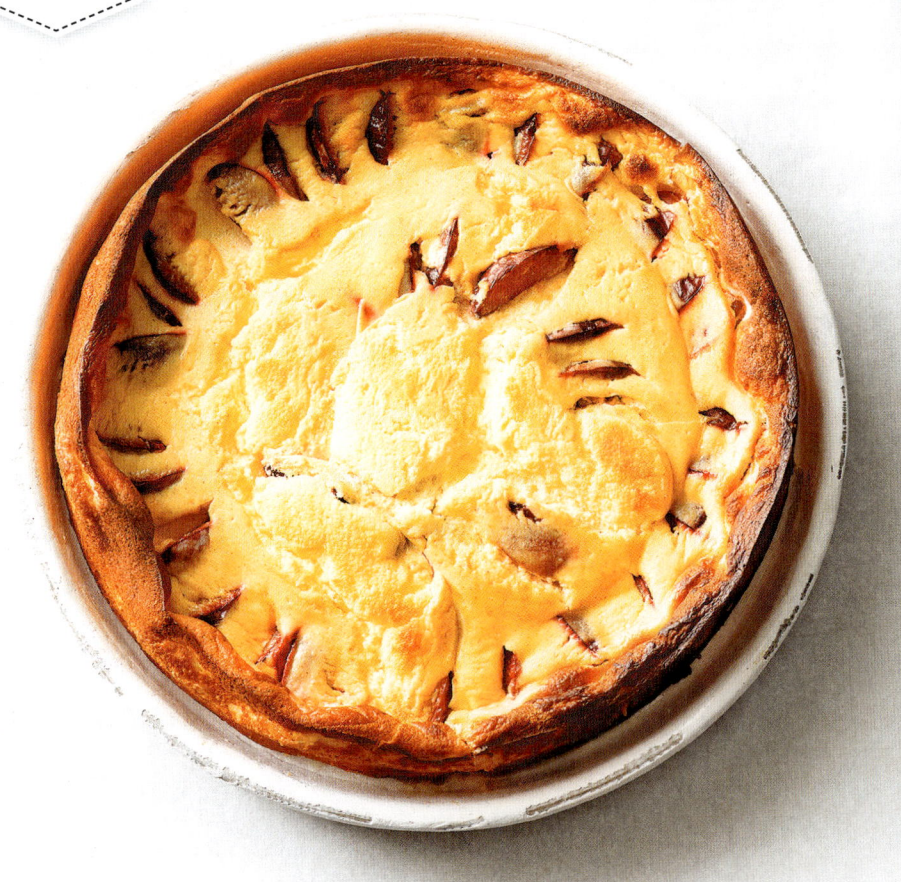

VERSUNKENER ZWETSCHGEN-KÄSEKUCHEN

250 g Zwetschgen
4 Eier (M)
130 g Erythrit
500 g Magerquark
10 g Kokosmehl
4 g Johannisbrotkernmehl
(ca. 1 TL)
½ TL Backpulver
150 g Joghurt (3,5 % Fett)
½ TL Zimtpulver
Außerdem
Springform (26 cm Ø)
Fett für die Form

Für ca. 12 Stücke
35 Min. Zubereitung
1 Std. 5 Min. Backen

Nährwert pro Portion:

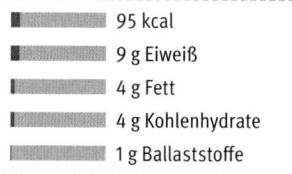

95 kcal
9 g Eiweiß
4 g Fett
4 g Kohlenhydrate
1 g Ballaststoffe

1 Zwetschgen waschen, vierteln und entsteinen. Den Backofen auf 160° vorheizen. In den Boden der Springform einen Bogen Backpapier einspannen, den Rand der Form einfetten. 3 Eier trennen, dabei die Eigelbe in eine Schüssel geben, die Eiweiße in einen hohen Rührbecher.

2 Eiweiße mit den Rührbesen des Handrührgeräts steif schlagen und dabei 20 g Erythrit einrieseln lassen. Eigelbe mit 2 EL heißem Wasser und 80 g Erythrit in ca. 3 Min. hell-cremig aufschlagen. Quark, Kokos-, Johannisbrotkernmehl und Backpulver hinzufügen und unterrühren. Eischnee mit dem Küchenspatel unterheben. Den Teig in die vorbereitete Backform geben, die Zwetschgenviertel darauf verteilen.

3 Joghurt, übriges Ei, 30 g Erythrit und Zimt in einer Schüssel glatt rühren und über die Zwetschgen geben. Bei Bedarf noch etwas verstreichen. Den Kuchen im vorgeheizten Ofen (Mitte) etwa 1 Std. und 5 Min. backen, dann herausnehmen und auf einem Kuchengitter auskühlen lassen. Aus der Form lösen und am besten über Nacht zugedeckt kühl stellen.

TIPP:

Vorsicht ist bei Obst- und manchen Gemüsesorten geboten, die unter dem Prädikat »extra sweet« im Handel erhältlich sind (z. B. Ananas, Zuckermöhren). Hier wurde der natürliche Zuckergehalt durch Züchtung zusätzlich gesteigert, damit die Sorten größeren Zuspruch finden. Für die Low-Carb-Küche gut geeignet sind dagegen Beeren und Früchte mit 5–10 g Kohlenhydrate pro 100 g. Dazu zählen Himbeeren, Schwarze Johannisbeeren oder eben auch Zwetschgen!

ERDBEER-KOKOS-KUCHEN

2 Eier (M)
200 g Erythrit
150 g gem. Mandeln
Salz
½ TL Backpulver
6 g Johannisbrotkernmehl
(ca. 1 ½ TL)
290 g Kokosmilch (Dose)
30 ml Zitronensaft
5 Blatt Gelatine
½ TL gem. Vanille
1 Eigelb (M)
400 g Erdbeeren
Außerdem
Auflaufform (ca. 20 × 30 cm)

Für 8 Stücke
40 Min. Zubereitung
25 Min. Backen
4 Std. Abkühlen

Nährwert pro Portion:

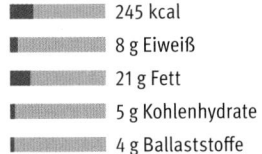

245 kcal
8 g Eiweiß
21 g Fett
5 g Kohlenhydrate
4 g Ballaststoffe

1 Ofen auf 175° vorheizen. Die Form mit Backpapier auslegen. Eier trennen, die Eigelbe in eine Rührschüssel, die Eiweiße in einen hohen Rührbecher geben. Eiweiße steif schlagen, dabei 20 g Erythrit einrieseln lassen.

2 Eigelbe mit 80 g Erythrit in 3 Min. cremig aufschlagen. Erst Mandeln, ½ TL Salz, Backpulver und 2 g Johannisbrotkernmehl, dann 90 g Kokosmilch und Zitronensaft unterrühren. Eischnee unterheben. Teig gleichmäßig in der Form verstreichen. Im vorgeheizten Ofen (Mitte) 20–25 Min. backen. Herausnehmen und in der Form abkühlen lassen.

3 Für die Creme 3 Blatt Gelatine in kaltem Wasser einweichen. In einem Topf 200 g Kokosmilch mit 50 g Erythrit, Vanille und dem Eigelb unter ständigem Rühren aufkochen. Sowie erste Bläschen aufsteigen, den Topf sofort vom Herd nehmen. Die Gelatine ausdrücken und unter Rühren in der Creme auflösen. Die heiße Creme auf den Boden streichen und an einem kühlen Ort in ca. 2 Std. fest werden lassen.

4 Für den Guss 2 Blatt Gelatine in kaltem Wasser einweichen. Erdbeeren waschen, putzen, klein schneiden. Mit 4 g Johannisbrotkernmehl und 50 g Erythrit in einen Topf geben, pürieren und bei mittlerer Hitze unter Rühren aufkochen. Topf vom Herd nehmen. Die Gelatine ausdrücken und in die Erdbeermasse einrühren, bis sie sich aufgelöst hat. Masse vorsichtig über einen Löffelrücken auf der Creme verteilen.

5 Den Erdbeerkuchen weitere 2 Std. kühl stellen. Vor dem Servieren aus der Form lösen und in Stücke schneiden.

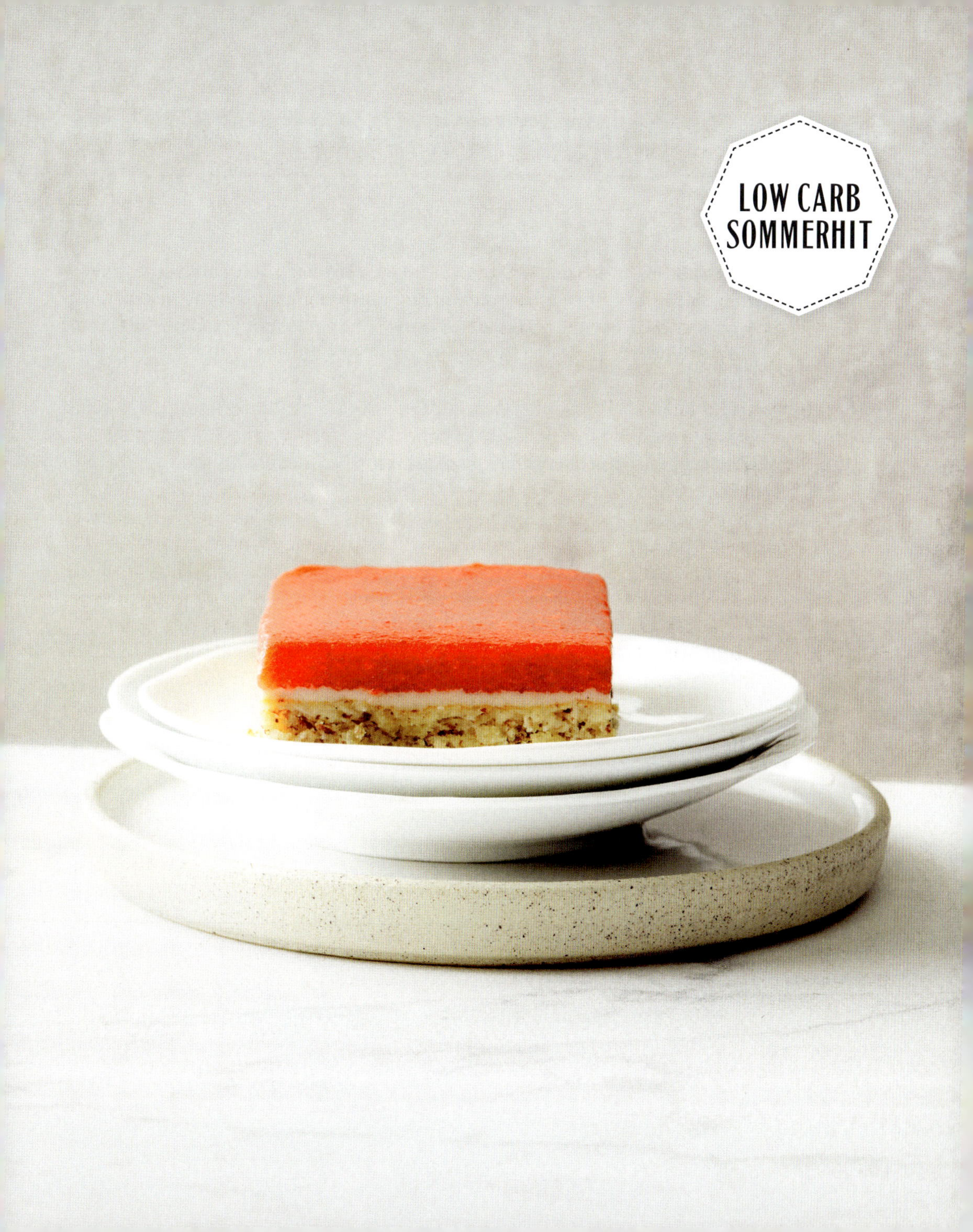

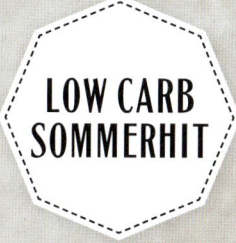

RHABARBER-TARTE

300 g Rhabarber
(ersatzweise TK-Rhabarber)
4 Eier (M)
80 g Erythrit
100 g zimmerwarme Butter
100 g gem. Mandeln
50 g gem. Haselnusskerne
20 g Flohsamenschalen
1 TL Backpulver
Außerdem
Springform (24 cm Ø)
Fett für die Form

Für ca. 8 Stücke
30 Min. Zubereitung
35 Min. Backen

Nährwert pro Portion:

▬▬▬░░░░░ 285 kcal
▬░░░░░░░ 7 g Eiweiß
▬▬▬░░░░░ 27 g Fett
░░░░░░░ 2 g Kohlenhydrate
░░░░░░░ 5 g Ballaststoffe
----

1 Den Backofen auf 200° vorheizen. In den Boden der Springform Backpapier einspannen, den Rand der Form fetten. Rhabarber waschen, Enden abschneiden und die Haut abziehen. Stangen schräg in 4 cm lange Stücke schneiden.

2 Eier trennen, die Eigelbe in eine Rührschüssel, die Eiweiße in einen hohen Rührbecher geben. Eiweiße steif schlagen, dabei 2 EL Erythrit einrieseln lassen.

3 Die Eigelbe mit der Butter und dem übrigen Erythrit in ca. 3 Min. weißcremig aufschlagen. Mandeln, Haselnüsse, Flohsamenschalen und Backpulver in einer Schüssel vermischen und mit dem Küchenspatel unter die Eigelbmasse heben. Eischnee hinzufügen und behutsam unterheben.

4 Die Masse in die Form füllen und glatt streichen. Die Rhabarberstücke gleichmäßig darauf verteilen. Im heißen Ofen (Mitte) in ca. 35 Min. goldbraun backen. Herausnehmen und auf einem Kuchengitter auskühlen lassen. Zum Servieren aus der Form lösen und in Stücke schneiden.

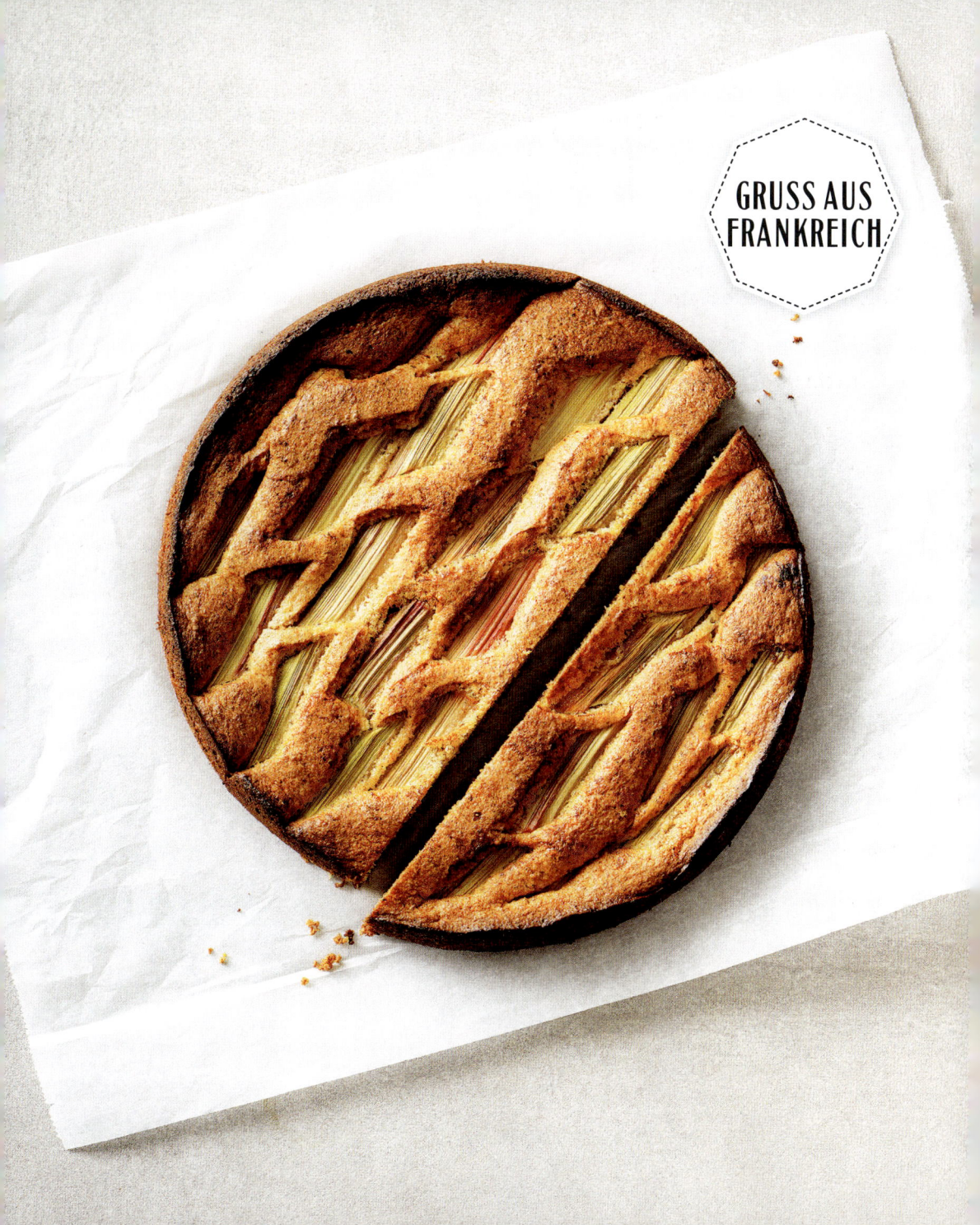

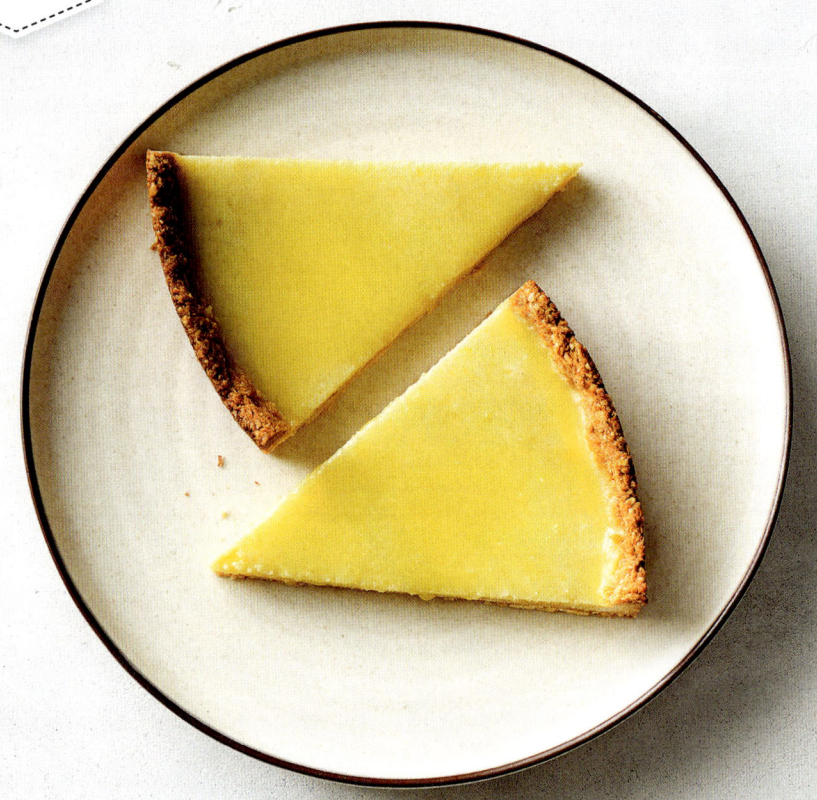

MANDEL-TARTE MIT ORANGE

1 Eiweiß (M)
25 g Erythrit
70 g Kokosraspel
145 g blanchierte gem. Mandeln
1 EL Kokosmehl
125 g zimmerwarme Butter
1 Ei (M)
3 Orangen
1 EL Olivenöl
2 g Johannisbrotkernmehl (ca. ½ TL)
Außerdem
Springform (24 cm Ø)
Fett für die Form

Für ca. 8 Stücke
30 Min. Zubereitung
20 Min. Kühlen
40 Min. Backen

Nährwert pro Portion:

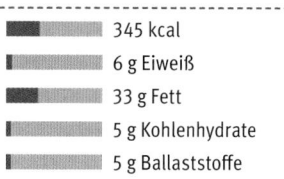

345 kcal
6 g Eiweiß
33 g Fett
5 g Kohlenhydrate
5 g Ballaststoffe

1 Die Springform fetten. Das Eiweiß steif schlagen, dabei 5 g (1 TL) Erythrit einrieseln lassen. Kokosraspel, 70 g Mandeln und Kokosmehl in einer Schüssel vermischen. 50 g Butter und Eischnee mit einem Küchenspatel unterheben.

2 Teig in die Form geben und gleichmäßig darin verteilen. Mit den Fingern einen ca. 2 cm hohen Rand hochziehen. Form etwa 20 Min. in das Tiefkühlfach stellen. Backofen auf 150° vorheizen und den Teig ca. 20 Min. backen (Mitte).

3 75 g Mandeln, 75 g Butter, Ei und restlichen Erythrit mit den Rührbesen des Handrührgeräts zu einer glatten Creme verrühren. Kuchenboden nach 20 Min. Backzeit aus dem Ofen nehmen, die Mandelcreme auf dem Boden verstreichen und die Tarte im Ofen weitere 20 Min. backen.

4 Inzwischen die Orangen halbieren, den Saft auspressen. Saft und Öl in einen Topf geben, bei starker Hitze aufkochen und dann etwa 4 Min. bei mittlerer Hitze kochen lassen.

5 Johannisbrotkernmehl mit 2 EL kaltem Wasser in einer Schale vermischen und zügig in den Orangensaft einrühren. Die Mischung bei mittlerer Hitze unter ständigem Rühren aufkochen und für 1 Min. kochen lassen.

6 Die Tarte am Ende der Backzeit aus dem Ofen nehmen, mit der Glasur bestreichen und auf einem Kuchengitter abkühlen lassen. In ca. 8 Stücke schneiden und servieren.

ZITRONENSCHNITTEN

55 g Kokosöl
5 Eier (M)
½ TL gem. Vanille
300 g Erythrit
Salz
225 g blanchierte gem. Mandeln
32 g Flohsamenschalen
3 Bio-Zitronen
Außerdem
Auflaufform (ca. 23 × 23 cm)

Für ca. 9 Stücke
30 Min. Zubereitung
30 Min. Backen
2 Std. Kühlen

Nährwert pro Portion:

- ▬▬▬ 253 kcal
- ▬ 9 g Eiweiß
- ▬▬ 23 g Fett
- 2 g Kohlenhydrate
- 3 g Ballaststoffe

1 Ofen auf 175° vorheizen. Die Form mit Backpapier auslegen, dabei sollte das Papier über den Rand hinausragen.

2 Kokosöl schmelzen. Mit 1 Ei, Vanille, 80 g Erythrit und ½ TL Salz in einer Schüssel verrühren. 200 g Mandeln und 20 g Flohsamenschalen dazugeben und alle Zutaten mit einem Küchenspatel zu einem krümeligen Teig verarbeiten.

3 Den Teig in die Auflaufform geben und am Boden andrücken. Im Ofen (Mitte) in ca. 15 Min. goldbraun backen.

4 Zitronen heiß abwaschen, abtrocknen und 1 EL Schale fein abreiben. Die Zitronen halbieren, den Saft auspressen, davon 170 ml abmessen. Restlichen Erythrit, Zitronensaft und -schale, 25 g Mandeln, 12 g Flohsamenschalen und die übrigen 4 Eier in einer Schüssel glatt verrühren.

5 Form nach 15 Min. Backzeit aus dem Ofen nehmen, die Füllung behutsam über einen Löffelrücken auf dem Boden verteilen und den Kuchen weitere 15 Min. backen. Herausnehmen und auf einem Kuchengitter abkühlen lassen.

6 Die Form abdecken und für mindestens 2 Std. in den Kühlschrank stellen. Zum Servieren den Kuchen mithilfe des Backpapiers aus der Form heben, auf ein Schneidebrett geben und in 9 Stücke schneiden. Zitronenschnitten kühl aufbewahren und innerhalb von 3–4 Tagen verzehren.

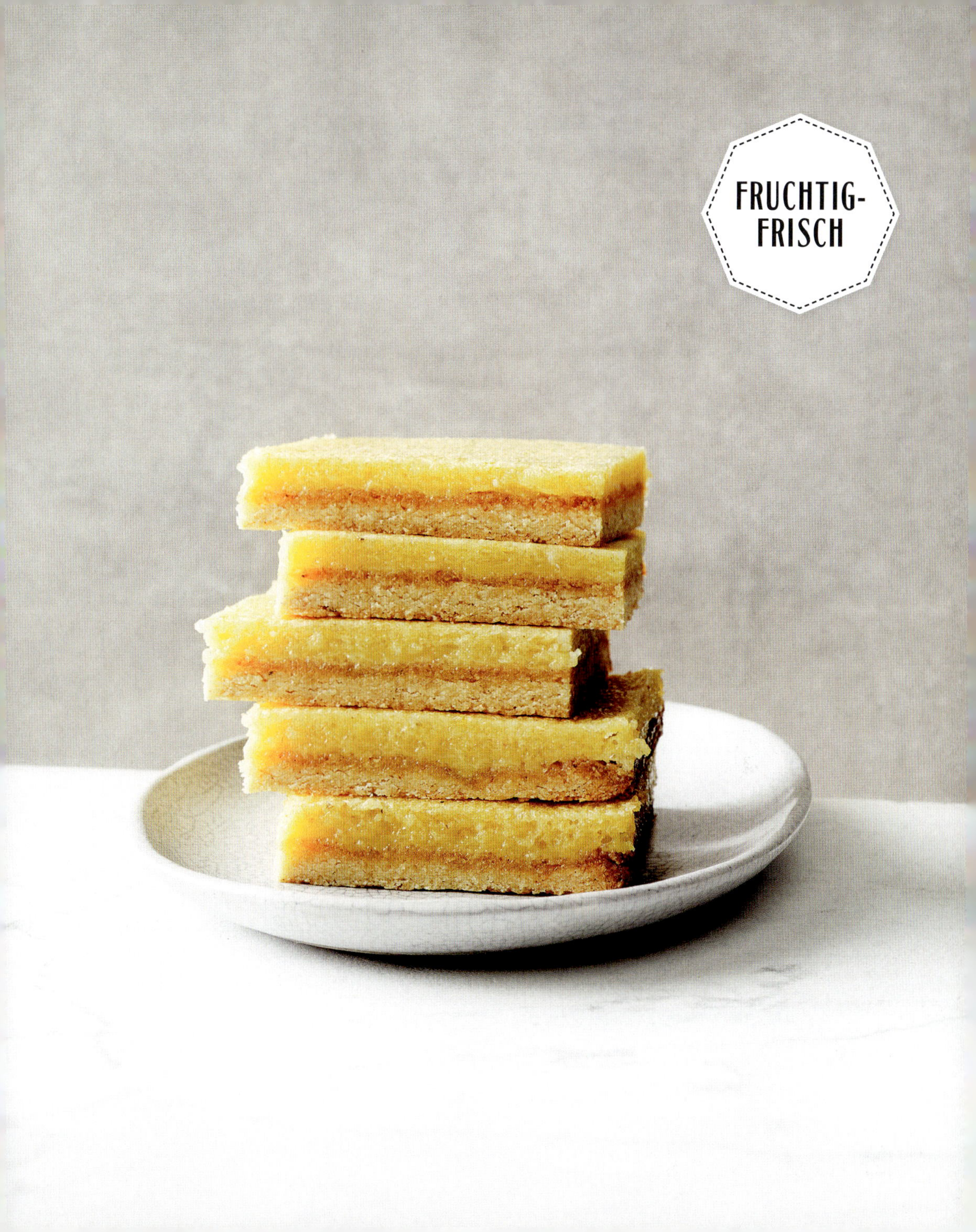

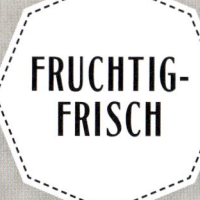

ZITRONEN-KÄSEKUCHEN

150 g gem. blanchierte
Mandeln
50 g Kokosmehl
2 g Johannisbrotkernmehl
(ca. ½ TL)
55 g kalte Butter
2 Eier (M)
230 g Erythrit
Salz
250 g Frischkäse
(Doppelrahmstufe)
3 Blatt Gelatine
2 Bio-Zitronen
½ TL gem. Vanille
300 g Sahne
Außerdem
Springform (24 cm Ø)
Fett für die Form

Für ca. 12 Stücke
35 Min. Zubereitung
20 Min. Backen
4 Std. Kühlen

Nährwert pro Portion:

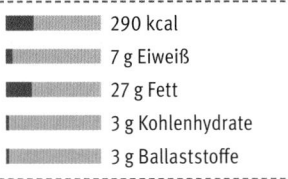

290 kcal
7 g Eiweiß
27 g Fett
3 g Kohlenhydrate
3 g Ballaststoffe

1 Backofen auf 170° vorheizen. In den Boden der Spring-form Backpapier einspannen, den Rand der Form einfetten. Mandeln, Kokosmehl, Johannisbrotkernmehl, Butter, Eier, 80 g Erythrit und ¼ TL Salz in eine Rührschüssel geben und mit den Händen zügig zu einem glatten Teig verkneten.

2 Den Teig zwischen 2 Bogen Backpapier zu einem Kreis von ca. 28 cm Ø ausrollen und in die Backform legen. Den Rand mit den Fingern auf etwa 4 cm hochziehen. Im Ofen (Mitte) 18–20 Min. backen, bis sich der Rand goldbraun verfärbt. Herausnehmen und in der Form abkühlen lassen.

3 Frischkäse in eine Schüssel geben und bei Raumtempe-ratur in ca. 30 Min. weich werden lassen. Gelatine in kaltem Wasser einweichen. Eine Zitrone heiß abwaschen, trocknen. Die Schale dünn abreiben und zum Frischkäse geben.

4 Zitronen halbieren, den Saft auspressen und in einem kleinen Topf aufkochen. Topf vom Herd nehmen. Gelatine ausdrücken und im heißen Saft auflösen. Zitronensaft, Vanille und 150 g Erythrit zum Frischkäse geben und alles zu einer glatten Masse pürieren. Etwa 15 Min. kalt stellen.

5 In der Zwischenzeit die Sahne steif schlagen. Dann mit der Frischkäsemasse zu einer Creme verrühren und gleich-mäßig auf dem Kuchenboden verstreichen. Den Kuchen mit Folie abdecken und mindestens 4 Std. kühl stellen. Zum Servieren aus der Form lösen und in Stücke schneiden.

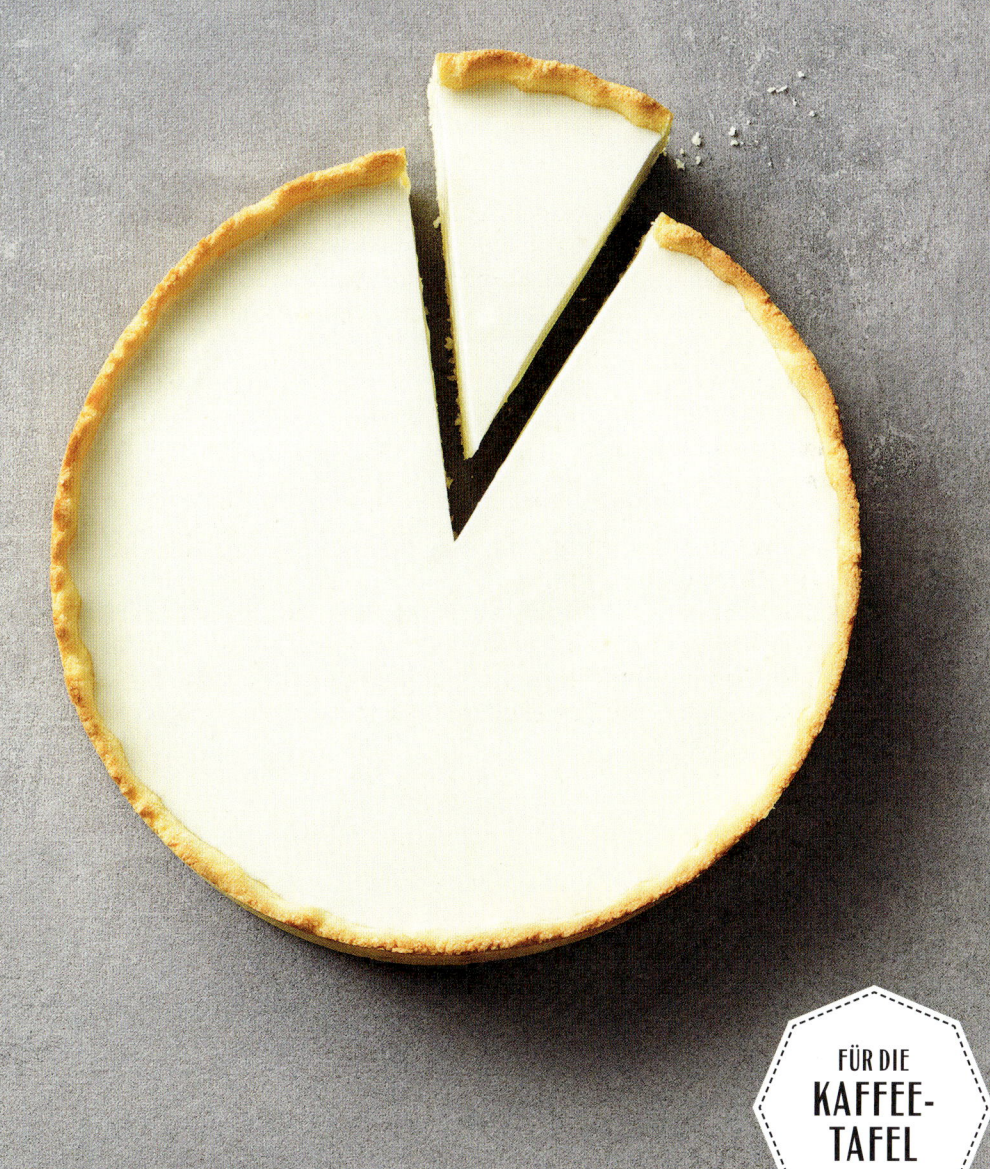

Naschen erlaubt! Kakao gilt als Gute-Laune-Macher, Avocado liefert reichlich B-Vitamine, ungesättigte Fettsäuren und wichtige Mineralstoffe. In Kombination ein Dreamteam, das gegen das Mittagstief und spontane Schokogelüste hilft.

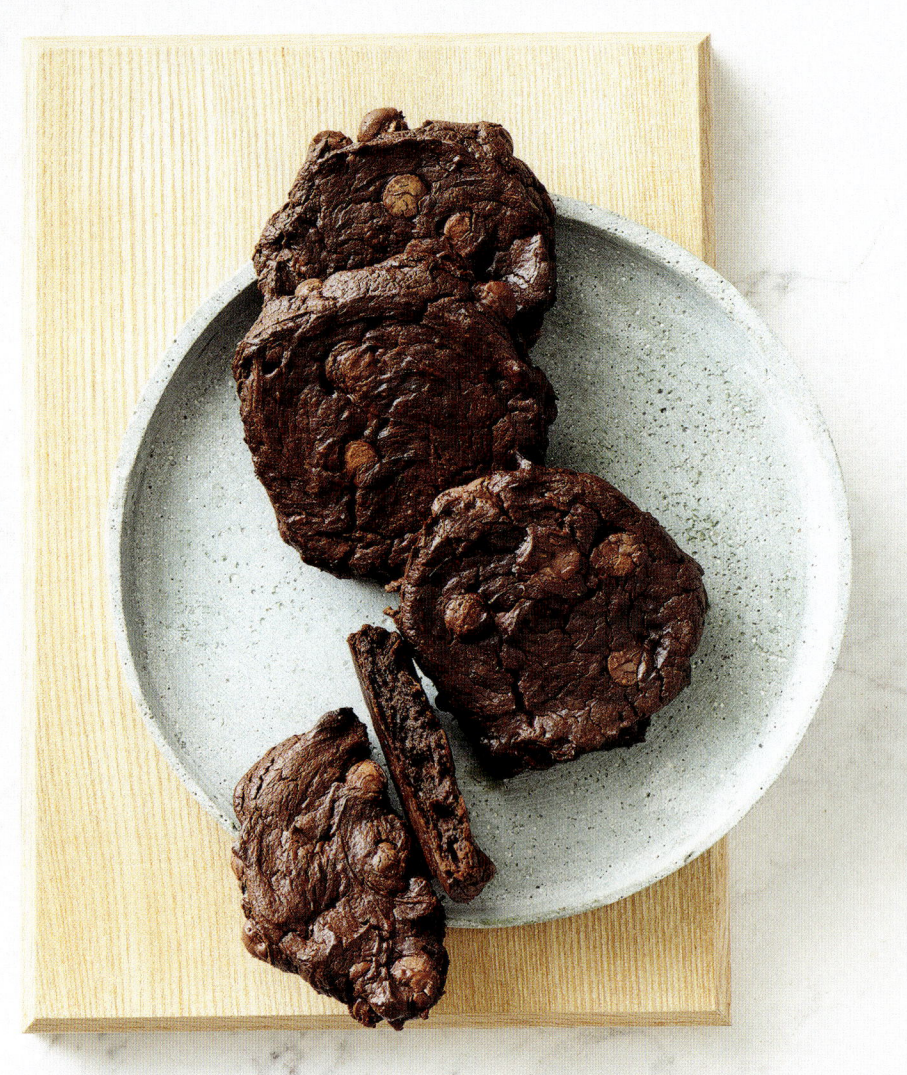

SCHOKOLADEN-TALER
mit Avocado

1 Avocado (ca. 170 g
geputzt gewogen)
90 g Erdnussbutter
(ungesüßt)
60 g Erythrit
1 Ei (M)
½ TL gem. Vanille
50 g Kakaopulver
(schwach entölt)
45 g dunkle Schokoladen-
drops (mind. 70 % Kakao)

Für ca. 6 Stück
25 Min. Zubereitung
14 Min. Backen

Nährwert pro Portion:

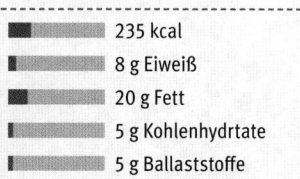

235 kcal
8 g Eiweiß
20 g Fett
5 g Kohlenhydrtate
5 g Ballaststoffe

1 Den Backofen auf 180° vorheizen. Ein Backblech mit Backpapier auslegen. Avocado halbieren, entkernen und das Fruchtfleisch mit einem Löffel aus der Schale heben.

2 Avocado, Erdnussbutter, Erythrit, Ei und Vanille zu einer cremigen Masse pürieren. In eine Rührschüssel umfüllen und das Kakaopulver mit einem Küchenspatel unterrühren. Anschließend die Schokoladendrops unterheben.

3 Eine kleine Schale mit warmem Wasser füllen. Mit einem Esslöffel 1 Teigportion abnehmen, auf das vorbereitete Backblech setzen und mit dem Löffelrücken zu einem mög-lichst runden, etwa 1 cm hohen Keks von 7–8 cm Ø verstrei-chen. Aus dem übrigen Teig weitere 5 Kekse formen.

4 Die Taler im Ofen (Mitte) 12–14 Min. backen. Danach herausnehmen, mit dem Backpapier vom Blech ziehen und auf einem Kuchengitter etwa 10 Min. abkühlen lassen.

5 Kekse auf einen Teller heben und im Kühlschrank kom-plett auskühlen lassen. In einer luftdicht verschlossenen Box kühl aufbewahrt sind die Taler etwa fünf Tage haltbar.

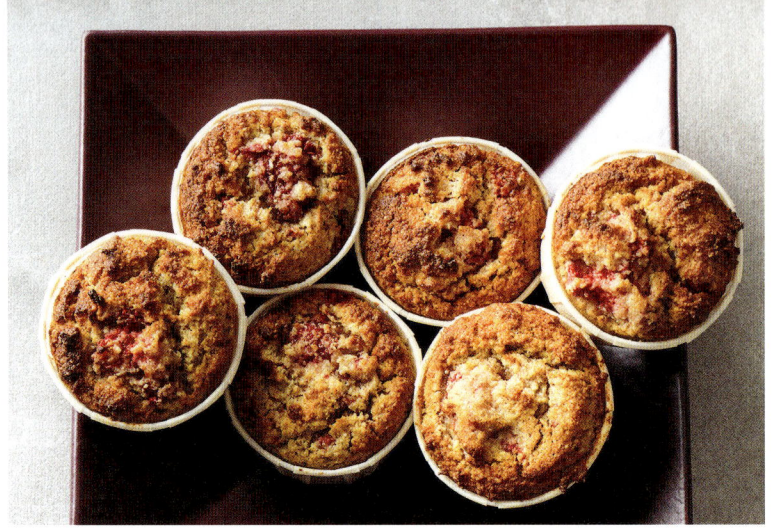

HIMBEER-MUFFINS

100 g Kokosöl | 100 g Himbeeren | 300 g
gem. Mandeln | 30 g Kokosmehl | 4 g Johan-
nisbrotkernmehl (ca. 1 TL) | 1 Pck. Backpul-
ver | Salz | 1 kleiner Apfel | 150 g Erythrit |
4 Eier (M) | 1 TL gem. Vanille
12er-Muffinform | 12 Muffin-Papierförmchen
**Für 12 Stück | 30 Min. Zubereitung |
25 Min. Backen**

1 Backofen auf 175° vorheizen. Papierförm-
chen in die Mulden der Muffinform setzen.
Kokosöl schmelzen. Himbeeren verlesen
und behutsam abbrausen. Mandeln,
Kokos-, Johannisbrotkernmehl, Backpulver
und ½ TL Salz in einer Schüssel vermischen.

2 Apfel waschen, trocken reiben, vierteln
und entkernen. Die Apfelviertel sehr fein
raspeln. In einer Rührschüssel Apfelraspel,

Kokosöl, Erythrit, Eier und Vanille mit den
Rührbesen des Handrührgeräts in ca. 2 Min.
zu einer homogenen Masse verrühren.

3 Mandel-Mix und Himbeeren dazugeben
und mit einem Küchenspatel unterheben,
bis ein cremiger Teig entstanden ist. Den
Teig gleichmäßig in die Förmchen verteilen.
Im Backofen (Mitte) ca. 25 Min. backen. Auf
einem Kuchengitter abkühlen lassen.

Nährwert pro Portion:

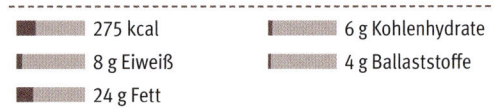

275 kcal		6 g Kohlenhydrate
8 g Eiweiß		4 g Ballaststoffe
24 g Fett		

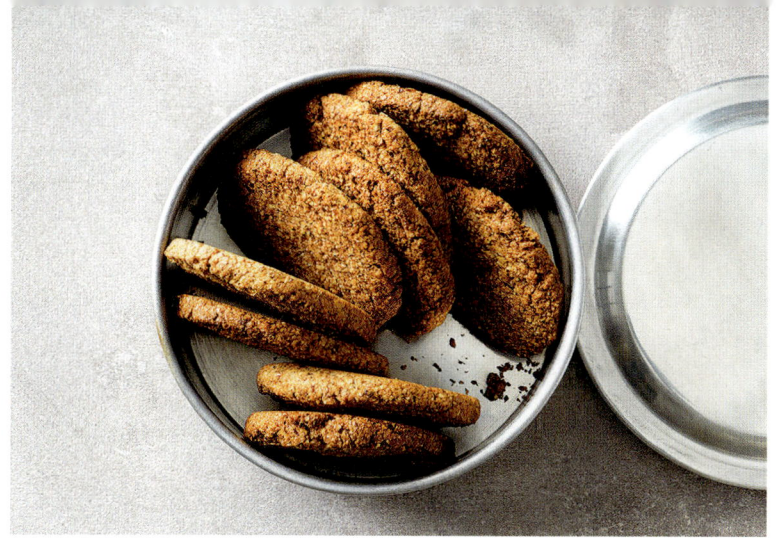

MANDELKEKSE

65 g Weizenkleie | 100 g zimmerwarme Butter | 80 g Erythrit | 1 Ei (M) | ½ TL gem. Vanille | 180 g gem. Mandeln | 2 g Johannisbrotkernmehl (ca. ½ TL) | 1 TL Backpulver
Für 10 Stück | 20 Min. Zubereitung | 30 Min. Kühlen | 20 Min. Backen

1 Weizenkleie in einer beschichteten Pfanne ohne Fett bei mittlerer Hitze ca. 3 Min. rösten. Den Backofen auf 170° vorheizen. Ein Backblech mit Backpapier auslegen.

2 Butter und Erythrit in eine Rührschüssel geben und mit den Rührbesen des Handrührgeräts ca. 3 Min. cremig aufschlagen. Ei und Vanille unterrühren. Kleie, Mandeln, Johannisbrotkernmehl und Backpulver hinzugeben und alles zu einem glatten Teig verarbeiten. Den Teig zu einer Rolle von 6–7 cm Ø formen. In Frischhaltefolie wickeln und mindestens 30 Min. kühl stellen.

3 Teig aus dem Kühlschrank nehmen, die Frischhaltefolie entfernen. Die Rolle in 10 ca. 0,5 cm dicke Scheiben schneiden. Auf das Backblech legen und im Ofen (Mitte) ca. 20 Min. goldbraun backen. Herausnehmen und auf dem Blech abkühlen lassen.

Nährwert pro Portion:

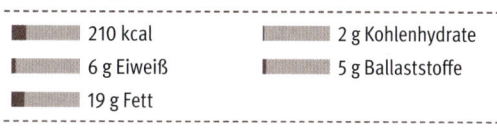

210 kcal		2 g Kohlenhydrate
6 g Eiweiß		5 g Ballaststoffe
19 g Fett		

MANDELWAFFELN MIT HIMBEERSAUCE

90 g TK-Himbeeren
85 g Erythrit
4 g Johannisbrotkernmehl
(ca. 1 TL)
2 Eier (M)
120 ml Mandeldrink
(ungesüßt)
60 g Erdnussbutter
(ungesüßt)
10 g Flohsamenschalen
90 g blanchierte gem.
Mandeln
2 TL Backpulver
½ TL gem. Vanille
Salz
Außerdem
Rapsöl für das Waffeleisen

Für 4 Herzform-Waffeln
30 Min. Zubereitung
20 Min. Quellen
12 Min. Backen

1 TK-Himbeeren mit 2 EL Wasser und 50 g Erythrit in einen kleinen Topf geben, bei mittlerer Hitze aufkochen und ca. 5 Min. bei schwacher Hitze köcheln lassen. Dabei gelegentlich umrühren und die Himbeeren etwas zerdrücken.

2 Das Johannisbrotkernmehl zugeben und mit einem Rührbesen zügig einrühren. Alles 1 Min. kochen lassen, dann in eine Schale umfüllen, abdecken und abkühlen lassen.

3 Eier, Mandeldrink, Erdnussbutter, 35 g Erythrit und Flohsamenschalen in einer Schüssel verrühren. Mandeln, Backpulver, Vanille und ¼ TL Salz hinzufügen und alles zu einem glatten Teig verarbeiten. Etwa 20 Min. quellen lassen.

4 Das Waffeleisen auf mittlerer Stufe aufheizen, Backflächen mit etwas Öl dünn einfetten. Auf die untere Backfläche mittig ein Viertel des Teiges geben und das Waffeleisen schließen. Die Waffel in ca. 3 Min. hellbraun backen.

5 Die Waffel herausnehmen und nach Belieben warm halten. Aus dem übrigen Teig in gleicher Weise noch 3 weitere Waffeln backen. Die Waffeln auf ein Schneidbrett geben, in Segmente zerteilen und mit Himbeersauce servieren.

Nährwert pro Portion:

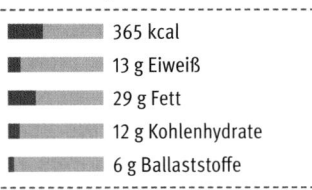

365 kcal
13 g Eiweiß
29 g Fett
12 g Kohlenhydrate
6 g Ballaststoffe

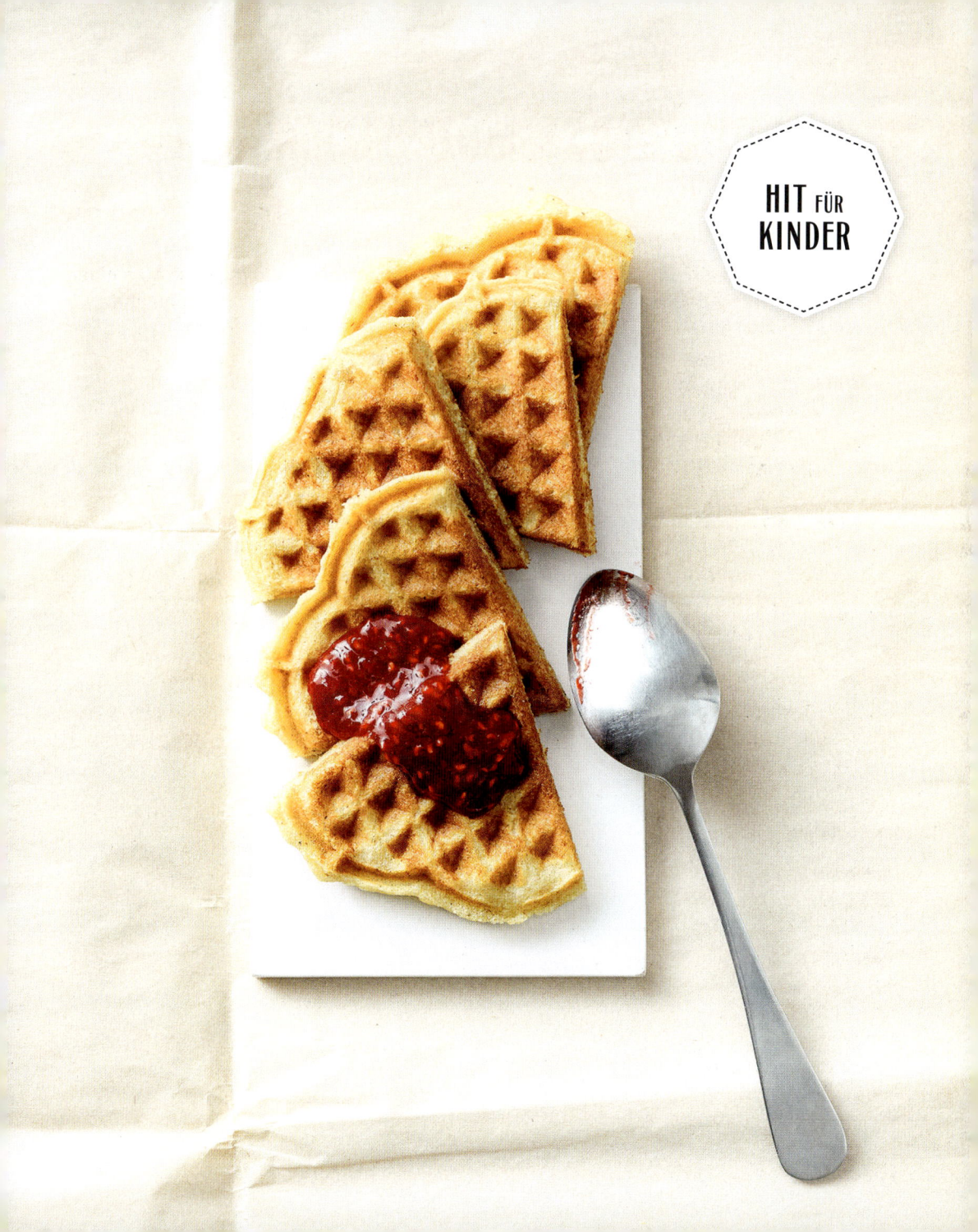

HIT FÜR
KINDER

KOKOSNUSS-MOUSSE IM GLAS

20 g Butter
20 g Erdnusskerne (geröstet und gesalzen)
20 g Mandeln
20 g Zartbitterschokolade (mind. 70 % Kakao)
20 g Kokosraspel
125 g Mascarpone
50 g Kokosmilch
125 g Sahne
1 Eiweiß (M)
½ TL gem. Vanille
50 g Erythrit
Außerdem
2 Gläser à 300 ml

Für 2 Personen
30 Min. Zubereitung
4 Std. Kühlen

1 Die Butter in einem kleinen Topf schmelzen. Nüsse und Schokolade mit dem Messer mittelfein hacken und mit den Kokosraspeln zur Butter geben. Alles gut vermischen.

2 Schoko-Nuss-Mischung zu gleichen Teilen in die Gläser geben und etwas andrücken. Die Gläser mit Frischhaltefolie abdecken und ca. 1 Std. in den Kühlschrank stellen.

3 Mascarpone und Kokosmilch in einer Schüssel verrühren und kühl stellen. Die Sahne in einen hohen Rührbecher geben und mit den Rührbesen des Handrührgeräts steif schlagen. Unter die Mascarpone-Creme heben und kühl stellen. Rührbecher und Rührbesen sorgfältig reinigen.

4 Eiweiß und Vanille in den Rührbecher geben und mit den Rührbesen des Handrührgeräts steif schlagen. Erythrit dabei einrieseln lassen. Eischnee mit einem Küchenspatel behutsam unter die Mascarpone-Creme heben.

5 Mousse auf die Gläser verteilen, mit Frischhaltefolie abdecken und mindestens 3 Std. kühl stellen.

Nährwert pro Portion:

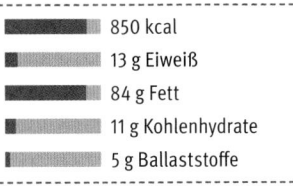

850 kcal
13 g Eiweiß
84 g Fett
11 g Kohlenhydrate
5 g Ballaststoffe

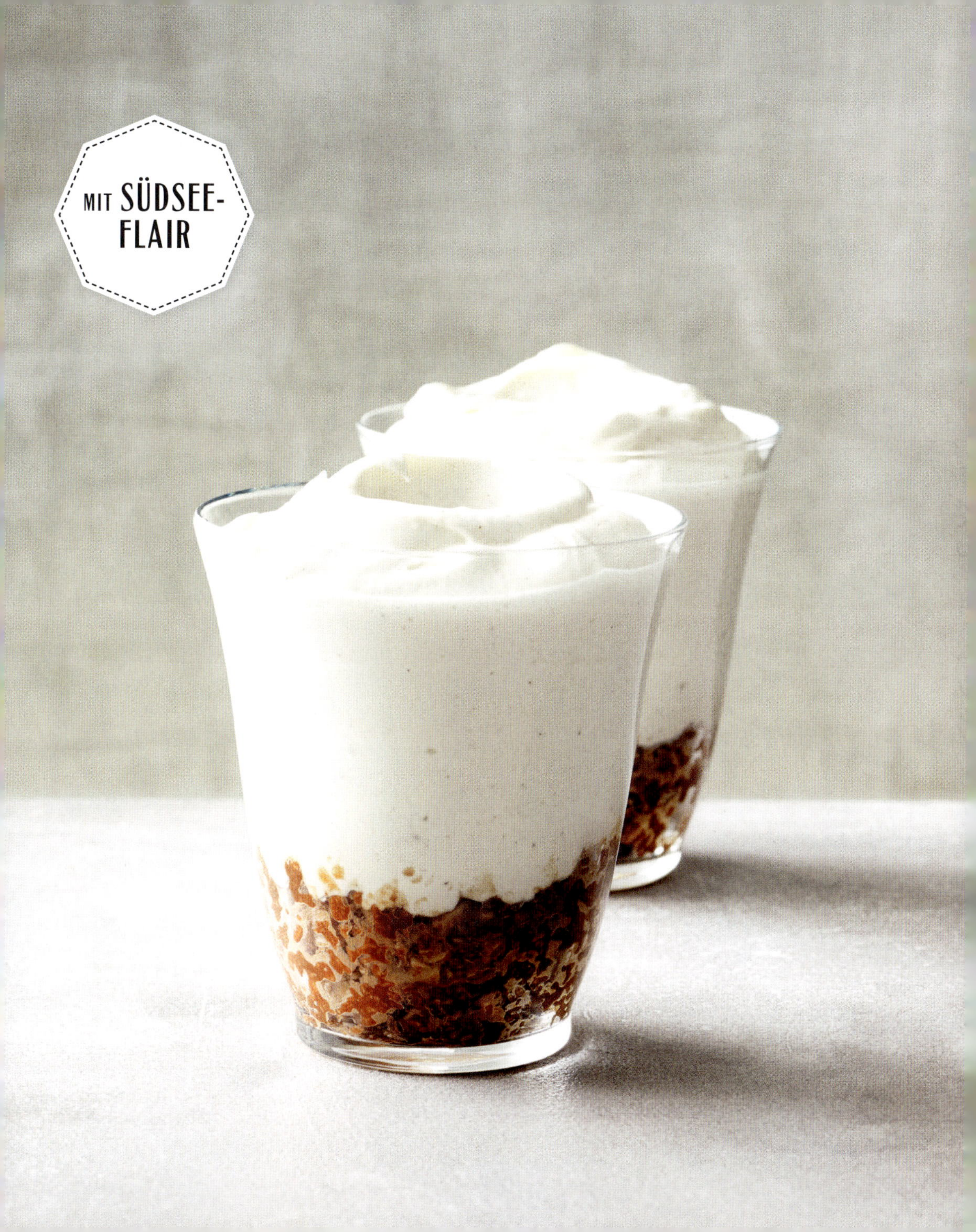

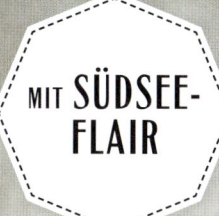

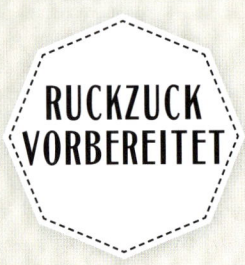

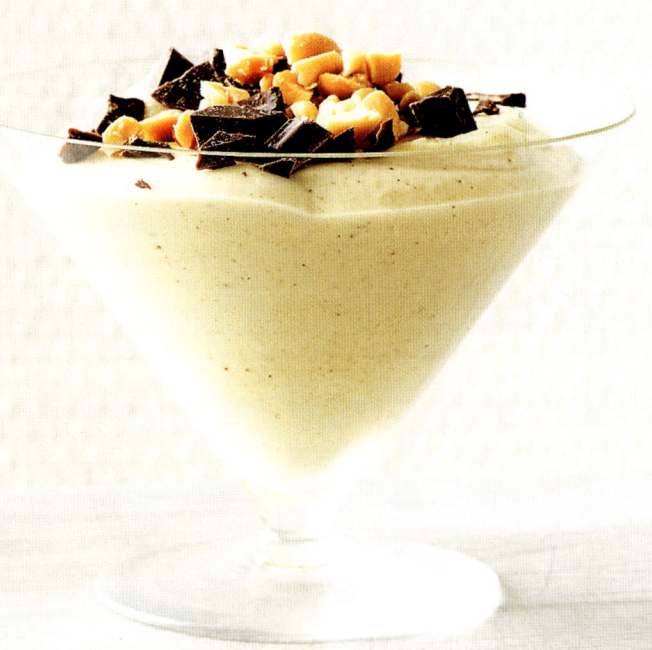

ERDNUSS-MOUSSE

120 g Sahne
120 g Frischkäse
(Doppelrahmstufe)
60 g Erdnussbutter
(ungesüßt)
50 g Erythrit
4 g Johannisbrotkernmehl
(ca. 1 TL)
½ TL gem. Vanille
Salz
20 g Zartbitterschokolade
(min. 70 % Kakao)
20 g Erdnusskerne
(geröstet und gesalzen)
Außerdem
2 Dessertschalen à 250 ml

Für 2 Personen
20 Min. Zubereitung
2 Std. Kühlen

1 Die Sahne mit den Rührbesen des Handrührgeräts steif schlagen. Frischkäse, Erdnussbutter, Erythrit, Johannisbrotkernmehl, Vanille und 2 Msp. Salz in eine Schüssel geben und mit den Rührbesen des Handrührgeräts cremig aufschlagen. Sahne in zwei Portionen unterheben.

2 Erdnuss-Mousse auf die Dessertschalen verteilen, mit Frischhaltefolie abdecken. Mindestens 2 Std. kühl stellen.

3 Schokolade und Erdnüsse mittelfein hacken. Zum Servieren die Mousse mit Schokolade und Erdnüssen garnieren.

TIPP:
Johannisbrotkernmehl ist ein extrem starkes Bindemittel, weswegen es nur in kleinen Mengen verwendet wird. Genaues Abwiegen ist daher wichtig für das Gelingen der Rezepte. Hier lohnt die Anschaffung einer grammgenauen digitalen Waage. Sofern Sie keine solche besitzen, dienen die in Klammern genannten TL-Angaben zur Orientierung.

Nährwert pro Portion:

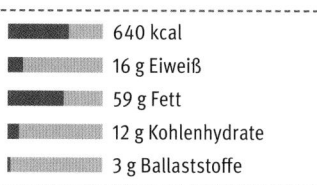

640 kcal
16 g Eiweiß
59 g Fett
12 g Kohlenhydrate
3 g Ballaststoffe

JOGHURT-MÜSLI-EISRIEGEL

500 g griech. Sahnejoghurt
4 g Johannisbrotkernmehl
(ca. 1 TL)
50 g Erythrit
40 g Heidelbeeren
20 g getr. Cranberrys (unge-
zuckert)
20 g Weizenkleie
30 g gehackte Pistazien-
kerne
½ TL gem. Vanille
Salz
Außerdem
Kastenform (ca. 20 × 10 cm,
sog. Königskuchenform)

Für 5 Stück
15 Min. Zubereitung
4 Std. Tiefkühlen

Nährwert pro Portion:

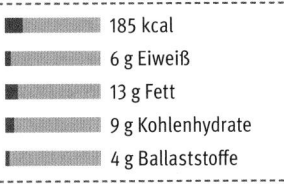

185 kcal
6 g Eiweiß
13 g Fett
9 g Kohlenhydrate
4 g Ballaststoffe

1 Form mit Backpapier auslegen. Hierzu einen Bogen Backpapier zusammenknüllen und wieder auseinanderfalten. So lässt er sich leichter in die Form einpassen.

2 In einer Schüssel Joghurt, Johannisbrotkernmehl und Erythrit mit einem Rührbesen gründlich miteinander vermischen. Heidelbeeren, Cranberrys, Weizenkleie, Pistazien, Vanille und ¼ TL Salz dazugeben und zügig unterrühren.

3 Joghurtmischung ca. 20 Min. ruhen lassen, dann erneut durchrühren und in die vorbereitete Form füllen. Die Masse gleichmäßig verstreichen und mindestens 4 Std. tiefkühlen.

4 Aus einem Bogen Backpapier Streifen in ca. 12 × 6 cm Länge schneiden. Eis mithilfe des Backpapiers aus der Form heben. Auf ein Schneidebrett geben und zügig in ca. 4 × 10 cm breite Riegel schneiden. Jeden Eisriegel mit einem Streifen Backpapier umwickeln und mit den anderen Riegeln in eine Tiefkühlbox legen. Sofort wieder tiefkühlen.

5 Die Riegel sind im Tiefkühlfach bis zu 3 Monaten haltbar. Bei Bedarf einzeln entnehmen. An warmen Sommertagen schmecken sie auch schon zum Frühstück!

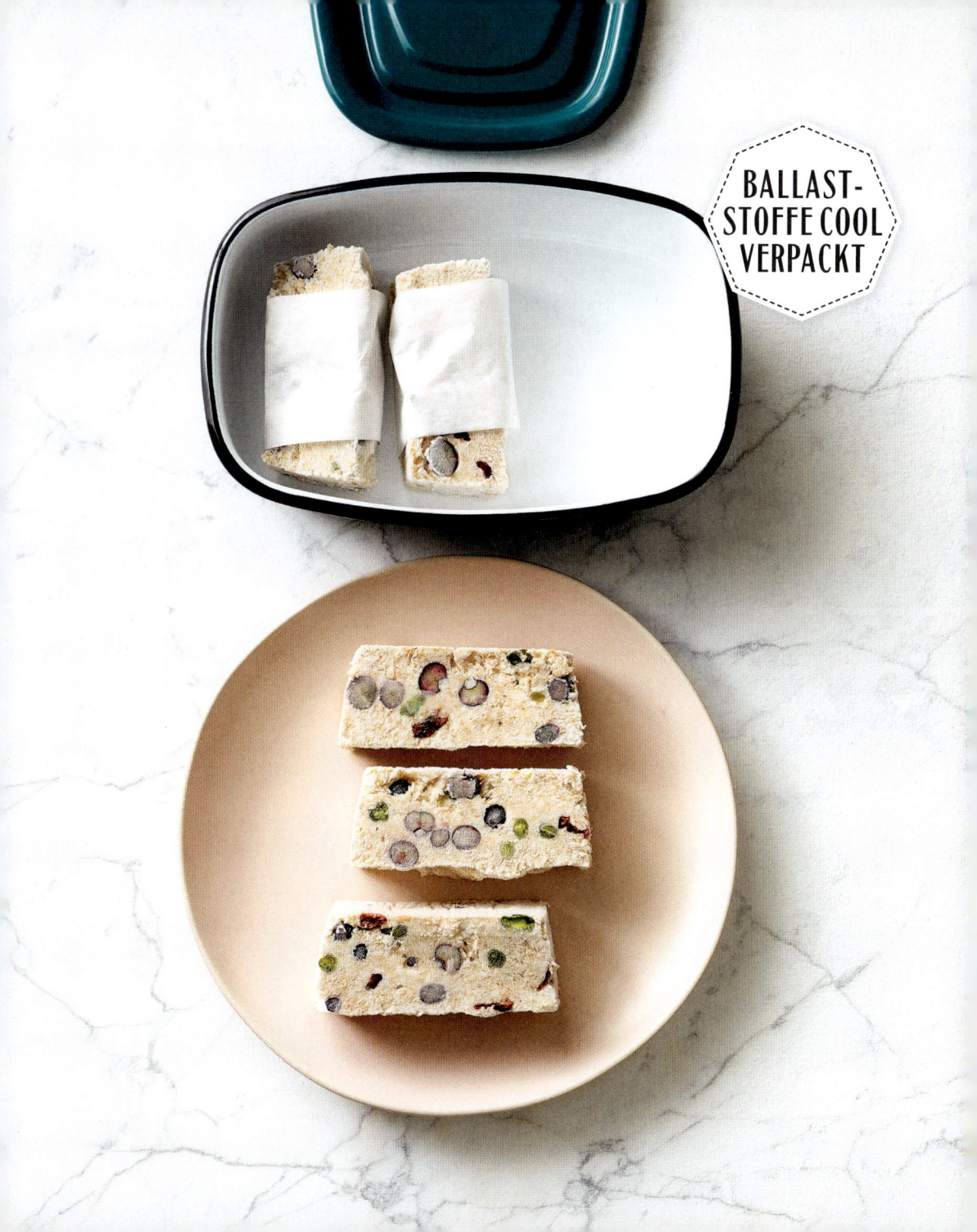

BALLAST-
STOFFE COOL
VERPACKT

SACHREGISTER

REZEPTREGISTER

Damit Sie Rezepte mit bestimmten Zutaten noch schneller finden, sind in diesem Register auch beliebte Zutaten wie **Apfel** oder **Mango** alphabetisch eingeordnet und hervorgehoben. Darunter finden Sie das Rezept Ihrer Wahl.

APPETIT AUF MEHR?

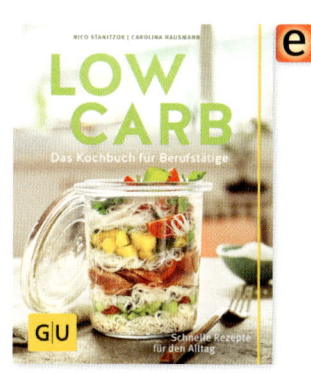

ISBN 978-3-8338-5323-4

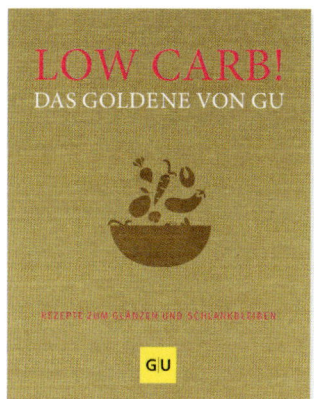

ISBN 978-3-8338-6451-3

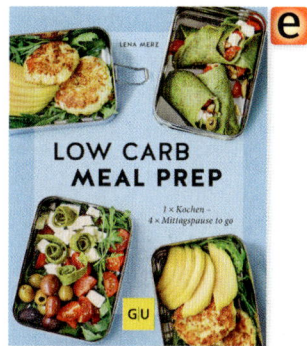

ISBN 978-3-8338-6849-8

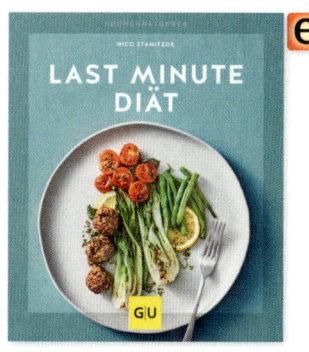

ISBN 978-3-8338-6977-8

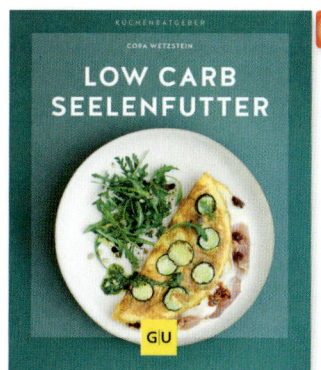

ISBN 978-3-8338-6630-2

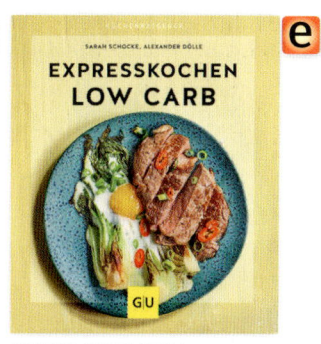

ISBN 978-3-8338-6850-4

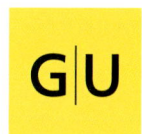 Auch als eBook erhältlich.

G|U

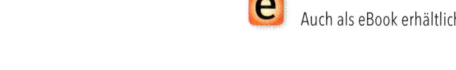

Projektleitung: Elke Sieferer
Lektorat: Dr. Stefanie Gronau
Korrektorat: Andrea Lazarovici
Innen- und Umschlaggestaltung: independent Medien-Design, Horst Moser, München
Herstellung: Renate Hutt
Satz: Longo AG, Bozen
Reproduktion: Longo AG, Bozen
Druck und Bindung:
Firmengruppe APPL, aprinta druck, Wemding

Syndication:
www.seasons.agency
Printed in Germany

1. Auflage 2020
ISBN 978-3-8338-7339-3

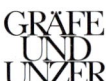 www.facebook.com/gu.verlag

GRÄFE
UND
UNZER

Ein Unternehmen der
GANSKE VERLAGSGRUPPE

Die Fotografin
Coco Lang fotografiert Food und Stills in ihrem Werkstattstudio direkt am Münchner Viktualienmarkt. Zusammen mit **Sven Dittmann** (Foodstyling) hat sie die Gerichte der Low-Carb-Formel gekonnt in Szene gesetzt.

Die Illustratorin
und Infografikerin **Ela Strickert** aus Hamburg verwandelt komplexe Inhalte in anschauliche Grafiken. Mit Liebe zum Detail hat sie die Erklärungen und Tipps rund um das Thema Low Carb bildlich umgesetzt.

Bildnachweis
Alle Fotos: Coco Lang, München; außer Titelbild: Stocksy; Autorenfoto: privat; Bilder auf S. 12, 15, 16, 18 und 22: Shutterstock; alle Grafiken: Ela Strickert, Hamburg

Titelrezept
Gemüsefrikadellen, S. 143

Umwelthinweis:
Dieses Buch ist auf PEFC-zertifiziertem Papier aus nachhaltiger Waldwirtschaft gedruckt.

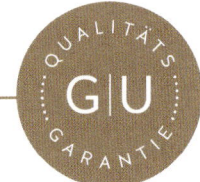

LIEBE LESERINNEN UND LESER,
wir wollen Ihnen mit diesem Buch Informationen und Anregungen geben, um Ihnen das Leben zu erleichtern oder Sie zu inspirieren, Neues auszuprobieren. Wir achten bei der Erstellung unserer Bücher auf Aktualität und stellen höchste Ansprüche an Inhalt und Gestaltung. Alle Anleitungen und Rezepte werden von unseren Autoren, jeweils Experten auf ihren Gebieten, gewissenhaft erstellt und von unseren Redakteuren/innen mit größter Sorgfalt ausgewählt und geprüft.
    Haben wir Ihre Erwartungen erfüllt? Sind Sie mit diesem Buch und seinen Inhalten zufrieden? Haben Sie weitere Fragen zu diesem Thema? Wir freuen uns auf Ihre Rückmeldung, auf Lob, Kritik und Anregungen, damit wir für Sie immer besser werden können. Und wir freuen uns, wenn Sie diesen Titel weiterempfehlen, in Ihrem Freundeskreis oder bei Ihrem online-Kauf.
    Sollten wir Ihre Erwartungen so gar nicht erfüllt haben, tauschen wir Ihnen Ihr Buch jederzeit gegen ein gleichwertiges zum gleichen oder ähnlichen Thema um.

KONTAKT
GRÄFE UND UNZER VERLAG
Leserservice
Postfach 86 03 13
81630 München
E-Mail: leserservice@graefe-und-unzer.de
Telefon: 00800 / 72 37 33 33*
Telefax: 00800 / 50 12 05 44*
Mo–Do: 9.00–17.00 Uhr
Fr: 9.00–16.00 Uhr (*gebührenfrei in D,A,CH)

Backofenhinweis:
Die Backzeiten können je nach Herd variieren. Die Temperaturangaben in unseren Rezepten beziehen sich auf das Backen im Elektroherd mit Ober- und Unterhitze und können bei Gasherden oder Backen mit Umluft abweichen. Details entnehmen Sie bitte Ihrer Gebrauchsanweisung.